AD/HD, LD, 高機能自閉症

軽度発達障害の臨床

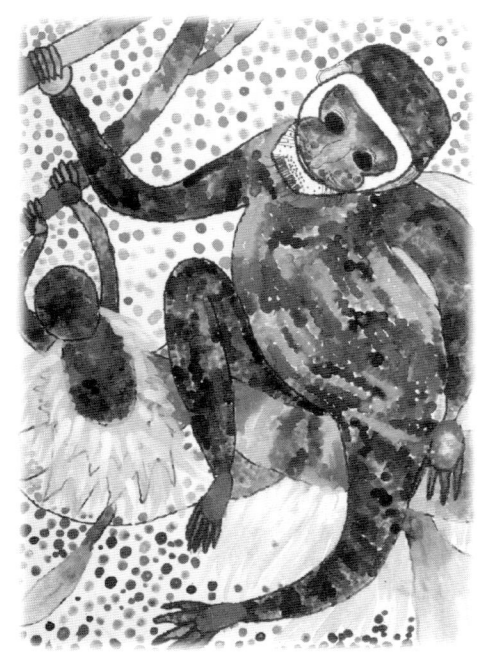

〜レッテル貼りで終わらせない
よき成長のための診療・
子育てからはじめる支援〜

東北大学病院小児科
横山浩之 著

診断と治療社

推薦文

　『AD/HD, LD, 高機能自閉症　軽度発達障害の臨床　～レッテル貼りで終わらせない, よき成長のための診療・子育てからはじめる支援～』の著者横山浩之氏は小児神経科専門医であり, 長年小児神経疾患の医療を通して, 特に軽度発達障害の臨床, 母親に対する子育て支援, 教育現場での教師への指導を積極的に行ってきました.

　この本の表題は見ての通りとても長いのですが, 副題として付いている「レッテル貼りで終わらせない」,「子育てからはじめる支援」などがこの本の内容・コンセプトを如実に表しています.

　近年小児神経学, 小児神経医療の領域では AD/HD, LD や軽度発達障害などが大きな問題になっています. このようなテーマの催しがあると, 聴衆が超満員という状態になっています. それだけ多くの人が関心を持っているといえます. 今まで制度としては, このような問題を持つ子どもたちに対する対策が取られてこなかったことを受け, 文部科学省は特別支援教育を立ち上げました. 対象が多少異なるようですが, 厚生労働省でも「子どもの心」専門医養成の方針を打ち出しました. これも時代の要請なのでしょう.

　本書は軽度発達障害児に関わっていこうとする小児科医, 小児神経科医の実践書として大いに役立つことと思います. 知りたい項目を開くとそこに解決策の一つが載っているというような本書が, 発達障害の子どもを診ている医師, 関わる教師そして親の座右の書となることを期待しています.

日本小児神経学会理事長
東北大学大学院 医学系研究科 小児病態学
飯 沼 一 宇

はじめに

　文部科学省の調査(通常の学級に在籍する特別な教育的支援を必要とする児童生徒に関する全国実態調査)によれば，学習障害(LD)，注意欠陥／多動性障害(AD/HD)，高機能自閉症等と思われる，通常の学級に在籍する特別な教育的支援を必要とする児童生徒は，およそ6.3%であるという．

　一方，小児神経学領域における代表的疾患である「てんかん」は，罹病率がおおよそ：人口10万人対500人(0.5%)といわれている．つまり，軽度発達障害の罹病率は，てんかんの10倍以上である．

　ところで，日本てんかん学会が，厳格な認定医制度により認定した，てんかん臨床専門医が309名であるのに対し，日本小児神経学会の社会活動・広報委員会が，発達障害診療医師として，自己申告によってリストアップ(http://homepage3.nifty.com/jscn/hssi.htm)できたのは，たった280名(平成16年8月現在)にすぎない．

　日本児童青年精神医学会の認定医が，100名足らず(http://www.socnii.ac.jp/jscap/nintei.htm)であることも考え合わせても，軽度発達障害の子どもたちの受け皿は足りない．実際，有名な先生の外来は，どこも新患受付まで，数か月待ちだという．

　受け皿が足りない理由は，単純に患者数が多いことだけが理由ではない．このような子どもたちを診ていけるようになろうと考えている学生・小児科研修医は，決して少なくない．ところが，そのような初心者のために書かれた発達障害の入門書はあまりない．入門書がないので，専門書を読むことにならざるを得ないが，専門書を読むと何が書いてあるのか，さっぱりわからない．このことが，受け皿をいっそう小さくしていることは間違いない．

　本書は専門書ではない．専門書を，読めるようになる準備のための本である．それゆえに，専門家からみれば，厳密さや穏当さに欠くところがあるかもしれない．専門家の方々からのご批正をいただければ，筆者として，望外の幸せである．

はじめに

　本書は，たくさんの人たちのご協力とご支援で，できあがった．決して，私ひとりの産物ではない．

　本書が生まれたのは，診断と治療社の久次武司氏との出会いによる．仙台で開かれた日本外来小児科学会での，つたない私の講演（会頭の永井幸夫先生からご依頼いただいた：深謝）をお聞きいただいたのがきっかけだ．その会場で，即座に，本書の書き下ろしをご依頼いただいた．

　本書の編集にご協力いただいたのは，原口由佳氏である．締め切りの1か月前までほとんど手つかずの私を支えてくださった．彼女がいなければ，本書はできあがらなかったろう．

　本当に最後のぎりぎりまで，本書の執筆を支えてくれたのは，もちろん，一緒に仕事をしている仲間たちだ．私と共に知的発達支援外来を担当している奈良千恵子先生，廣瀬三恵子先生，涌澤圭介先生や，心理外来（小児看護外来）を担当している塩飽仁先生，富澤弥生先生，宮城県こども病院の奈良隆寛先生，東北大学小児科神経グループ（四季会）の先生方や外来看護師の皆様である．最初に書き下ろした原稿は，仲間たちでさえ，理解できなかった．全部書き直したのは言うまでもない．

　東北大学病院小児科の坂本修先生，上山病院児童精神科の石井玲子先生にも，ご指導・ご意見をいただいた．

　古川市立病院での外来を支援してくださっている工藤充哉先生，外来看護スタッフの皆様，公立気仙沼総合病院小児科の皆様，古川市さくら保育園の武川裕子園長，古川市子育て支援センターのメンバーにも，ひとかたならぬご協力をいただいた．

　連携してくださった教師・保育士，心理士，保健師，音楽療法士など関係した皆様．特に，向山洋一先生，大森修先生．

　教育書を執筆させてくださった明治図書の江部満先生，樋口雅子先生．

　本書で引用させていただいた文献や書物を執筆なさった先生方．特に，田中康雄先生．

　私が知的発達支援外来を作りたいと考えたときに，即座にご許可くださり，援助してくださった飯沼一宇教授．私を教えつづけてくださった国立仙台病院名誉院長の白橋宏一郎先生．

　そして，私の患者さんたち，保護者の皆様方にも，この場を借りて，深謝したい．誰一人欠けても，本書はなかった．ありがとう．

目次

推薦文 ……………………………………………………………………………… iii
はじめに …………………………………………………………………………… iv

第1章　軽度発達障害の概要　　1

A　「軽度」発達障害ということばに惑わされてはならない ……………… 1
　1　軽度発達障害児の長期予後（診断だけで，十分な指導ができなかったころ）………………………………………………………………………… 1
　2　何が良かったのか？何が悪かったのか？ ……………………………… 2
　　　　コラム　基礎学力（読み・書き・算）の保証は，なぜ小学4年程度でよいのか？　3
　3　軽度発達障害は，発見されにくい ……………………………………… 4
　4　軽度発達要害は，認知されにくい ……………………………………… 5
　5　軽度発達障害は，理解されにくい ……………………………………… 5
　　　　症例1　AD/HDを疑われて来院（8歳，女児）　6
　6　軽度発達障害は，医師からも理解されがたい ………………………… 7
　　　　症例2　AD/HD（混合型），ODD（男児）　8
　　　　症例3　AD/HD（注意欠陥優勢型）（12歳，女児）　8

B　ボーダーライン（ないし軽度）精神遅滞 …………………………………… 9
　1　IQ＝70の子どもを想像してみよう ……………………………………… 10
　　a　幼稚園時代 ………………………………………………………………… 10
　　b　小学校1年生のころ ……………………………………………………… 11
　　c　小学校4年生のころ ……………………………………………………… 11
　　　　コラム　漢字とひらがなはどちらが難しいか？　12
　2　なぜ誤解が起こるのか ……………………………………………………… 12

	3　誤解の結末は…	13
	症例 4　軽度精神遅滞（11 歳，女児）　　13	
	4　同じような症例への理想的な援助は？	14
	コラム　教育のレディネスとは？　　15	
C	高機能自閉症・アスペルガー症候群（高機能広汎性発達障害）	17
	1　自閉症とは	17
	2　精神遅滞と自閉症を比較してみる	17
	3　質的な障害で何が起こるか	19
	4　こだわり行動	20
	5　高機能自閉症・アスペルガー症候群	21
	6　アスペルガー症候群と広汎性発達障害のほかの亜型など	23
	症例 5　高機能自閉症（14 歳，男児）　　25	
D	学習障害（Learning Disabilities：LD）	29
	1　概　　要	31
	2　診　　断	31
	3　治　　療	33
	症例 6　言語性 LD，小学校 2 年生（7 歳，男児）　　34	
	コラム　ITPA 言語学習能力診断検査　　38	
E	注意欠陥多動性障害（Attention Deficit/Hyperactivity Disorder：AD/HD）	42
	1　注意欠陥の症状とは	42
	2　多動性－衝動性の症状とは	45
	3　AD/HD の症状は誰にでもある？	46
	症例 7　AD/HD（多動性―衝動性優勢型），年長さん（5 歳，男児）　　47	
	コラム　多動による不慮の事故　　50	
	症例 8　AD/HD（混合型），うつ病，年長さん（6 歳，女児）　　50	
F	うつ病	55
	1　概　　要	56
	2　軽度発達障害とうつ病	56
	症例 9　AD/HD（混合型），ODD，うつ病（当科受診時 10 歳，男児）　　57	

G 反抗挑戦性障害(Oppositional Defiant Disorder：ODD)と行為障害 (Conduct Disorder：CD) ─── 58

1 反抗挑戦性障害 ─── 58
2 行為障害 ─── 59
3 ODDとその鑑別 ─── 59
　　コラム　微細運動兆候の有無　　61
4 軽度発達障害を伴わないODD ─── 61
5 AD/HDと反抗挑戦性障害(ODD)・行為障害(CD) ─── 62
6 DBDマーチに対して，何ができるか ─── 63
7 ODDを合併したAD/HDの治療 ─── 64
　　症例10　AD/HD(多動性―衝動性優勢型)，ODD(9歳，男児)　　64
8 軽度発達障害と保護者，教育者，そして子どもの不幸 ─── 67
9 軽度発達障害への誤解を解くためにも ─── 68

第2章　子育て支援を見据えた診療理念と手法　　69

A 診療現場で何をするか ─── 69
1 初めて出会ったときこそ，行動を観察する ─── 69
2 あいさつに対する反応は？ ─── 70
3 病歴の聴取のときにも，行動観察しよう ─── 70
4 第三者からの情報は慎重に扱おう ─── 72
5 事実だけを読み取る ─── 73
6 保護者の話と，第三者評価が食い違ったら ─── 75
　　症例1　Qくん，AD/HD(多動性―衝動性優勢型)(小学4年生，男児)　　76
7 知能検査・心理検査は何のため ─── 77
　　コラム　親は子どもを意外にわかっていない～筆者の場合～　　78
8 保護者への診断の告知 ─── 80
9 生活習慣の改善を目指す ─── 81
　a　早寝早起きの習慣を ─── 82
　b　朝ご飯を食べよう ─── 83
　c　テレビ・ゲームなどのメディアとのつきあい方を覚えよう ─── 84
　d　子どもに共通の趣味を持たせる ─── 85

B 子育て支援の重要性 ─────────── 86
1 軽度発達障害児が，子育てに投げかけている問題 ─── 86
2 地域社会による子育て ─────────── 86
3 しつけの基本は乳児期から ─────────── 87
4 「ほめる」ことが「しつけ」の基本であることを，親に理解させる ── 87
 a 叱るが優先していた頃… ─────────── 88
 b ほめるが優先するようになって… ─────────── 89
5 「ほめること」と「無視すること」 ─────────── 90
6 「ほめる」の実行は難しいが，習得できる ─────────── 90
7 行動のレパートリー ─────────── 91
8 保護者や周囲の人たちの健康状態に留意しよう ─── 94
 a 保護者について考えておくべきこと ─────────── 94
 b 保護者との心理的な距離の取り方にも留意しよう ─── 94
 c 必要があれば，保護者を精神科医に紹介しよう ─── 95
 d 周囲の方々の場合 ─────────── 95
9 社会のルールを教え込むために―しつけの3原則を知ろう ─── 97
 a 声を出して返事ができる ─────────── 97
 b あいさつをする ─────────── 97
 c くつを脱いだら，そろえておく ─────────── 99
◆ 子育てに関わる本　100

第3章　薬物療法とその利用　101

 症例1　Sくん，てんかん（10歳）　102
 症例2　Mちゃん，AD/HD（混合型），ODD（9歳）　102

A 睡眠障害 ─────────── 103
1 内因性入眠障害型／外因性「しつけ不足」入眠障害型 ─── 104
 a 概　要 ─────────── 104
 b 鑑　別 ─────────── 104
 c 治　療 ─────────── 106
 症例3　AD/HD（混合型）（11歳，男児）　109
 症例4　高機能自閉症，てんかん（5歳，男児）　109

2　中途覚醒型睡眠障害 — 112
  - a　概　　要 — 112
  - b　鑑　　別 — 112
  - c　治　　療 — 113
     - 症例5　アスペルガー症候群（8歳，男児）　113
     - 症例6　言語性LD（9歳，男児）　116
3　概日リズム障害型 — 117
  - a　概　　要 — 117
  - b　鑑　　別 — 118
  - c　治　　療 — 119
     - 症例7　社会不安障害（social anxiety disorder：SAD）（15歳，男児）　119
4　その他 — 123

B　多動性―衝動性に対する薬物療法 — 124
1　メチルフェニデート — 125
  - a　概　　要 — 125
  - b　用　　量 — 125
  - c　副作用 — 126
    - 1）食欲不振，およびそれに伴う成長障害 — 126
    - 2）リバウンドによる興奮 — 126
    - 3）睡眠障害 — 126
    - 4）てんかん発作 — 127
    - 5）チック・トゥレット症候群の増悪 — 127
    - 6）多幸感 — 127
  - d　有効性 — 127
2　ハロペリドール — 128
  - a　概　　要 — 128
  - b　用　　量 — 128
     - コラム　向精神病薬投与時の保護者への説明　129
  - c　副作用 — 129
    - 1）不随意運動（錐体外路症状） — 129
    - 2）眠気・ふらつき — 130
    - 3）消化器症状 — 130

　　　　4） その他 ———————————————————————————— 130
　　　　　症例 8　AD/HD（多動性—衝動性優先型），ODD（10 歳，男児．体重
　　　　　　　　35kg）　　130
　3　リスペリドン ———————————————————————————— 132
　　a　概　　要 ———————————————————————————— 132
　　b　用　　量 ———————————————————————————— 133
　　c　副 作 用 ———————————————————————————— 133
　　　　1） 眠気・ふらつき ———————————————————————— 133
　　　　2） 不随意運動（錐体外路症状）———————————————————— 134
　　　　3） その他 ———————————————————————————— 134
　　　　　症例 9　AD/HD（混合型）（15 歳，男児．体重 37kg）　　134
　　　　　症例 10　A 子ちゃん，高機能自閉症（9 歳，女児．体重 30kg）　　134
　4　その他の非定型向精神病薬（クエチアピンとペロスピロン）——————— 135
　　a　概　　要 ———————————————————————————— 135
　　b　用　　量 ———————————————————————————— 136
　　c　副 作 用 ———————————————————————————— 136
　5　気分安定薬（カルバマゼピン，バルプロ酸）————————————————— 137
　　a　概　　要 ———————————————————————————— 137
　　b　用　　量 ———————————————————————————— 138
　　c　副 作 用 ———————————————————————————— 138
　　　　　症例 11　高機能自閉症，反応性うつ病（10 歳，女児）　　138
C　抗うつ病薬 ———————————————————————————— 139
　1　フルボキサミン ———————————————————————————— 140
　　a　概　　要 ———————————————————————————— 140
　　b　用　　量 ———————————————————————————— 140
　　c　副 作 用 ———————————————————————————— 141
　　　　1） 消化器症状（嘔吐，食欲不振など）———————————————— 141
　　　　2） 睡眠障害 ———————————————————————————— 141
　　　　3） その他 ———————————————————————————— 141
　　d　副作用対策の奥の手 ———————————————————————— 141
　　　　　症例 12　AD/HD（多動性—衝動優勢型, 反応性うつ病）（8 歳, 男児）　　142

目次

    2 その他の抗うつ病薬 ——————————————————— 143
        a 概　要 ——————————————————————— 143
D 漢方薬 ————————————————————————— 143
        a 概　要 ——————————————————————— 144
            症例 13　AD/HD（混合型），言語性 LD（17 歳，女児）　　145

第 4 章　子どもをどう育むか　　147

A 「教育」こそ，軽度発達障害の子どもへの治療である ————— 147
    1 障害にどう立ち向かうか ——————————————— 147
    2 臨界期があるからこそ，適切に教え育みたい ———————— 148
B 医教連携は，なぜ必要なのか ——————————————— 149
    1 教育になぜ医師が手を出すのか ———————————— 150
    2 発達障害に関わる医師は，教師の知恵袋でありたい ————— 150
C 戦略的診断のすすめ ——————————————————— 151
    1 読み障害の場合でさえ… ———————————————— 152
            コラム　スペクトル診断の大切さと戦略的診断　　153
D 自閉症と非自閉症を見分ける ——————————————— 154
    1 自閉症を見間違えてはいけない ————————————— 156
            症例 1　自閉症（9 歳，女児）　　156
            コラム　強度行動障害　　160
    2 自閉症と見間違えてもいけない ————————————— 160
    3 戦略的診断としての自閉症と非自閉症児を見分けるために ——— 161
            コラム　太田の分類　　161
            症例 2　AD/HD（混合型），言語性 LD（3 歳，男児）　　162
E 自閉症に対するアプローチ ———————————————— 165
    1 質的な障害がない場合（非自閉症児） ——————————— 165
    2 質的な障害がある場合（自閉症児） ———————————— 165
    3 認知発達治療 ———————————————————— 166
    4 感覚統合療法 ———————————————————— 167
            コラム　質的な障害を身体発達に当てはめると…　　168
F 自閉症・アスペルガー症候群への治療的介入の第一歩 ————— 169

G　高機能自閉症・アスペルガー症候群の性質理解 — 171
1　自閉症と認知の偏り・歪み — 171
　a　「①適切に取り入れる」取り入れる段階での偏り・歪み — 172
　　　症例3　高機能自閉症（9歳，女児）　172
　b　「②分析・統合する」，「③適切に意味・理解をしていく」段階での
　　　偏り・歪み — 173
2　社会性やコミュニケーションの質的な障害から何が起こるか — 174
3　心理学的な理解，心の理論 — 176

H　SPELLの法則 — 178
1　Structure（構造化）— 178
2　Positive（ほめる）— 180
3　Empathy（共感）— 180
　　　症例4　高機能自閉症の男児と（反応性）うつ病の母親　181
4　Low arousal（低刺激）— 183
5　Links（連携）— 184

I　就労を目指して～望ましい告知の試行錯誤～ — 184
1　望ましい告知ができると — 185
2　就労への道 — 186
　　　症例5　高機能自閉症，告知後反応性うつ状態を合併（告知時
　　　12歳，男児）　186

J　自閉症でない子どもたちでは，指導が積み上がる — 189

K　基礎学力の保障に何が必要か？ — 190
1　WISC-III：Wechsler Intelligence Scale for Children-Third Edition — 191
2　WPPSI：Wechsler Preschool and Primary Scale of Intelligence — 191
3　K-ABC：Kaufman Assessment Battery for Children — 191
4　田中ビネー式知能検査 — 192
5　ITPA 言語学習能力診断検査：Illinois Test of Psycholinguistic Abilities — 192
6　学業不振に陥らないために，時間・場所・教材を保障する — 193

L　就労に必要な生活習慣を身につけるために — 194
1　自閉症でない子どもへの「お手伝い」実践 — 195
2　就労に向けて — 196
3　自閉症でない子をもつ親指導について — 197

コラム　AD/HDと遺伝〜生物学的疾患として〜　198

4　バークレー博士の12の原則を子育ての知恵へ ── 200
- ①　重要な情報を明確に示す ── 200
- ②　時間の遅れをなくす・減らす，③時間を明確に表わす ── 200
- ④　動機付けを明確に表わす ── 200
- ⑤　すぐその場で，頻繁に，的確なフィードバック ── 201
- ⑥　計画を立てさせる（未来を，現在にひっぱる） ── 201
- ⑦　否定的な考え方ではなくて，肯定的な考え方を ── 201
- ⑧　説明するより，行動で示す（手を差しのべる） ── 202
- ⑨　常に障害を見据える（この項目は，障害がある子どものみ） ── 202
- ⑩　ひとときを大事にする（一期一会を大切に） ── 202
- ⑪　許すことを覚える（自分を，周りを） ── 202
- ⑫　（ありのままを）受容する ── 203

M　学習障害（LD）をとらえなおす ── 203
コラム　医学的立場を生物学的にとらえなおす　205

1　様々な立場はそれぞれ意味を持つ ── 207
◆　障害に関連した，保護者・教師向け参考書　208

第5章　教育との連携にあたって　209

A　医療側が教育を知ることが，連携を広げる ── 209
B　教師との連携に当たって知っておきたいこと ── 211
症例1　言語性LD（10歳，女児）　212
C　教師と会うときに，私がお願いしていること ── 214
症例2　AD/HD（混合型），言語性LD（男児）　214
症例3　AD/HD（混合型），言語性LD，ODD（小学4年，男児）　215
1　授業で気をつけてもらいたいことは… ── 217
2　社会のルールを少しずつ教えていくこと ── 217
D　特殊学級や養護学校の利用も考えよう ── 219
1　就学指導の実際 ── 220
- a　小学校入学前から準備ができる場合 ── 220
- b　小学校入学以降の場合 ── 220
- c　中学校以降 ── 220

d	行動異常が多い場合	221
E	学級担任・学校と保護者との対立があったときには…	222

　　　症例 4　高機能自閉症（7 歳, 女児）　222

◆　教師向けの参考書　226

第 6 章　症例集　227

　　　症例 1　軽度精神遅滞, うつ状態, 不登校（9 歳, 女児）　227
　　　症例 2　AD/HD（多動性―衝動性優勢型）（4 歳, 男児）　235
　　　症例 3　AD/HD（注意欠陥優勢型）（6 歳, 女児）　238
　　　症例 4　AD/HD（混合型）, ODD（4 歳 10 か月, 男児）　241

索　引　248
著者紹介　250

◆　お断り　◆

　本書に記された症例は, いずれも実在の症例をもとに書かれているが, プライバシー保護のために, 様々な改変が加えられている. たとえば, 各種のエピソードを, 類似した症例から重ね合わせる, 時期を変える, 場所を変えるなど. また, 読者のわかりやすさのために, 一部の症状を隠蔽した症例もある.

　いずれにせよ, 症例が特定されない（実在しない）ように配慮してあることを読者にご了解いただきたい. なお, 資料の掲載などにより, 関係者には, 症例がわかってしまう症例については, 掲載にあたり, 事前に, 保護者の許可をいただいた.

　なお, 著者の場合（→ 78～80 ページ, 87～89 ページ）については改変がない.

第1章 軽度発達障害の概要

A 「軽度」発達障害ということばに惑わされてはならない

　ボーダーライン（ないし軽度）の精神遅滞，注意欠陥多動性障害（AD/HD），学習障害（LD），高機能自閉症・アスペルガー症候群などの高機能広汎性発達障害（HFPDD）など，知的水準がおおよそ正常で，見た目には発達上の問題を抱えていないかのようにみえるが，問題を抱えた子どもたちを総称して，軽度発達障害という．

　近年，軽度発達障害の子どもたちについて，文部科学省が「特別支援教育」施策などで対策を取りつつあるが，やっと，その理解が端緒についたというべきだろうと，私は考えている．

1　軽度発達障害児の長期予後（診断だけで，十分な指導ができなかったころ）

　平成元年から平成5年ごろに，私が診せていただいた軽度発達障害の子どもたちは，すでに成年期に達している．経過を調査できた症例は，9名と少ないが，満足できる成績からほど遠い．当時は診断だけで右往左往していたころで，現在の目でみて，十分に指導できたとは言い難い．当時の患者さんや保護者に申し訳なく思う．

　表1に，経過を調査できた9症例の就職状況を示す．現在，経済的に自立できているのは1/3である．家事手伝いの3名は，実際には，アルバイトをして1～2日で，雇用先からもう来ないでくれと言われる状況である．ひきこもりの1名は，高機能自閉症の症例である．高校卒業後，就職先をあっせんされたものの，本人は「この仕事は自分に向いていない」といい，就職先も「扱いきれない」として，わずか1週間で円満退社（？）し

表1　経過を調査できた9症例の就職状況

・就職　2名(経済的にも自立)
・アルバイト　1名(親と同居，経済的に自立)
・知的発達障害のデイケア(授産所)　2名
・家事手伝い　3名(バイトを断られる)
・ひきこもり　1名

てしまったのである．

　軽度発達障害の予後は，「軽度」という言葉にも関わらず，決して予後は楽観できないように思われる．やはり，「障害」として，受け止める必要があるのだ．

　軽度発達障害がある子どもの頻度は，文部科学省によれば，6％強である(→ivページ：はじめに参照)．40人学級であれば，2人か3人程度であり，そのうち2／3が就職できないとすれば，1～2人ということになる．クラスメートのひとりが就職できない状態にあることを想像してみても，さほど違和感はない．39／40が就職できていることを意味するからである．

　しかし，軽度発達障害がある症例だけを取り上げると，1／3しか就職できていない．高等養護学校での就職率が，80％を超えることを考えると，1／3という数字がもつ重みを，しっかり受け止めなければならないように思う．

軽度発達障害という言葉づらに，惑わされてはならない．

2　何が良かったのか？何が悪かったのか？

　表1の9症例の経験からいえることは，次の三点である．
① 経済的な自立を果たしている症例は，小学校低学年のうちに対策を取り始めている(来院時年齢で，$p<0.05$ の有意差あり)．
② 経済的な自立を果たしている症例は，全例，当方が指示した毎日の課題(学習課題)を継続できているという記載がカルテにある．
③ 診断名によって，援助の重点が異なるらしい．
　高機能自閉症の症例では，学業成績(試験結果)は，経済的な自立を果たしたAD/HD，LDより良い．しかし，学業成績が，経済的な自立と結びつ

かない．

症例が少数でしかないので，確定的ではないが，将来の自立に向けて必要なことは，AD/HD，LD，ボーダーラインないし軽度の精神発達遅滞では，小学4年生程度の基礎学力（読み・書き・算）の保証であるが，高機能広汎性発達障害においては，このこととは異なる援助も必要らしい．

コラム　基礎学力（読み・書き・算）の保証は，なぜ小学4年程度でよいのか？

なぜ，小学4年生程度の基礎学力（読み・書き・算）の保証が，将来の自立に向けての必要な能力なのか？それは，実際に社会的に自立している保護者たちが，読み・書き・算に関して，小学4年ないし，それ以上の能力を保持しているからだ．

使わない知識は，誰でも忘れてしまう．この本の読者も，基礎研究者でもなければ，微分積分など，忘れてしまっているだろう．

$$\int_0^1 \frac{1}{x} dx$$
（かつては，容易に解いていただろうけれど．）

つまり，普通に生活している人…社会的に自立している人がわかる程度の基礎学力があれば，当然，問題は生じない．

読み・書き・算の問題に関して，小学3年程度であれば，誰も間違えないが，4年生相当の問題では1割ぐらいが間違う．小学6年生相当の問題になると，6割を超える保護者が間違える．小学6年生相当の問題に，瞬時に正解を答える保護者は，1割に満たない．

小学校教諭を対象に，小学校の問題を出しても，ほぼ同じである．担任している学年のことは，しっかり答えられるが，そうでないものは，よく間違う．

ちなみに，4年生の国語というと，ちょうど主題を理解するのに，三段論法の理解が必須になる学年である．

読み・書き・算以外は，4年生さえいらない．たとえば図形である．

「三角形とはどんな形ですか？」と，講演で，聴衆に質問すると，「角が3つあって…」「角の和が180°」「3つの辺がある形」など，様々な答えを出る．10人ぐらい聞かないと正解がでない．

この問題は，小学2年生の算数だ．正解は，「3本の直線で囲まれた形」である．小学2年の教科書を開くことになるが，聴衆の方々から，大爆笑が起こる．

一方，消費税の計算は，保護者全員ができる．これは4年生の内容だ．

最近では，高機能広汎性発達障害の子どもたちに，特殊学級，高等養護学校を積極的に利用した就業指導を積極的に行い，就職率が抜群に向上している．

軽度発達障害の子どもたちは，障害が軽度なのではない．「軽度」というのは，知能検査結果が，軽度ないしボーダーラインの結果を示すことであり，「問題が軽度」ということではない．

むしろ，知能が正常に近いがゆえに，①発見されにくい，②障害の認知が行われにくい，③障害が理解されにくい側面を持つように思われる．

3　軽度発達障害は，発見されにくい

障害を発見しにくいというのは，親が，子どもの障害を発見しにくいことのみならず，保健師，保育士，教師などが障害を発見しにくいことを示している．

3歳6か月健診では，軽度発達障害の子どもをスクリーニングしきれないことは，すでに周知の事実である．特に，ボーダーラインの精神発達遅滞やLDなど，行動上の異常が目立たない症例では，健診での異常を指摘されていない子どもが少なくない．3歳6か月の時点では，子どもたちの多動などの行動異常が，正常範囲内なのか，それとも，症状の一端としてとらえる必要があるのかを判別しにくいからである．事実，5歳児健診の試みが始められている市町村もある．

軽度発達障害の症状は，小学校以降目立ちはじめる．しかしながら，ある小学校で，発達障害について校内研修を行う前に，担任教師がスクリーニングをかけたところ，軽度発達障害の疑いをかけられた子どもがいないクラスが，かなり多く存在した．担任教師は，<u>該当者がいないことで大喜び</u>している．

ところが，同じクラスを，私がスクリーニングをかけると，疑いをかけざるを得ない状態にある児童が，<u>どのクラスも3人以上存在</u>していた．つまり，<u>見つけられていない</u>のである．見つけられていないということは，投げ捨てられているのと同じである．投げ捨てられている以上，<u>予後は絶望的</u>と言わざるを得ない．

①ショック → ②否認 → ③抑うつと怒り → ④適応 → ⑤再起

図1 障害を告知された保護者の受容の過程

4 軽度発達障害は，認知されにくい

障害を認知しにくいのは，「親」も「周囲」も，である．

「親」は，子どもに障害が存在するということへのショックもあり，障害を認めたくないという行動に出ることが珍しくない．それでも，障害が存在することを認めざるを得ない状況から，親自身も抑うつ状態に陥ることがよくある．そして，親の抑うつ状態ゆえに，子どもの行動が，さらに悪化することも，よく見受けられる（**図1**）．それほど，障害の認知は難しい．

十分に「障害」を認知していると思っていた親でさえ，実は不十分であったことを思い知らされることも多い．後述するが，私自身も，認知が不十分な親の一人であった（→78ページ：コラム・親は子どもを意外にわかっていない〜筆者の場合〜参照）．

一方，「周囲」は，別の形で，「障害」を認知しにくい状況がある．すなわち，障害がある子どもの行動異常を，しつけなど親の養育の問題に転嫁させることが挙げられる．「認知されにくい」という問題は，「理解されにくい」という問題を助長している．

5 軽度発達障害は，理解されにくい

軽度発達障害の症状が理解されにくいので，症状を見逃されて，対策が取れていないことがよくある．

また，軽度発達障害の症状と，その併存障害の症状とを混同していることも，よくある．症状を混同しているので，何でも軽度発達障害だと思われてしまう．これは，軽度発達障害児への誤解を生む．

たとえば，AD/HDの子どもは，半数強で，反抗挑戦性障害（ODD）を併存している（→62ページ：5・AD/HDと反抗挑戦性障害（ODD）・行動障害（CD）参照）．それゆえに，教師が，併存障害であるODDの反抗的な態度を，AD/HDの主要症状と混同していることが珍しくない．

▶ **症例1　AD/HDを疑われて来院（8歳，女児）** ◀

主訴は，小学校入学時より，授業に参加しないこと．学校の先生から，AD/HDではないかと言われたので，来院したとのこと．母親によれば，家庭内では，問題がないという（自分の子どもには，問題がないことの確認のために，外来に連れてきたらしい．）

学校からの資料によれば，授業中は，ほとんど席に座っていない．立ち歩くばかりか，授業のじゃまをする．

立ち歩きに対して指導すると，担任や同級生に，さわぎまくる．「てめえ，殺すぞ」「死ね」「ばか」「なめてるんじゃねえぞ」「ぶっころしてやる」といったぐあい．

そのくせ，すぐに担任に，授業中・休み時間を問わず，甘えようとする．担任が，そばについていないと，隣や前の席の子につばをはく．担任が仲介に入ると，ごめんなさいとは言うが，次の瞬間「●●（担任の名前）のばか～！」と言って，教室から飛び出す．

つかまえて話をしようとすると，「汚れる！手をはなせ！ばか～！」と叫びながら，担任にかみつく．

学校の授業も，連絡も聞いていないので，毎日，忘れ物がある．宿題をやってきたことはない．

※ 注　釈

　後に，父親には窃盗などによる逮捕歴が何度もあり，現在も身柄を拘束されていることがわかった．また，母親は，何度も家出しており，本児は，乳児院，児童養護施設を転々としてきたことがわかった．また，万引きの常習犯であり，すでに何度も補導されていた．

▶ ◀

症例1は，反応性愛着障害とそれに引き続く反抗挑戦性障害（ODD），行為障害（CD）である．しかし，教師や学校はAD/HDを疑っていた．このことは，二つの問題を含んでいる．

ひとつは，**症例1**そのままのことだが，教師や学校が，AD/HDではないODDの子どもをみて，AD/HDと間違うという問題である．これは，対応を誤るばかりか，AD/HDがある子どもへの偏見にもつながる．

もうひとつの問題は，ODDがないAD/HDの子ども（AD/HDだけがある子ども）を，教師が，AD/HDがある子どもとして扱うことができないことや，AD/HDがある子どもとして見つけ出せないことである．

教師がAD/HDがある子どもを早期発見できないことは，AD/HDの子どもが対策を取ってもらえないことを意味する．そして，ODDを併存するに至ってはじめて，問題がある子として対応を受けるようになる．つまり，ODDを作り出す手伝いをしているようなものだ．
　このことを，「軽度発達障害は，理解されにくい」と評しているのだ．

6 軽度発達障害は，医師からも理解されがたい

　前項までを読むと，多くの医師は，「なるほど，周囲の人々に，軽度発達障害は理解されにくい」と納得することだろう．ところが，このことこそ，軽度発達障害について，医師が理解していく過程を難しくしていることに，気がついただろうか？

　軽度発達障害に限らず，医師は，典型的で治療がうまくいった症例を経験することで，研鑽を積んでいく．当たり前すぎることを書くな，と怒られそうだ．

　よって，軽度発達障害を理解していくには，症状が典型的で，定型的な治療でうまく改善できた症例を，数多く経験することで，治療的介入のしかたを学べばよい．

　ところが，軽度発達障害は，発見されにくく，認知されにくく，理解されにくいため，これらの子どもたちが診察に訪れたときには，すでに，複合的な問題を抱えた形になっているのである（→227ページ：第6章・症例集参照）．てんかんに例えれば，側頭葉てんかん＋偽発作を抱えた形になって，初めて診察室を訪れるのである．この状況では，診断や治療的介入に苦慮するのも無理はない．

　また，軽度発達障害がある子どもの保護者たちは，必ずしも，病気の治療のために病院を訪れるのではない．障害の否定をしてもらうために，来院する場合も少なくない．その場合は，症状の有無をめぐって，学校と保護者が仲違いすることは必須である．

　これらの状況に加えて，子どもの症状を緩和するために保護者が取っている行動が，「普通ではない」と保護者が理解できていないことは，よくみられる．このような場合，保護者の行動が大いなる混乱を周囲にまき散らすことになる．このようなことが，軽度発達障害への大きな誤解となってしまう．こういう症例にこそ，医師がその誤解を解く「道しるべ」でいていただきたく思う．

▶ 症例 2　AD/HD（混合型），ODD（男児） ◀

　AD/HD として，幼少時から加療されており，母親は子どもの学力のためなら何でも行動してきた．子ども中心の行動が，家庭生活のすべてに優先していたらしい．転校により当科紹介となったが，小学校4年3学期より（本人と母親にとっては）いじめにあい，隣の子どもに鉛筆をつきさしてしまった．

　学校側によれば，このいじめは，単に課外活動のグループ分けや，校外学習のグループ分けが，本人の希望通りにならなかっただけらしい（本人に聞いても，いじめられたとしか答えない）．

　鉛筆を突き刺した行動についても，母親は子どもをかばい，いじめに対応してくれない学校が悪いの一点張りであった．

　小学校5年になり，子どもの行動はエスカレートする一方であったが，母親は子どもをかばい続け，子どもの言いなりにご褒美を買い与え続けた（買い与え続けられたことは，患児から確認済み）．

　子どもは，買い与えられたものを周囲にあげる形で，周囲と遊んでもらっていたらしい．ところが，母親は，周囲の子どもに恐喝されて盗られたとして，学校や周囲を責め続けた．

　やがて，事態が明らかになったが，保護者は態度を変えなかった．

▶ 症例 3　AD/HD（注意欠陥優勢型）（12歳，女児） ◀

　同じ学校に通学する6年生の女児が，当科を受診し，注意欠陥優勢型のAD/HD と診断された．

　治療的介入を行い，当人は症状も改善して順調であったが，担任教師が，保護者や主治医の許諾もないままに，本児が AD/HD として治療していることを，クラス内で話してしまった．

　前述の子どもと同じ病名を持つことから，クラス内の保護者が動揺し，女児の保護者も，担任への不信から協力を拒否した．結局，学校長が女児の保護者に謝罪し，周囲の保護者の誤解を解くために，奮闘努力することになった．

症例2をみてもわかるように，軽度発達障害の臨床では，教科書に掲載されているような典型的な症状を持ち，定型的な治療でうまく改善できる症例ばかりではないのである．

　症例2では，軽度発達障害の問題より，子育ての問題の方が，はるかに大きな問題になっていることがおわかりいただけるかと思う．ここに，軽度発達障害への治療的介入を，子育て経験に乏しい，若手の後期研修医が理解しにくい理由がある．

　DSM–IVなどの診断基準を読んで，主要症状を理解するだけでは，実は診断さえおぼつかないのである．本書では，単なる疾患概念の理解のみならず，実際の症例を提示する（→227ページ：第6章・症例集参照）ので，複合的な要因を，自分で読み取る努力をしてほしい．

B　ボーダーライン（ないし軽度）精神遅滞

　DSM–IVによると，精神遅滞は，

> ① 全般的な知的機能が明らかに平均以下であり，
> ② 社会適応行動の障害を伴い，
> ③ これが発達期（18歳以下）に現れるもの．

と定義されている（**表2**）．

　精神遅滞の程度について，知的機能と適応行動から，軽度（IQ50〜69），中等度（IQ35〜49），重度（IQ 20〜34），最重度（IQ20未満），その他，特定不能に分類されている．

　このうち，軽度発達障害としての問題が明らかになってくるのは，ボーダーライン（IQ70〜90程度）ないし，軽度の上の方（およそ60以上）の症例である．

　診断は知能検査による．知能検査は，精神遅滞の程度と患児の年齢により，WISC-III，WPPSI，田中ビネーなどから，選択すれば良い．

表2　DSM-IVによる精神遅滞の定義

> A. 明らかに平均以下の知的能力：個別施行による知能検査で，およそ70またはそれ以下のIQ(幼児においては，明らかに平均以下の知的能力であるという臨床的判断による)
> B. 同時に，現在の適応能力(すなわち，その文化圏でその年齢に対して期待される基準に適合する有能さ)の欠陥または不全が，以下のうち2つ以上の領域で存在：コミュニケーション，自己管理，家庭生活，社会的/対人的技能，地域社会資源の利用，自律性，発揮される学習能力，仕事，余暇，健康，安全
> C. 発症は18歳以前である．
>   317　　　軽度精神遅滞：　IQレベル50～55からおよそ70
>   318.0　中等度精神遅滞：IQレベル35～40から50～55
>   318.1　重度精神遅滞：　IQレベル20～25から35～40
>   318.2　最重度精神遅滞：IQレベル20～25以下
>   319　　　精神遅滞，重症度は特定不能：精神遅滞が強く疑われるが，その人の知能が標準的検査では測定不能の場合(例：あまりにも障害がひどい，または非協力的，または幼児の場合)

(American Psychiatric Association(原著)：高橋三郎，大野裕，染矢俊幸(訳)：DSM-IV-TR 精神疾患の分類と診断の手引 新訂版．医学書院，2003より引用)

1　IQ＝70の子どもを想像してみよう

$$IQ＝(精神年齢/生活年齢)\times 100$$

であるから，年齢の7割の知的水準である(これ以外にもIQの定義がある．詳しくは，知能検査に付属する説明書の理論篇を参照のこと)．

a　幼稚園時代

　幼稚園時代は，5歳の7割で，3.5歳相当である．すなわち，年中ないし年長さんの時に，年少さんのように行動している．つまり，少々幼い子どもとして理解されている．しかし，3歳児相当のことができるので，身辺自立や生活面では，大きな問題は起こらない．

　保護者も，幼いなぁとは思うので，小学校に入るときには少々心配もする．しかし，子どもの実態を知るために，病院や相談機関を訪れる両親は少ない．

表3 津守稲毛式発達検査

年齢	質問項目
4歳6か月	自分の名前を読む．
5歳0か月	わからない字があると大人に聞く　自分の名まえを，ひらがなで書く．
5歳6か月	ひらがなを一字一字ひろい読みする．

b　小学校1年生のころ

　小学校1年生になると，7歳の7割で，4.9歳相当である．津守稲毛式発達検査（大日本図書）の質問項目で，どれぐらいできるかみてみよう．

　表3の年齢は，中心年齢（50％の子どもが可能になる年齢）を示している．

　小学校1年生の1学期では，五十音の読み書きや，1桁＋1桁の足し算（答えは10まで，繰り上がりはない）を練習する．つまり，IQ＝70の子どもは，1年生1学期の授業（五十音の読み書き）に，かろうじてついていくことができる．

　この時点で，保護者は，<u>努力すれば，小学校の授業についていける</u>と，早合点してしまうのである．教師も同様に考えてしまう．実際には，小学校1年生でも，夏休みを超えると，ちょっとした文章を読み書きし，意味を考え，そして，漢字の学習が入ってくる．

c　小学校4年生のころ

　小学校4年生になると，10歳の7割で，7歳相当になる．すなわち，小学1年生相当ということになる．

　小学1年生の知能水準の子どもに，4年生の学習内容が無理であることは，明らかである．そして，前項からわかるように1年生の2〜3学期以降，内容の理解ができなくなっている．通常学級に在籍し続けていても，内容理解に及ぶことはない．

　ところが，保護者も，教師も，内容理解ができていると誤解していることが少なくない．ここに，IQ＝70の子どもの悲劇がある．本当は理解できていないのだ．

> **コラム　漢字とひらがなはどちらが難しいか？**
>
> 　ひらがなと漢字とは，漢字の方が後で学習するようになるから，漢字の方が難しいように感じるかもしれない．ところが，漢字は表意文字なので，絵と同様の概念理解が可能だ．
> 　だから，幼児教室などで漢字の学習をさせると，2〜3歳児でも，読み・書きだけなら可能なのだ．もちろん，漢字を使いこなすことは，2〜3歳児にはできない．
> 　絵カードなどの子どもにわかりやすい手だてを使えば，2〜3歳児にも，容易に，漢字でも読みを教えることができる．
> 　よって，IQ＝70の子どもは，1年生の冬休みぐらいになると，漢字の学習はなんとかなるが，それ以外は難しくなってくるのである．「家庭で学習する」という生活習慣がついていない子どもであれば，もう，この時点で漢字の読み書きさえ，厳しくなってくる．算数も，繰り上がりの足し算あたりから，内容の理解はできない．当然ながら，子どもは，必死で丸暗記の学習をすることになる．
> 　丸暗記であって，内容を理解した学習ではないので，応用して学習する力はない．つまり，ここから先は，丸暗記以外，本人にとっての学習方法はない．理解していくことは，もうできない．

2　なぜ誤解が起こるのか

　「教育目標をどのように設定すべきか」を示す際に良く用いられる（医学教育に携わっていれば，必ず一度はみていることだろう）「学習目標の分類」を**図2**に示した．

　知識は，想起（recall of facts）レベルで取得され，想起された内容を使用している間に解釈（interpretation）する力がつき，最終的には，自分で問題を解決できる（problem solving）力がつくとされている．

　ここに，この症例（IQ＝70の子ども）の悲劇がある．この子どもは，丸暗記であれば，想起レベルの学習が可能なのである．しかし，知的発達段階の問題があるので，解釈，問題解決に及ぶことはできない．

　保護者も，教師も，子どもが想起できる（丸暗記で答えを反芻する）ので，内容理解もできているに違いないと誤解してしまうのだ．

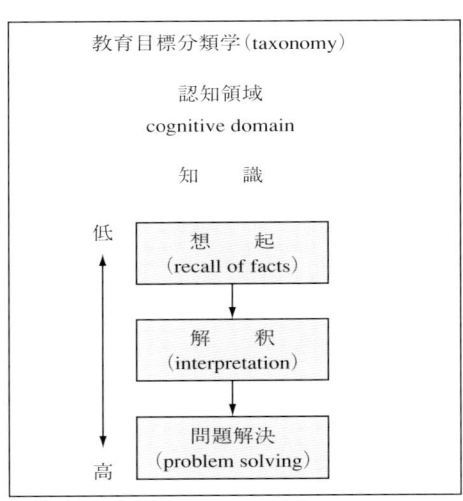

図2　学習目標の分類（一部のみ掲載）

3　誤解の結末は…

　上述の誤解ゆえに，保護者も，教師も，子どもに知識を詰め込もうと必死の努力をするのだ．その結果として招かれることは，子どもの破綻である．行動異常が出現するのだ．

　たとえば，不登校である．冨田和巳氏は，不登校の原因として，精神発達遅滞を挙げ「問題となるのは，軽度から境界域の精神の子どもです．」と述べている（冨田和巳：不登校克服マニュアル―助けをを求める子どもたち―．法政出版 1997 より引用）．

　もちろん，ほかの行動異常が起こる場合もある．心身症，家庭内暴力，神経症など，様々である．

▶ 症例4　軽度精神遅滞（11歳，女児）◀

　主訴は，不登校傾向（週の半分は学校に行けない）と学力不振．不登校傾向は，小学3年生からで，保護者によれば，友達関係が原因であるという．学校に行けないので，学力不振になったと保護者はいう．

　学校の通知票によれば，小学1年生より，3段階評価で「大変良い」はひとつもなく，「良い」と「もう少し」が半々程度で，小学2年生では，「もう少し」が2／3になっていた．この通知票をみた時点で，精神遅滞を疑

うには，十分である．

WISC-III 知能検査を施行したところ，VIQ＝71，PIQ＝69，FIQ＝68 であり，軽度の精神遅滞と診断できた．

すなわち，学力不振も保護者がいうように学校に行けないから…ではないのである．友達関係の悪さが，不登校傾向の誘因であるかもしれないが，精神遅滞が根底にある可能性が高いと判断した方がよいのである．

暦年齢は小学 5 年であるのに，NRT（標準学力検査）では，小学 1 年生の検査を行っても，習得度は 50％ 程度であった．残念ながら，本症例は手遅れに近い．理想的な援助を受けた子（次節）との差を取り戻すのは，なかなか難しい．

4 同じような症例への理想的な援助は？

小学 1 年生の時点で見つけられていれば，すぐに「読み・書き・算」の 3 点のみにしぼった学習指導をお願いする．

家庭学習でも，当人のレベルに合わせた指導をお願いする．具体的には，学校の授業内容を，視写やなぞり書きを中心にして行わせる．なぞり書きの教材は，教科書を拡大コピーし，トレーシングペーパーをかける．毎日 10 分間と時間を固定し，どれだけなぞれるようになるかを，チェックすればよい．

漢字については，しっかり指導する必要がある．具体的な指導方法については，『横山浩之：学校運営研究 2003 年 2 月号 No.545．明治図書，2003』の拙稿をご覧いただきたい．

算数については，できるところだけでよいので，それ以上は無理をさせないでおく．計算は，暗記だけにならないように，百玉そろばんなど具体物を使って行わせる．指を使って，計算させる癖をつけるのも良い．

小学 2 年生では，教科書内容の理解が難しいことを周囲も理解し，無理強いせず，授業を受けることが嫌いにならないように，配慮する．国語は，視写やなぞり書き中心でよい．

小学 3 年生以降は，通常学級の授業では，対処が難しくなる．たとえば，特殊学級に在籍していただき，国語・算数については，特殊学級で指導を受ける．そのほかの教科については，通常学級で交流指導として授業を受けさせる．

小学 4 年生以降では，家庭でのお手伝いを習慣化させることが必要である．この時期になると，精神遅滞の児童であっても，知的水準に比べて実行能力の落ち込みが目立つようになる．その実行能力の補いを，お手伝いの形で行う．これまでに学習した「読み・書き・算」の能力が，生活で生かせるかどうかを確認する作業である．小学校卒業のころに，小学校 3 年生程度の学力を目標としたい．

　このように指導すれば，高等養護学校（IQ＝70 程度の知的障害を対象とした養護学校）に，楽々と入学できる．もちろん就業も十分可能だ．

コラム　教育のレディネスとは？

　ゲゼル（Gesell AL）は，40 年にわたり乳幼児の発達を観察し，乳幼児の発達には個人差はあるが，その順序には個人差がなく，普遍的であることを見出した．そして，成熟によって，何らかの機能が可能となる状態をレディネスと呼んだ．

　すなわち，レディネスとは，ある学習課題を修得するために必要な，学習者側の特定の発達条件をいう．

　ゲゼルの指摘によれば，レディネスが形成される前の学習・教育は効率的でないばかりか，<u>無益</u>であったり，<u>有害</u>であったりするという．

　ゲゼルの指摘は，特定の領域だけに限れば（たとえば，言語理解，言語表出など），学習課題の習得は，低い方から高い方へと順番を示すことができることを示している．

　レディネスの概念を，身体発達にあてはめれば，小児科医にとっては，当たり前のことである．たとえば，首がすわらない子どもが，おすわりできはしない．おすわりできない子どもが，歩くことはない．

　運動発達が遅れている子どもで，座位が安定しない子どもがいる場合，座位を強制するのではなく，座位でバランスをとるために，背筋を鍛える姿勢（腰がはいる姿勢）をとらせる練習をしたり，両足を踏ん張る練習をしたりする．すなわち，<u>発達が遅れている子どもでもできることをたくさんさせて，次の発達に備えることをさせる</u>ことで，トレーニング（リハビリテーション）とする．

　同じように，精神遅滞の場合，**図 3** に示すように，精神年齢と暦年齢とが離れてしまう．この場合に，保護者のみならず，保育士・教師も，A のように，暦年齢に近いことを要求しがちである．その結果は，13〜14 ページに示した**症例 4** のような悲劇である．

　本来やらせるべきことは，C のところなのだ．知能検査などの結果で示さ

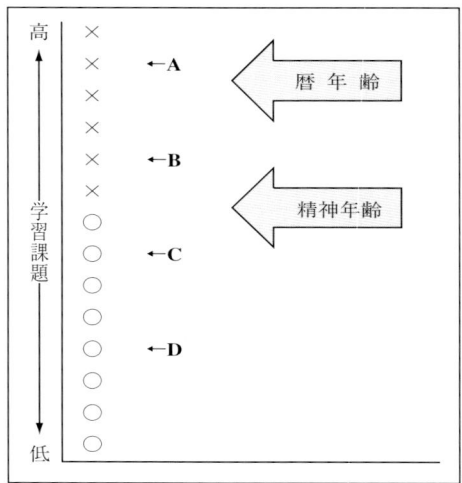

図3　ゲゼルのレディネスの概念図
○は成功課題，×は失敗課題

れる精神年齢より少し下のところを，たくさんさせることが早道なのである（→12ページ：2・なぜ誤解が起こるのか参照）．

　たとえば，1年生（図3でD）や2年生（C）の算数はできるが，3年生（B）でつまずいた場合，効率よく学習させるには，誰もが，2年生（C）に戻って学習するだろう．

　実際には，保護者は親の欲目で，子どもの能力を過大評価しがちであることを考えると，多くの親（著者の私も含めて）があせりすぎるということを，発達障害を診る医師は忘れてはならない．

　レディネスを無視した教育・療育が行われ，ゲゼルの言う「有害」な教育・療育の結果と思われる症例が，毎日のように来院する．適切な特別支援教育が必要なのである．

　早すぎも遅すぎもしない適切な時期に指導がなされる場合に，最も効果的，能率的に学習がなされる．このことが，本当の意味での，「ゆとり」のある教育であると考える．われわれが療育指導をする際にも，気をつけなければならない．

　レディネスを考える際，気をつけなければならないことがある．それは，世間一般の常識と，課題のレディネスとが異なっている場合があることである．

　たとえば，ひらがな・カタカナと漢字の学習を考えてみよう．ひらがな・カタカナのほうを先に学習し，漢字が後になる．このことだけ考えると，漢

字の方が難しく，レディネスが高いように思える．
　ところが，早期教育の実例を見てもわかるように，実は漢字の方が，レディネスは低い．なぜなら，漢字は表意文字なので，実物との1対1対応が可能な字はレディネスが低いのである．事実，2歳代でも，読み書きできる児や症例が存在するのは，広告・宣伝に出ている通りである．
　しかし，ひらがな・カタカナは表音文字なので，音としての弁別が可能な3歳半を超えないと使いこなせない．そのかわり，表音文字がある日本では，欧米と比較してdyslexia（読字障害）が少ないというのは，周知の通り．

C　高機能自閉症・アスペルガー症候群（高機能広汎性発達障害）

　高機能自閉症とは，「知的障害」がない——すなわち，知能検査結果が精神遅滞領域にないIQ＞70である自閉症を指す．高機能自閉症と，養護学校に在籍する自閉症とは，知能検査結果の大きな差違にも関わらず，同じ障害を持っていることを示している．

1　自閉症とは

DSM-IVによる自閉症の診断基準を**表4**に示す．まとめると，

① 社会的相互反応における質的な障害
② 意志伝達の質的な障害
③ 反復的で常同的な行動，興味（こだわり行動）

であり，理解しにくいが，最も大切な概念は，「質的な障害」である．

2　精神遅滞と自閉症を比較してみる

　15～17ページ：教育のレディネスのコラムにあるように，子どもの発達には，「順番」がある．やさしい（下位の）課題を先に達成してしまわないうちには，難しい（上位の）課題を達成できない．正常児の発達で，おすわりができない子が，歩くことはないということで，小児科医にはおなじみのことである．

表4 DSM-IV による自閉症の定義

A. (1), (2), (3)から合計6つ（またはそれ以上）、うち少なくとも(1)から2つ、(2), (3)から1つずつの項目を含む．
  (1) 対人的相互反応における質的な障害で以下の少なくとも2つによって明らかになる．
    (a) 目と目で見つめ合う．顔の表情，体の姿勢，身振りなど，対人的相互反応を調節する多彩な非言語的行動の使用の著明な障害
    (b) 発達の水準に相応した仲間関係を作ることの失敗
    (c) 楽しみ，興味，達成感を他人と分かち合うことを自発的に求めることの欠如（例：興味のある物を見せる，持って来る，指差すことの欠如）
    (d) 対人的または情緒的相互性の欠如
  (2) 以下のうち少なくとも1つによって示されるコミュニケーションの質的な障害：
    (a) 話し言葉の発達の遅れまたは完全な欠如（身振りや物まねのような代わりのコミュニケーションの仕方により補おうという努力を伴わない）
    (b) 十分会話のある者では，他人と会話を開始し継続する能力の著明な障害
    (c) 常同的で反復的な言語の使用または独特な言語
    (d) 発達水準に相応した，変化に富んだ自発的なごっこ遊びや社会性をもった物まね遊びの欠如
  (3) 行動，興味，および活動の限定された反復的で常同的な様式で，以下の少なくとも1つによって明らかになる．
    (a) 強度または対象において異常なほど，常同的で限定された型の1つまたはいくつかの興味だけに熱中すること
    (b) 特定の機能的でない習慣や儀式にかたくなにこだわるのが明らかである．
    (c) 常同的で反復的な衒奇的運動（例：手や指をぱたぱたさせたりねじ曲げる，または複雑な全身の動き）
    (d) 物体の一部に持続的に熱中する．
B. 3歳以前に始まる．以下の領域の少なくとも1つにおける機能の遅れまたは異常：(1)対人的相互反応，(2)対人的コミュニケーションに用いられる言語，または(3)象徴的または想像的な遊び
C. この障害はレット障害または小児期崩壊性障害ではうまく説明されない．

（American Psychiatric Association（原著）：高橋三郎，大野裕，染矢俊幸（訳）：DSM-IV-TR 精神疾患の分類と診断の手引 新訂版．医学書院，2003 より引用）

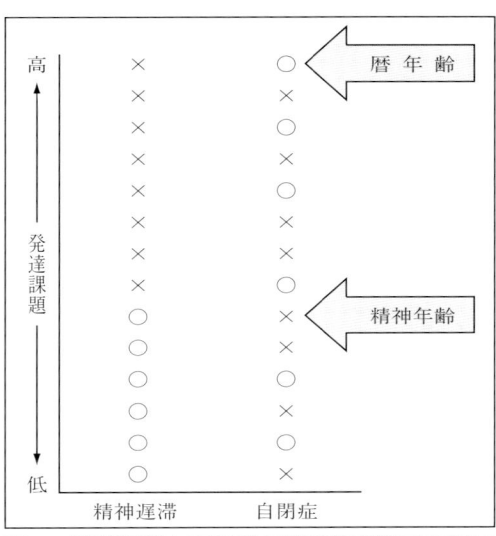

C 高機能自閉症・アスペルガー症候群(高機能広汎性発達障害)　19

図4　精神遅滞と自閉症の発達課題達成の違い
○は成功課題，×は失敗課題

　精神遅滞の子どもの場合，暦年齢は，精神年齢より遙かに上であるが，発達課題を達成していくのは，通常の子どもと同じ順番である．**図4**でいう下の方から，○がついていくというのは，遠城寺式乳幼児分析的発達検査表（→22ページ：**図6**参照）で，下の方から○がついていくのと同じである．精神遅滞とは，「発達の遅れ」なのである．
　ところが，自閉症の場合には，発達の仕方それ自体が障害されている．やさしい課題から難しい課題へとやり遂げていく順番は，全く意味をなさなくなってしまう．「発達の歪み」と評するゆえんである．

3　質的な障害で何が起こるか

　たとえば，「夕ごはんに何が食べたいの？」と保護者が，自閉症の患児に問いかけると，オウム返しに「夕ごはんに何が食べたいの？」と返事を返しているなら，間違いなく質的な障害が存在する．
　なぜなら，上記の保護者の問いかけに，「ハンバーグ」とか「カレーライス」など，単語文で正解が返せるにも関わらず，三語文の「夕ごはんに何が食べたいの？」という返答を返しているからだ．単語文という簡単な

（下位の）発達課題ができないにも関わらず，三語文という難しい（上位の）発達課題ができているのは，明らかに，発達の原則に反している．ゆえに，質的な障害の存在が明確に存在すると言える．

図4の精神遅滞の子も，自閉症の子も○の数は6個なので，IQ/DQ は同じになる．しかし，「発達の遅れ」である左側は精神遅滞であり，右側は自閉症なのである．

> 発達の順番がおかしい状況を，質的な障害と言い換えてもよい．

そして，質的な障害の存在こそ，自閉症を特徴づけるものだと，私は教えられた．

※ 上記の内容は，私が研修医のころに，白橋宏一郎先生（国立仙台病院名誉院長，児童精神科学）にご教授いただいた．この場を借りて深謝申し上げます．

4　こだわり行動

自閉症というと，診断基準 A-3（**表4**）にある「こだわり行動」の有無を思い出す読者も多いだろう．ところが，「こだわり行動」なのかどうかの判断は，意外に難しい．

たとえば，「回るものをじっと見つめて飽くことがない」という症状を考えてみよう．こだわり行動のように思えてしまうが，本当だろうか？

字の読み書きができ，小説を読む楽しみがある人が，「回るものをじっと見つめて飽くことがない」とすれば，<u>発達段階にそぐわない行動であるから</u>，「こだわり行動」であると判断できる．

ところが，**図5**のように，メリーゴーランドを赤ちゃんが，喜んでみている状況をみて，「回るものをじっと見つめて飽くことがない」からといって，これをこだわり行動とは，誰も呼ばないだろう．動くものを見つめるのが楽しい（感覚遊びが楽しい）時期だからである．

ここで，問題になるのは，発達が遅れている子どもで，同じような行動をする場合だ．「こだわり行動」であるのか，発達に相応している行動であるかを判断する必要がある．保護者が，「回るものをじっと見つめて飽くことがない」と言ったからと言って，「こだわり行動がある」と考えてはならない．

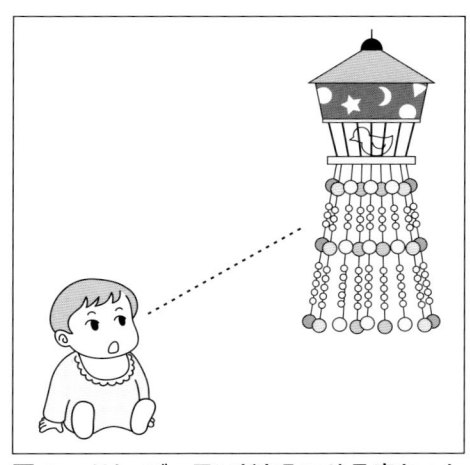

図 5　メリーゴーランドをみつめる赤ちゃん

　子どもの発達を評価してからでなければ，行動異常ととらえるべきかどうかさえ，わからないのである．このような発達の評価には，遠城寺式乳幼児分析的発達検査が，非常に簡便な割に，役に立つ（**図 6**）．
　遠城寺式乳幼児分析的発達検査の各項目がどれぐらいの発達段階であるのか，暗記できてしまうほどに理解していないと，行動観察はできないものと心得たい．

5　高機能自閉症・アスペルガー症候群

　高機能自閉症では，知的障害を併せ持つ自閉症児と異なり，**図 7** のように，知能検査上の知的水準（○が 6 個）という点では，正常発達と同様であるが，発達それ自体の歪みがあり，正常とは大きく異なる様相を示す．
　19 ページ**図 4** では，精神遅滞（発達の遅れ）と自閉症との比較になっているが，**図 7** では，<u>正常児との比較</u>になっていることに留意したい．
　正常児との比較になっているからといって，高機能自閉症では，知的障害を併せ持つ自閉症より予後が良いことを示しているわけではない．
　「質的な障害」という同じ障害を持つことを，強く心にとどめておく必要がある．
　たとえば，7＋8＝15 の計算ができていれば，「紙を 5 枚持ってきて」の指示はわかるに違いないと思うのが，われわれの常識である．

第1章 軽度発達障害の概要

年月	移動運動	手の運動	基本的習慣	対人関係	発語	言語理解
4:8	スキップができる	紙飛行機を自分で折る	ひとりで着衣ができる	砂場で二人以上で協力して一つの山を作る	文章の復唱(2/3)	左右がわかる
4:4	ブランコに立ちのりしてこぐ	はずむボールをつかむ	信号を見て正しく道路をわたる	ジャンケンで勝負をきめる	四数詞の復唱(2/3)	数の概念がわかる(5まで)
4:0	片足で数歩とぶ	紙を直線にそって切る	入浴時、ある程度自分で体を洗う	母親にことわって友達の家に遊びに行く	両親の姓名、住所を言う	用途による物の指示(5/5)
3:8	幅とび(両足をそろえて前にとぶ)	十字をかく	鼻をかむ	友達と順番にものを使う(ブランコなど)	文章の復唱(2/3)	数の概念がわかる(3まで)
3:4	でんぐりかえしをする	ボタンをはめる	顔をひとりで洗う	「こうしていい?」と許可を求める	同年齢の子供と会話ができる	高い、低いがわかる
3:0	片足で2〜3秒立つ	はさみを使って紙を切る	上着を自分で脱ぐ	ままごと役を演じることができる	二語文の復唱(2/3)	赤、青、黄、緑がわかる(4/4)
2:9	立ったままでぐるっとまわる	まねて○をかく	靴をひとりではく	年下の子供の世話をやきたがる	三数詞の復唱(2/3)	長い、短いがわかる
2:6	足を交互に出して階段を上がる	まねて直線を引く	こぼさないでひとりで食べる	友達とけんかをすると言いつけにくる	自分の姓名を言う	大きい、小さいがわかる
2:3	両足でぴょんぴょん跳ぶ	鉄棒などに両手でぶらさがる	ひとりでパンツを脱ぐ	電話ごっこをする	「きれいね」「おいしいね」などの表現ができる	鼻、髪、歯、舌、へそ、爪を指示する(4/6)
2:0	ボールを前にける	積木を横に二つ以上ならべる	排尿を予告する	親から離れて遊ぶ	二語文を話す(「わんわんきた」など)	「もうひとつ」「もうすこし」がわかる
1:9	ひとりで一段ごとに足をそろえながら階段をあがる	鉛筆でぐるぐるをかく	ストローで飲む	友達と手をつなぐ	絵本を見て三つのものの名前を言う	目、口、耳、手、足、腹を指示する(4/6)
1:6	走る	コップからコップへ水をうつす	パンツをはかせるとき両足をひろげる	困難なことに出会うと助けを求める	絵本を見て一つのものの名前を言う	絵本を読んでもらいたがる
1:4	靴をはいて歩く	積木を二つ重ねる	自分の口もとをひとりでふこうとする	簡単な手伝いをする	3語言える	簡単な命令を実行する
1:2	2〜3歩あるく	コップの中の小粒をとり出そうとする	お菓子のつつみ紙をとって食べる	ほめられると同じ動作をくり返す	2語言える	要求を理解する(3/3)
1:0	座った位置から立ちあがる	なぐり書きをする	さじで食べようとする	父や母の後追いをする	ことばを1〜2語、正しくまねる	要求を理解する(1/3)
0:11	つたい歩きをする	おもちゃの車を手で走らせる	コップを自分で持って飲む	人見知りをする	音声をまねようとする	「バイバイ」や「さようなら」のことばに反応する
0:10	つかまって立ちあがる	びんのふたを、あけたりしめたりする	泣かずに欲求を示す	身ぶりをまねる	さかんにおしゃべりをする(喃語)	「いけません」と言うと、ちょっと手をひっこめる
0:9	ものにつかまって立っている	おもちゃのたいこをたたく	コップなどを両手で口に持っていく	おもちゃをとられると不快を示す	タ、ダ、チャなどの音声が出る	
0:8	ひとりで座って遊ぶ	親指と人さし指でつまもうとする	顔をふこうとするといやがる	鏡を見て笑いかけたり話しかけたりする	マ、バ、パなどの音声が出る	
0:7	腹ばいで体をまわす	おもちゃを一方の手から他方に持ちかえる	コップから飲む	親しみと怒った顔がわかる	おもちゃなどに向かって声を出す	親の話し方で感情をききわける(禁止など)
0:6	寝がえりをする	手を出してものをつかむ	ビスケットなどを自分で食べる	鏡に映った自分の顔に反応する	人に向かって声を出す	
0:5	横向きに寝かせると寝がえりをする	ガラガラを振る	おもちゃを見ると動きが活発になる	人を見ると笑いかける	キャーキャーいう	母の声と他の人の声をききわける
0:4	首がすわる	おもちゃをつかんでいる	さじから飲むことができる	あやされると声を出して笑う	声を出して笑う	
0:3	あおむけにして体をおこしたとき頭を保つ	頬にふれたものを取ろうとして頭を動かす	顔に布をかけられ不快を示す	人の声がする方に向く	泣かずに声を出す(アー、ウアー、など)	人の声でしずまる
0:2	腹ばいで体をちょっともちあげる	手を口に持っていってしゃぶる	満腹になると乳首を舌でおし出したり顔をそむけたりする	人の顔をじいっと見つめる	いろいろな泣き声を出す	
0:1	あおむけでときどき左右に首の向きをかえる	手にふれたものをつかむ	空腹時に抱くと顔を乳の方に向けてほしがる	泣いているとき抱きあげるとしずまる	元気な声で泣く	大きな声に反応する
	運動		社会性		言語	

図6 遠城寺式乳幼児分析的発達検査表(九大小児科改訂版)

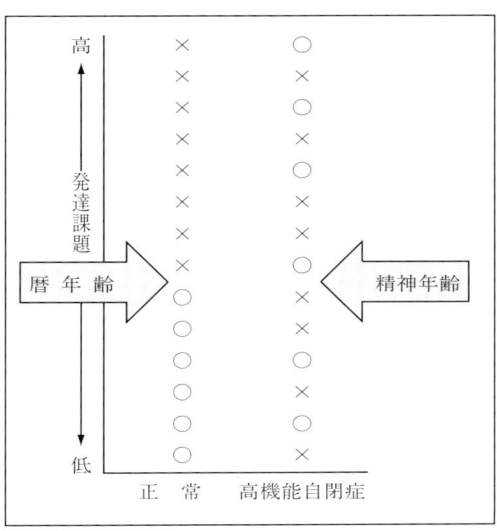

図7 正常と高機能自閉症の発達課題達成の違い
○：成功課題，×：失敗課題

ところが，自閉症の子どもなら，7＋8＝15の計算ができていても，「紙を5枚持ってきて」の指示は，本当にわからなくても全く不思議はないのである．

6 アスペルガー症候群と広汎性発達障害のほかの亜型など

DSM-IVでは，アスペルガー障害は，臨床的に著しい言語の遅れがないことを除けば，自閉症と同じく「社会的相互反応における質的な障害」とこだわり行動を示す疾病と規定されている．次に，その分類基準を示した（**表5**）．

また，DSM-IVでは，広汎性発達障害のほかの亜型（Parvasive Developmental Disorder Not Otherwise Specified：PDD-NOS）という診断名もある（**表6**）．PDD-NOSとは，おおざっぱに言えば，自閉症の三主要症状のうち，いずれかが存在する病態を示したものである．

なお，私自身は，高機能自閉症とアスペルガー症候群と高機能の広汎性発達障害のほかの亜型とを基本的には区別して扱わない（→151ページ：C・戦略的診断のすすめ参照）．対処の仕方が基本的に同じだからである．

表5 DSM-IVによるアスペルガー障害の定義

A. 以下のうち少なくとも2つにより示される対人的相互反応の質的な障害：
  (1) 目と目で見つめ合う，顔の表情，体の姿勢，身振りなど，対人的相互反応を調節する多彩な非言語的行動の使用の著明な障害
  (2) 発達の水準に相応した仲間関係を作ることの失敗
  (3) 楽しみ，興味，達成感を他人と分かち合うことを自発的に求めることの欠如（例：興味のある物を見せる，持って来る，指差すことをしない）
  (4) 対人的または情緒的相互性の欠如
B. 行動，興味および活動の，限定的，反復的，常同的な様式で，以下の少なくとも1つによって明らかになる．
  (1) その強度または対象において異常なほど，常同的で限定された型の1つまたはそれ以上の興味だけに熱中すること
  (2) 特定の，機能的でない習慣や儀式にかたくなにこだわるのが明らかである．
  (3) 常同的で反復的な衒奇的運動（例：手や指をぱたぱたさせたり，ねじ曲げる，または複雑な全身の動き）
  (4) 物体の一部に持続的に熱中する．
C. その障害は社会的，職業的，または他の重要な領域における機能の臨床的に著しい障害を引き起こしている．
D. 臨床的に著しい言語の遅れがない（例：2歳までに単語を用い，3歳までにコミュニケーション的な句を用いる．）
E. 認知の発達，年齢に相応した自己管理能力，（対人関係以外の）適応行動，および小児期における環境への好奇心について臨床的に明らかな遅れがない．
F. ほかの特定の広汎性発達障害または統合失調症の基準を満たさない．

（American Psychiatric Association（原著）：高橋三郎，大野裕，染矢俊幸（訳）：DSM-IV-TR 精神疾患の分類と診断の手引 新訂版．医学書院，2003 より引用）

表6 DSM-IVによる特定不能の広汎性発達障害（非定型自閉症を含む）の定義

このカテゴリーは，対人相互反応の発達に重症で広汎な障害があり，言語的または非言語的なコミュニケーション能力の障害や常同的な行動・興味・活動の存在を伴っているが，特定の広汎性発達障害，統合失調症，失調型パーソナリティ障害，または回避性パーソナリティ障害の基準を満たさない場合に用いるべきである．たとえば，このカテゴリーには，"非定型自閉症"―発症年齢が遅いこと，非定型の症状，または閾値に達しない症状，またはこのすべてであるために自閉症性障害の基準を満たさないような病像が―入れられる

（American Psychiatric Association（原著）：高橋三郎，大野裕，染矢俊幸（訳）：DSM-IV-TR 精神疾患の分類と診断の手引 新訂版．医学書院，2003 より引用）

ローナ・ウィングは,「自閉症スペクトル」という概念を提唱している．スペクトルとは連続体のことである．自閉症スペクトルの概念は,おおざっぱには,自閉症,アスペルガー障害(DSM-IV),PDD-NOS(DSM-IV)＋αを,まとめ上げて対策を考える方が妥当であるという考え方だと言えば,わかりやすい(→153ページ：コラム・スペクトル診断の大切さと戦略的診断参照).

自閉症スペクトルのことを確実に知りたければ,ローナ・ウィング自身の著作『ローナ・ウィング(原著)：久保紘章,佐々木正美,清水康夫(監訳)：自閉症スペクトル—親と専門家のためのガイドブック．東京書籍,1998』を読むことをお勧めしたい.

表5に,DSM-IVによるアスペルガー障害の定義を示す．**表6**に,DSM-IVによる広汎性発達障害のほかの亜型の定義を示す.

▶ 症例5　高機能自閉症(14歳,男児) ◀

- **主訴**：学校での行動異常.
- **家族歴**：両親と本児,弟の4人家族．父親はサラリーマンで,母親は専業主婦.

❶ 現病歴

乳児健診で明らかな異常を指摘されたことはない．幼稚園時代は,天才と言われていた(母親による)．鉄道博士で,電車のことなら何でも知っていたとのこと.

小学1年生では,授業時間中,気に入ったことしかやらず,学習が成立しないことを教師から伝えられた．授業参観中は,立ち歩いて,参観している中から気に入った人を選び,ずっと電車の話をしていた.

一方,幼稚園時代から通っていた塾では,小学校低学年のうちは,まじめに勉強していた(母親による)．学校と塾との患児の態度の違いから,保護者は,学校の対応が悪いために本児が学校で勉強できないと考えた.

以降,学校では勉強しない状態が続いた．小学校を通して,漢字練習や計算だけの問題は非常に得意であった．漢字検定にも合格している．一方,文章の内容の読み取り,作文は苦手で,ほとんど学習しなかった．算数でも文章題はできない.

小学校時代,学校では授業中に立ち歩いたり,周囲の学習や遊びのじゃまをしてしまうため,周囲から相手にされない状況が続いた.

小学校中学年から，いじめ／いじめられが，頻発した．保護者は，ずっと学校での対応が悪いためと考えており，周囲に対して拒否的な態度をとり，家族ごと孤立した．患児の弟も，患児のことを理由としたいじめにあうようになった．

　小学校高学年になり，ずっと通っていた塾でも，同様の行動が出現し，塾を辞めるようにと言われた．

　塾を辞めるように言われたことを契機として，某医を受診した．AD/HD の診断にて，メチルフェニデート（リタリン®）投薬を受けたが，改善せず自己中止していた．塾からは，退塾させられた．

　中学校に入っても行動異常が改善しないため，特殊学級への入級を勧められたが，保護者が拒否した．中学 2 年の面談で，再度，特殊学級への入級を勧められると同時に，進学できる高校をみつけることは難しいことを示され，当科を受診した．

❷ 初回診察時所見

　母親，本人，学級担任，養護教諭が来院．理学的所見には異常がない．

　本人は，診察室でも鉄道の本を読んでいる．そのことを母親に叱られても反応なく，逆に，鉄道のことを私に話し始めた．

　学校は楽しいかと問うと，本人は「とても楽しい．」と答えた．何が楽しいの？と問いかけると，にこやかに「わからない」と言う．

　学校で行われた WISC−III 知能検査結果は，VIQ＝98，PIQ＝100，FIQ＝99 で，下位項目の SS は，**図 8** の通り．

　母親は，小学校に入学後に，この子はおかしくなってしまったと訴えた．知能検査の結果も，すべて 100 近くで，異常がないはずだから，すべては学校の責任だと主張する．どうしたら，幼稚園のときの状態に戻るかを知りたいという．

　一方，養護教諭によれば，自分の興味のあること以外はやらない子どもだったと，幼稚園からの申し送りがあり，小学校時代も何も変わっていないようにみえるとのこと．

　何もかも，自分の思いとおりでないと駄目で，消しゴムを落としたので，友達が拾ってあげると，それをもう一度，落としたところに置き，再度拾う．どこが気に入らないのかは，周囲の子どもにも，教師にもわからない．

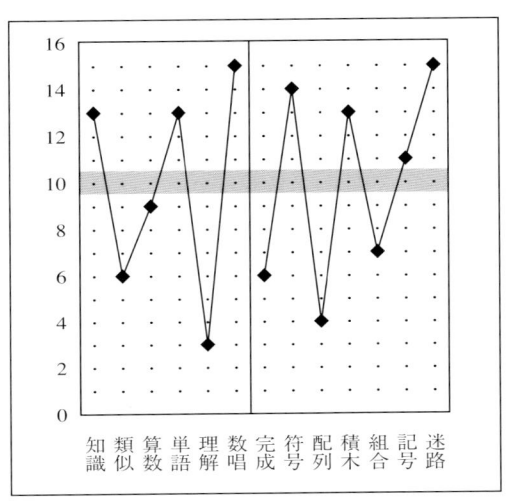

図8 症例5・WISC-III 知能検査結果

❸ **診断**：高機能自閉症

WISC-III 知能検査で，下位検査の結果に着目すると，言語性・動作性を問わず，検査結果の差異は極めて大きい．非常におおざっぱな言い方だが，SS＝5～7 であれば特殊学級レベル，SS＜5 であれば養護学校レベルの援助を必要と考えてかまわない．

この児童の場合，PIQ，VIQ，FIQ ともに正常範囲にあるが，言語性の「理解」と動作性の「配列」の各下位検査項目は，養護学校レベルである．

空間認知が特に関係する「積木」「組合」の検査結果が，SS で6 も差がある．このような一貫性のなさが見られる場合には，自閉症を疑う（→ 156 ページ：1・自閉症を見間違えてはいけない参照）．もちろん，検査が適切にできていない可能性もあるので，確認が必要だ．検査時の所見では，何回かに分けて検査を行い，患児がまじめに検査を受けた旨の記載があった．

高機能自閉症を疑って，これまでの経過を見直すと，特定領域への興味と機械的記憶能力の高さが認められる．このことを保護者が，患児が"天才"であり，学校こそが問題であると誤解した原因になっている．

❹ **診断後の経過**

父母同席のもとで，保護者と学級担任・養護教諭に，高機能自閉症であ

ることを告げた．なお，学級担任・養護教諭が同席したのは，保護者の希望による．保護者(特に母親)は，自分の子どもが正常である旨の証明がなされると思っており，そのために学校関係者を同席させたらしい．

保護者が診断の根拠を求めたので，自閉症の診断基準—特に，「質的な障害」について—を説明した．

その上で，高機能自閉症が，学童期に入ってから症状が目立つことや，特定領域への興味の偏りや機械的な記憶力の良さも，症状の一つであることを示した．その上で，来院時の行動についても，自閉症の症状だと考えるとわかりやすい旨を説明した．

保護者に，知能検査成績が異常を示しており，社会行動を習得するのにかなりの個別支援が必須であることを示した．通常学級での指導がうまくいかないのも，無理はないことも示した．保護者が読むべき参考書籍を示して，外来を終えた．

❺ 障害の受容，そして旅立ちへ

環境が原因ではなく，患児自身に問題があることを明確にされた保護者の落胆は大きかった(患児は鉄道の本を読んで，この日も平然としていた)．診断が正しくないことを願いながら，反駁する証拠を見つけよう，参考書籍を読んだが，いっそうわが子の問題を明確に認識し，非常につらかったと，後に保護者が語っている．

学力的な問題から，高校進学のめどがたたないこともあり，特殊学級への入級と養護学校への進学を考えはじめたと，保護者から聞いた．準備期間がないことや，ご本人の能力上の問題があるため，高等養護学校への進学は無理であろうという進路指導をうけ，患児は養護学校の高等部に進んだ．

養護学校では，患児の行動能力に合わせた就業指導が行われた．当初は，養護学校へのバス通学も，ひとりではできない状態であったが，保護者の協力もあって，少しずつ可能となった．

幸い，患児は，クリーニング店での作業に適性があることがわかり，養護学校卒業後，勤務することになった．勤務が1年続いたところで，外来経過観察を終結とした．

※ 注　釈

　前医で，患児は AD/HD と診断されている．確かに，機械的に AD/HD の診断基準をあてはめると，症状としては AD/HD を満たす．DSM–IV では，広汎性発達障害（自閉症など）の診断が優先することになっている（→ 43 ページ：**表 11**・DSM–IV による AD/HD の定義参照）．

　近年，DSM–IV の規定にも関わらず，自閉症と AD/HD の重複診断をするほうがよいという議論もある．学問的に，自閉症と AD/HD の重複診断をすることが妥当であるかどうかは，今後の検討を要する問題であると思う．

　ちなみに，私自身は，ご家族や教育関係者に対し，重複診断に触れることは，現時点ではあまりない．重複診断の話をすることで，関係者が混乱するからである．どんな本を読んでも，DSM–IV の基準や対処法について書いてあるが，重複している場合の対処について，具体的に触れたものがないからである．

　どう対処していくかの指針としての診断をつける─これを，**戦略的診断**という．私は，そういう立場で診断をつけ，保護者や周囲の関係者に示すようにしている（→ 151 ページ：C・戦略的診断のすすめ参照）．

D　学習障害（Learning Disabilities：LD）

　学習障害（LD）ほど，様々に定義されている概念はない．

　文部科学省による LD の定義は**表 7** の通り．

表 7　文部科学省による LD の定義

学習障害とは，基本的には全般的な知的発達に遅れはないが，聞く，話す，読む，書く，計算する又は推論する能力のうち特定のものの習得と使用に著しい困難を示す様々な障害を指すものである． 　学習障害は，その原因として，中枢神経系に何らかの機能障害があると推定されるが，視覚障害，聴覚障害，知的障害，情緒障害などの状態や，環境的な要因が直接の原因となるものではない．

（学習障害及びこれに類似する学習の困難を有する児童生徒の指導方法に関する調査研究協力者会議：学習障害児に対する指導について（報告）より．平成 11 年 7 月 2 日）

表 8　DSM-IV による学習障害の定義

読字障害
A. 読みの正確さと理解力についての個別施行による標準化検査で測定された読みの到達度が，その人の生活年齢，測定された知能，年齢相応の教育の程度に応じて期待されるものより十分に低い．
B. 基準 A の障害が読字能力を必要とする学業成績や日常の活動を著明に妨害している．
C. 感覚器の欠陥が存在する場合，読みの困難は通常それに伴うものより過剰である．

算数障害
A. 個別施行による標準化検査で測定された算数の能力が，その人の生活年齢，測定された知能，年齢に相応の教育の程度に応じて期待されるものよりも十分に低い．
B. 標準 A の障害が算数能力を必要とする学業成績や日常の活動を著明に妨害している．
C. 感覚器の欠陥が存在する場合，算数の能力の困難が通常それに伴うものより過剰である．

書字表出障害
A. 個別施行による標準化検査(あるいは書字能力の機能的評価)で測定された書字能力が，その人の生活年齢，測定された知能，年齢に相応の教育の程度に応じて期待されるものよりも十分に低い．
B. 標準 A の障害が文章を書くことを必要とする学業成績や日常の活動(例：文法的に正しい文や構成された短い記事を書くこと)を著明に妨害している．
C. 感覚器の欠陥が存在する場合，書字能力の困難が通常それに伴うものより過剰である．

(American Psychiatric Association(原著)：高橋三郎，大野裕，染矢俊幸(訳)：DSM-IV-TR 精神疾患の分類と診断の手引 新訂版．医学書院，2003 より引用)

DSM-IV における LD の分類を**表 8** に示す．まとめると，

① 読字障害(Reading Disorder)
② 算数障害(Mathematics Disorder)
③ 書字表出障害(Disorders of Written Expression)
④ 特定不能の学習障害(Learning Disorder Not Otherwise Specified)

の 4 つに分類されている．

森永の分類に示される神経心理学的な立場もある．

① 言語性LD（VLD）
　・聴覚性言語障害
　・視覚性言語障害
② 非言語性LD（NLD）
　・NLD-1（オリエンテーションと運動の障害）
　・NLD-2（社会的認知障害）

1　概　　要

　全般的な知能水準は正常範囲であるが，特定の機能（どの機能かは議論はあり）について，何らかの障害があり，学習上の障害を生じる．この点だけは，どの定義でも共通している．

　どんな特定の機能かについては，立場によって，意見が異なる．医学的立場では「読字・書字・算数」の機能を想定している．神経心理学的立場は，知能検査結果（たとえば，WISC-III）による結果を想定している．一方，教育的立場では，「聞く，話す，読む，書く，計算するまたは推論する能力」と実に幅広い．

　たとえば，**図9**のように，「書く」能力が，精神遅滞がある子どもと同じレベルの能力だが，それ以外は，正常な子どもと同じレベルの能力を持つ子がLDである．

　図9のような子どもは，「話す」能力が正常レベルであり，「聞く」・「読む」能力も正常レベルなので，「書く」ことができないのは，怠惰なためだと，思われてしまう．

　実際には，「書く」能力がないので，学習面のみならず，生活面でも苦労を強いられる．このような状態を，学習障害（LD）と呼ぶ．

2　診　　断

　各種の知能検査の組合せによらざるを得ない．
　学童期であれば，WISC-IIIが必須である．言語面が問題であれば，

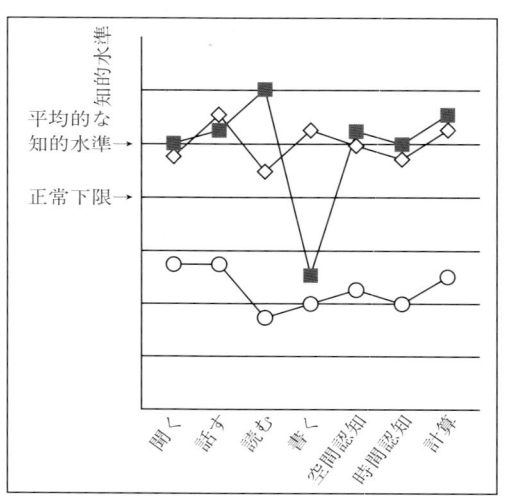

図9　LDと精神発達遅滞と正常の知的水準バランス
■＝LD：バランスが悪い
◇＝正常：バランスがよい
○＝精神発達遅滞：低いが，バランスがよい

ITPA（ITPA言語学習能力診断検査）が有用である．算数障害が問題であれば，K-ABC（K-ABC心理・教育アセスメントバッテリー）が有用であることも少なくない．

空間認知に問題があって，字の読み書きに問題を呈している場合も散見する．このような場合，WISC-Ⅲでは，神経心理で言う非言語性LDを呈するが，自閉症ではない．このような場合には，ベンダーゲシュタルトテスト（Bender Visual Motor Gestalt Test：BGT）などが有用である．

知能検査を組み合わせて，対策を考えることを，「検査バッテリーを組む」という．大切なことは，検査バッテリーにより，

> ① 全般的な知的水準が正常であること．
> ② 苦手なところが，どんな能力であるかを見つける．
> ③ 得意なところが，どんな能力であるかを見つける．

作業をすることにある．

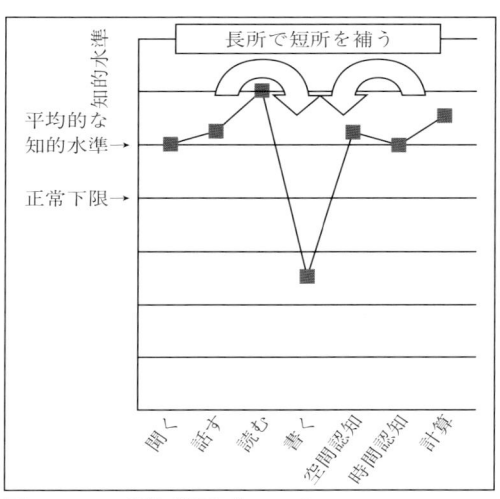

図10　LDの治療アプローチ
■＝LD：バランスが悪い

3　治　療

　現時点で，薬物療法は有用性が確認されていない．

　基本的な援助の考え方は，**苦手なところを，得意なところの能力を使って，補う方法を教えてあげる**ことである（**図10**）．

　得意なところを伸ばすことだけでは不十分である．苦手なところを補うことを教えずに，得意なところを伸ばすことだけをしていると，能力の個人内差が大きくなり，結果として，本人が考えたことが実行できなくなる．苦手なところを補う努力をさせるのがポイントである．

　社会生活をしていく上で，聞く・話す・読む・書く・空間認知・時間認知・計算といったことのうち，どれかをせずに暮らしていくことは，なかなか困難である．

　たとえば，風邪を引いて声が少ししか出なくなった（「話す」能力が使いづらい）としよう．この状況で，社会生活をずっと送らねばならないとしたら，大変な困難さが待ち受けていることは理解できよう．

　たとえば，中耳炎にかかって，聞く能力が半減し，大きな音しか聞こえ

ない(「聞く」能力が使いづらい)としよう．この状態が続くのなら，やはり補聴器など，代償するための手段が必要である．

　人間の実行能力(executive function)は，その人の能力で一番低いところの影響を受けやすい．「ろう」「盲」がある方々が，知的に何ら問題がない限り，社会生活で非常な困難さを抱えざるを得ないのは，誰もが理解し得る．そして，何らかの手段により，その代償することによって，社会生活を営むことができるようになるのである．

▶ 症例 6　言語性 LD, 小学校 2 年生(7 歳, 男児) ◀─────◀
● **家族歴**：特記事項なし．両親，姉，本人の 4 人家族．
❶ **現 病 歴**

　両親によれば，幼児期の言葉の発達は，姉に比べて遅れていたが，日常生活に差し障りはなかった．保育園でも，言葉が舌足らずで，少し幼いことを指摘されていたが，大きなトラブルもなく経過していた．現在でも，友人との日常会話では，意志疎通上の問題はない．

　小学校に入り，国語がついていけない．本読みをさせてみると，稚拙な読みではあるが，読みは可能である．ところが，書かせてみると「てにをは」の区別をつけて書くことができない．算数の計算はできるが，文章題は苦手．就眠儀式を除くと，こだわり行動を疑わせる行動異常はない．

❷ **知能検査所見**

　WISC–III 知能検査では，VIQ＝86，PIQ＝99，FIQ＝91 と，VIQ と PIQ の差が 13 あり，言語性 LD を疑わせる所見である．下位分類を，**図 11** に示す．知識，単語，数唱の低さが目立つ．

　ITPA 言語学習能力診断検査(以下，ITPA と略す)では，暦年齢 7 歳 6 か月に対して，全検査年齢は 7 歳 1 か月とやや低下していた(**表 9**)．この児童の場合，明らかに弱いのは，表象水準の出力(言葉の表現，動作の表現)であり，特に，動作の表現が弱い．

　DSM–IV による診断名は，表出性言語障害(Expressive Language Disorder)に入ることになるのであろう．書字障害(Disorder of Written Expression)に入れると判断する医師もいることだろう．神経心理であれば，言語性 LD に相当することになる．教育的判断では，もちろん LD である．

　私としては，DSM-IV の表出性言語障害であるか，書字障害であるかは

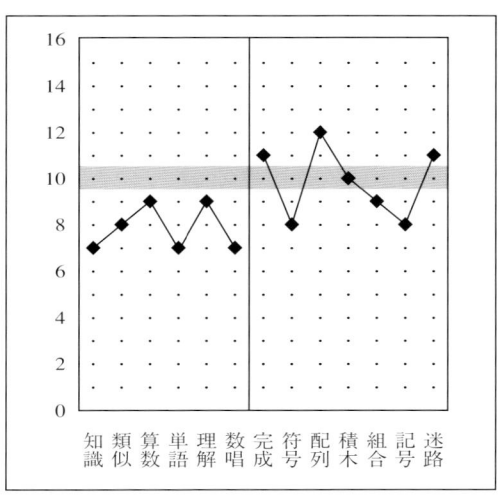

D 学習障害(Learning Disabilities：LD)

図11 症例6・WISC-III 下位項目

表9 症例6：ITPA 言語学習能力診断検査結果

PLA		表象標準		自動水準	
		聴覚-音声	視覚-運動	聴覚-音声	視覚-運動
入　力	ことばの理解	8-3			
	絵の理解		8-2		
情報の統合	形の記憶				7-2
	ことばの類推	7-10			
	数の記憶			7-4	
	絵の類推		7-2		
出　力	絵さがし				6-9
	ことばの表現	6-9			
	文の構成			6-1	
	動作の表現		5-4		

(暦年齢7-6，全検査 PLA7-1．8-3 は，8歳3か月相当であることを示す)

大きな問題ではない．対策さえわかれば良い．この子どもには，1日15分，1年生の国語の教科書の**視写**をさせることを考えた．コピーするがごとく，視写するのである．ちなみに，1年生の国語の教科書では，文節ごとに区切ってわかち書きがしてある．だから，文節を意識することができるようになる．

ところが，当初は，書き写すことさえ大変であった．そこで，教科書をコピーして，トレーシングペーパーをおいて，なぞる練習(**なぞり書き**)からしていただいた．そして，自分がなぞったものを**音読**してもらった．

およそ1か月して，なぞることに慣れたので，当初の指示のように，視写をしていただいた．視写したものを音読するのは，以前と同じである．子どもは，以前できなかったことが，うまくできるようになったので，満足げである．

10分間に80〜100字ほどの視写が可能になったので，わかち書きの練習をさせた．わかち書きをしていない文章をみせて，読みながら，わかち書きさせる．

以上の作業指示を毎日守った結果，3か月強かかって，「てにをは」の使い方を習得できた．

❸ 本症例の対策を立てた道筋は？

> WISC-III の VIQ と PIQ とで，10 の差があれば，LD の可能性．

本症例では，言語性 LD を疑ったので，ITPA(→ 38ページ：コラム・ITPA 言語学習能力診断検査参照)を行った．

本児の場合，表象水準の視覚性出力が一番苦手であり，次いで，聴覚性出力が苦手である．この状況を**図 12** に示した．×は苦手なところを，太い×は一層苦手なところを示す(**図 13，14** も同様)．

この**図 12** から，書字はあきらかに稚拙であることはよくわかる．太い×で示す視覚性出力が一番苦手だからである．そして，音読も年齢としては稚拙である理由がよくわかる．

なぜなら，音読は，**図 13** のように，情報を視覚性に入力して，聴覚性に出力する作業だからである．

さて，本症例で得意なところはどこかといえば，情報の入力系である．よって，入力系を十分に使って出力系を鍛えればよい．ここで，よく考えてほしいのは，聴覚性出力と視覚性出力のどちらを先に鍛えるかということである．

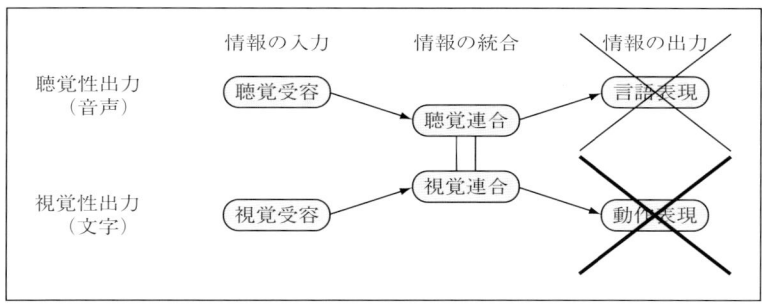

D　学習障害（Learning Disabilities：LD）

図12　症例6：ITPAの苦手分野
（×は苦手な分野を，太い×は一層苦手な分野を示す．）

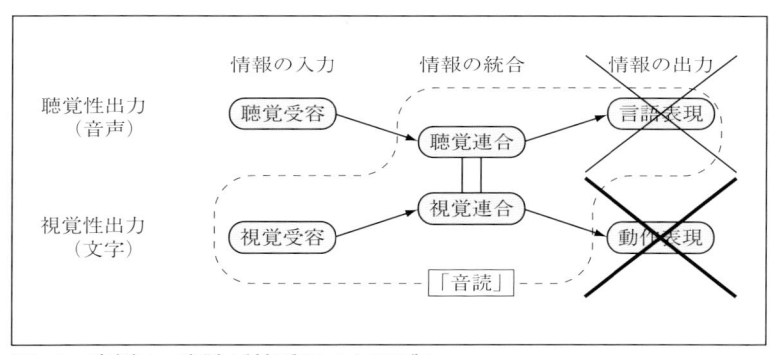

図13　症例6：音読が苦手なメカニズム
（×は苦手な分野を，太い×は一層苦手な分野を示す．）

　どちらかというと苦手な程度が高いのは，視覚性出力なので，聴覚性出力を先に鍛えた方が良さそうに思える．理屈では，その通りだ．ところが，学習させるためには，間違えたところを修正させるという作業が必要なのである．

　聴覚性出力は音声なので，一瞬にして消えてしまう．そのため，修正をかけることが容易ではない．作業療法士や，言葉の教室の教師なら可能と思われるが，少なくとも母親の手に負える内容ではない．

　このため，視覚性出力を鍛えることから始めたのだ．それが**視写**という作業である．ITPAの模式図で示すと**図14**の作業である．

　ところが，患児は視写を十分にできなかった．難しすぎたのである．このため，ITPAの模式図では，同じ内容で示される，**「なぞり書き」**をさせたのだ．

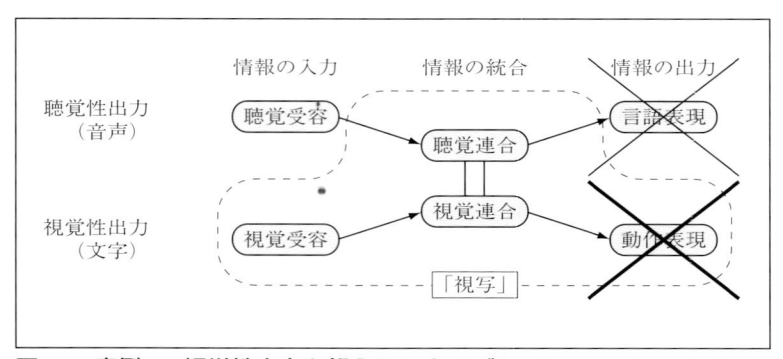

図 14　症例 6：視覚性出力を鍛えるメカニズム
（×は苦手な分野を，太い×は一層苦手な分野を示す．）

　この「**なぞり書き**」をした内容を音読させた理由は，おわかりだろうか？**図 13**に示すように，聴覚性出力を鍛える手段になっているからである．加えて，丁寧に「**なぞり書き**」をしないと，患児自身でも読めないので，丁寧に「なぞり書き」をさせるための歯止めの手だてにもなっているのである．

※　このように，良い教育手法は，ひとつの行為に，いくつもの手立てや，いくつもの必然性が含まれているのが特徴である．そのような必然性を説明できない行為は，ただの思いつきである．が，教師も，われわれも，思いつきで行動することがよくある．自戒すべきと考える．

コラム　ITPA 言語学習能力診断検査

❶ ITPA の作業仮説

　ITPA は，大きく分けてふたつの水準で言語能力を測定する（**表 10**）．表象水準では，シンボルを扱う複雑で高度なやりとりを扱い，自動水準では，意識せず，自動的反応が行われるやりとりを扱うとされる．

　つまり，読者が本書を読んでいる時に，その内容を理解できるかどうかは，表象水準での評価である（**図 15**）．

　また，本書を読んでいるときに，誰かがあなたに話しかけたとしよう．このときに，話しかけられた内容の理解ができるかどうかを評価しているのが，自動水準である．注目していないものを見る力も自動水準である．

　そして，表象水準，自動水準ともに，聴覚性（音声による）言語と視覚性（文

表 10　ITPA 言語学習能力検査

	PLA	表象標準		自動水準	
		聴覚-音声	視覚-運動	聴覚-音声	視覚-運動
入　力	ことばの理解	8-3			
	絵の理解		8-2		
情報の統合	形の記憶				7-2
	ことばの類推	7-10			
	数の記憶			7-4	
	絵の類推		7-2		
出　力	絵さがし				6-9
	ことばの表現	6-9			
	文の構成			6-1	
	動作の表現		5-4		

(8—3 は，8 歳 3 か月相当であることを示す．空欄は非該当)

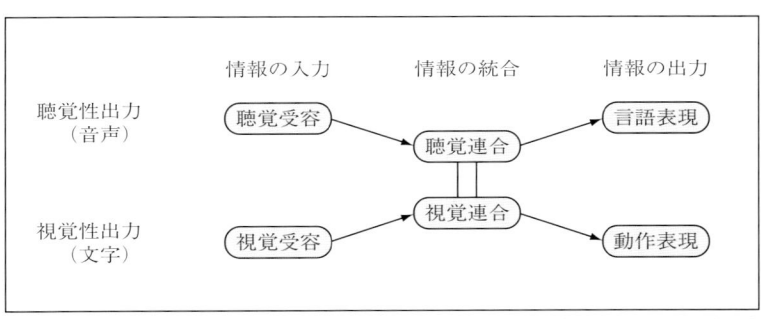

図 15　ITPA 表象水準の概念　　　　　　　　　(筆者による改変図)

字，パントマイム・絵による)言語とに分けて評定する．

　聴覚性言語においても，視覚性言語においても，それぞれの入力―統合(理解)―出力のそれぞれについて評価を加えている(なお，自動水準の入力については，評価不能である)．

❷ 言語の脳内処理仮説

　さて，言語情報の入出力を，神経学的にとらえなおしてみよう．おおざっぱだが，おおよそ**図 16** のようにまとめられる．

　fMRI，PET など，近年の神経放射線科学の進展は，上述の機能をイメージ

ングすることに成功しているのは,読者の皆様もよくご存じのことであろう.詳細は,『川島隆太:高次機能のブレインイメージング p.97-111,医学書院,2002』などの成書をご覧いただきたい.

図16の言語の脳内処理図に,図15のITPA言語学習能力診断検査の心理学的仮説を重ねると図17のようになる.用語の対応に気をつけながら,ご覧いただきたい.

❸ ITPA言語学習能力診断検査の現代的解釈

ITPA言語学習能力診断検査は,1950年代に考えられ始めた心理学的な仮説である.今や古い仮説だが一部を修正すれば,現在でも優れた仮説と言えそうである.修正は,視覚・聴覚の入力部・出力部の相互作用がないことや,聴覚性言語と視覚性言語の統合処理(連合)とを分割する意味は,なさそうだという点だ.図15は,筆者による改変図である(興味がある方は,検査セットに付属している理論図と見比べてほしい).

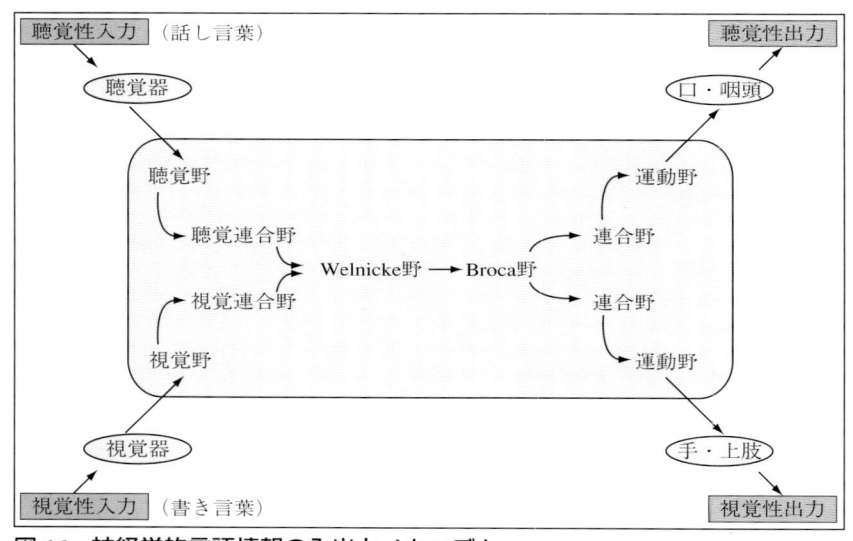

図16 神経学的言語情報の入出力メカニズム

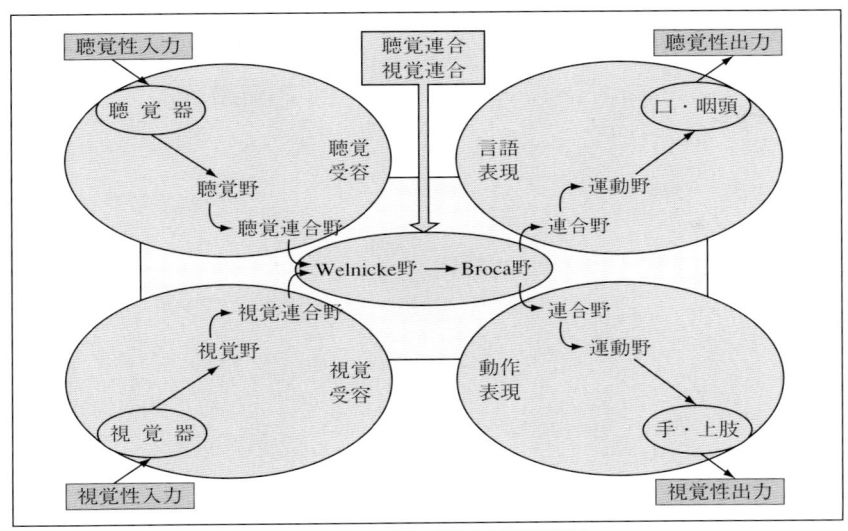

D 学習障害（Learning Disabilities：LD）

図17　ITPA 言語学習能力検査＋言語の脳内処理仮説

　今後の課題は，表象水準と自動水準の意味について，現時点ではできていない，その脳内処理過程を推測することである．現時点で，神経放射線的に示されていることは，表象水準における聴覚的入力・統合処理（連合）・出力，視覚的入力・統合処理（連合）・出力が，おのおの異なる機能であることである．
　教育学的な応用として，異なる機能であるということは，それらの能力が同一個人の中で能力差（個人内差）が存在しても，当然であるということである．そして，どこかの能力が劣っていたときに，残りの能力を使って援助することが，生物学的に可能である可能性を示唆している．小児科医に，あえて，脳の可塑性のことをさらに逐一示すまでもないだろう．

　LDの教育において，苦手なところを得意なところで補うと私がいっているのは，まさにこの可能性を信じているのである．多くの患児たちが，それが可能であることを，身を持って示してくれている（詳しくは，本書の姉妹編『横山浩之：診察室でする治療・教育．明治図書，2005 刊行予定』で著す）．

E 注意欠陥多動性障害
（Attention Deficit/Hyperactivity Disorder：AD/HD）

注意欠陥多動性障害は，最も誤解されやすい障害のひとつである．DSM-IVによる診断基準を**表11**に示す．

> ① 注意欠陥の症状and/or多動性・衝動性の症状
> ② 7歳未満から，①の症状が，複数の環境（状況）で認められ，明らかに社会的困難さを引き起こしている
> ③ 広汎性発達障害，統合失調症などの経過中におこるものではなく，他の精神障害では，うまく説明できない

とまとめることができる．

1　注意欠陥の症状とは

注意欠陥の症状とは，興味がないものに，注意を向けることができないことを指す．逆に言うと，興味があるものには過度に集中することも珍しくない．

> ① 学業，仕事，またはその他の活動において，しばしば綿密に注意することができない，または不注意な過ちをおかす．
> ② 課題または遊びの活動で注意を持続することが，しばしば困難である．
> ③ 直接話しかけられた時にしばしば聞いていないように見える．
> ④ しばしば指示に従えず，学業，用事，または職場での義務をやり遂げることができない．
> ⑤ 課題や活動を順序立てることがしばしば困難である．
> ⑥ （学業や宿題のような）精神的努力の持続を要する課題に従事することをしばしば避ける，嫌う，またはいやいや行う．
> ⑦ （たとえばおもちゃ，学校の宿題，鉛筆，本，道具など）課題や活動に必要なものをしばしばなくす．
> ⑧ しばしば外からの刺激によって容易に注意をそらされる．
> ⑨ しばしば毎日の活動を忘れてしまう．

保護者にいわせると，「上の空」状態で一日を過ごしているが，はまればすごい…興味が持てさえすれば，すごい集中力を発揮できるのに，ということになる．

E 注意欠陥多動性障害（Attention Deficit/Hyperactivity Disorder：AD/HD）

表11　DSM-IV による注意欠陥/多動性障害の定義

A. （1）か（2）のどちらか：
　（1）以下の不注意の症状のうち6つ（またはそれ以上）が少なくとも6か月間持続したことがあり，その程度は不適応的で，発達の水準に相応しないもの：
　　〈不注意〉
　　（a）学業，仕事，またはその他の活動において，しばしば綿密に注意することができない，または不注意な間違いをする．
　　（b）課題または遊びの活動で注意を集中し続けることがしばしば困難である．
　　（c）直接話しかけられたときにしばしば聞いていないように見える．
　　（d）しばしば指示に従えず，学業，用事，または職場での義務をやり遂げることができない（反抗的な行動，または指示を理解できないためではなく）．
　　（e）課題や活動を順序立てることがしばしば困難である．
　　（f）（学業や宿題のような）精神的努力の持続を要する課題に従事することをしばしば避ける，嫌う，またはいやいや行う．
　　（g）課題や活動に必要なもの（例：おもちゃ，学校の宿題，鉛筆，本，または道具）をしばしばなくしてしまう．
　　（h）しばしば外から刺激によってすぐ気が散ってしまう．
　　（i）しばしば日々の活動で忘れっぽい．
　（2）以下の多動性—衝動性の症状のうち6つ（またはそれ以上）が少なくとも6か月間持続したことがあり，その程度は不適応的で，発達水準に相応しないもの：
　　〈多動性〉
　　（a）しばしば手足をそわそわと動かし，またはいすの上でもじもじする．
　　（b）しばしば教室や，その他，座っていることを要求される状況で席を離れる．
　　（c）しばしば，不適切な状況で，余計に走り回ったり高い所へ上がったりする（青年または成人では落ち着かない感じの自覚のみに限られるかもしれない）．
　　（d）しばしば静かに遊んだり余暇活動につくことができない．
　　（e）しばしば"じっとしていない"またはまるで"エンジンで動かされているように"行動する．
　　（f）しばしばしゃべりすぎる．
　　〈衝動性〉
　　（g）しばしば質問が終わるま前に出し抜けに答え始めてしまう．
　　（h）しばしば順番を待つことが困難である．
　　（i）しばしば他人を妨害し，邪魔する（例：会話やゲームに干渉する）．
B. 多動性—衝動性または不注意の症状がいくつか7歳以前に存在し，障害を引き起こしている．
C. これらの症状による障害が2つ以上の状況〔例：学校（または職場）と家庭〕において存在する．
D. 社会的，学業的，または職業的において，臨床的に著しい障害が存在するという明確な証拠が存在しなければならない．
E. その他の症状は広汎性発達障害，統合失調症，またはほかの精神病性障害の経過中にのみ起こるものではなく，ほかの精神疾患（例：気分障害，不安障害，解離性障害，またはパーソナリティ障害）ではうまく説明されない
▶病型に基づいてコード番号をつけよ
　314.01 注意欠陥/多動性障害，混合型：過去6か月間 A1 と A2 の基準をともに満たしている場合
　314.00 注意欠陥/多動性障害，不注意優勢型：過去6か月間，基準 A1 を満たすが基準 A2 を満たさない場合
　314.01 注意欠陥/多動性障害，多動性—衝動性優勢型：過去6か月間，基準 A2 を満たすが基準 A1 を満たさない場合

（American Psychiatric Association（原著）：高橋三郎，大野裕，染矢俊幸（訳）：DSM–IV–TR 精神疾患の分類と診断の手引 新訂版．医学書院，2003 より引用）

大切なことなら，興味がなくても聞いていられる．ところが，attention deficit がある AD/HD の場合には，聞いていないのである．

※ 注　釈

　なお，診断基準には，①〜⑨の症状のうち，6つ，あるいはそれ以上あることを必須としているが，診断時の年齢によって，数を変えるべきだという意見が多い．

　私自身は，むしろこれらの症状によって，社会的，学業的または職業的機能において，臨床的に著しい困難さが生じているかどうかを問題にしている．

　なお，日本語で言う不注意と注意欠陥とは，ニュアンスが異なることにも気をつけたい．日本語の不注意のニュアンスは，careless が一番近い．注意欠陥は，attention deficit である．

　ちなみに，**図18** での良い対応は，にっこり笑って「スチュワーデスさんのお話を聞いてね．」と AD/HD のある子に話すことである．幼稚園や低学年なら，頭をなでながら，スチュワーデスさんを指さしても良い．

　悪い対応としては，「(怒りながら)何で話を聞かないの！」など，枚挙にいとまがない．

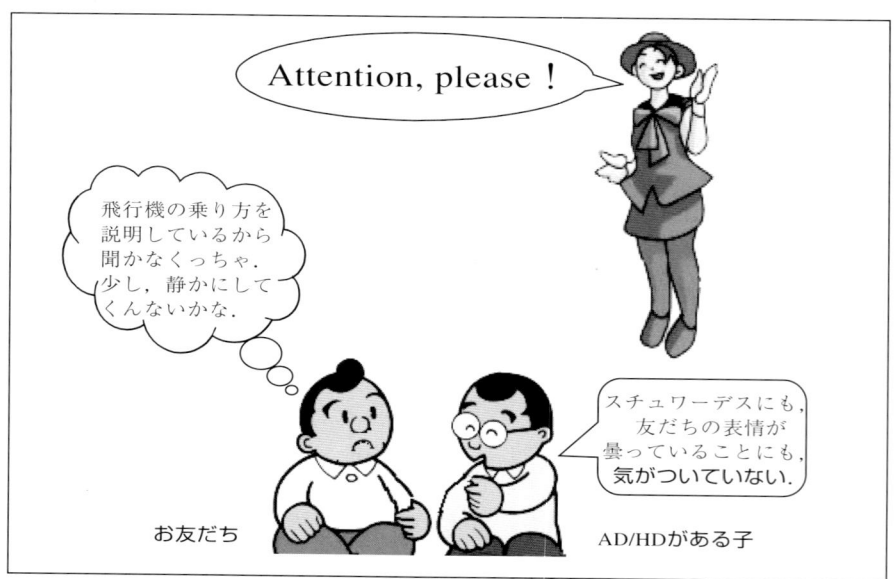

図18　注意欠陥の例：初めて飛行機に乗るふたり

初めて飛行機に乗るとき，お友だちは，スチュワーデスの救命胴具の着用方法などの説明を，真面目に聞いている．これが，<u>attention</u> である．注意欠陥があると，興味がなければ，<u>大事なこと</u>でも，聞いていられない．

E　注意欠陥多動性障害（Attention Deficit/Hyperactivity Disorder：AD/HD）

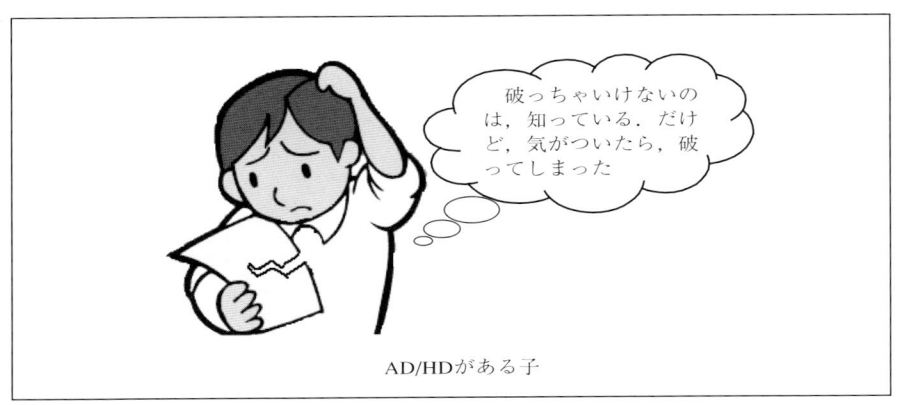

図19　多動性—衝動性の具体的症状の例
多動性—衝動性があると，<u>実行した後に</u>，悪いことをしてしまったことに気がつく．

> 「ほめてしつける」ための根気と努力が必要である．

2　多動性—衝動性の症状とは

　多動の症状とは，知的発達に相応しない落ち着きのなさを示す．
　AD/HDの多動性—衝動性とは，考えなしに行動してしまい，そのために困ってしまう状況と言った方がわかりやすい．
　AD/HD患児は，自分の行動が悪い（倫理的に悪いことや，自分に不利益を及ぼすこと）ことは，十分に理解している．しかし，その行動が悪いことであると判断し終えたときには，すでに遅く，悪い行動をしてしまっているのだ．
　Barkley RA博士が，AD/HDとは「困った子どもではなく，困っている子どもなのだ」と評しているのは，まさにこのことである．
　図19の場合，悪い対応は，いくらでもあり得る．「頭ごなしに叱る」「何で破ってしまったの？」と問いつめるなどである．
　良い対応としては，患児に謝らせた後に，一緒に紙にセロテープを貼る，あるいは，代替えの紙を渡すことである．

表12　DSM-IVによる注意欠陥/多動性障害の定義より一部抜粋

> B. 多動性・衝動性または不注意の症状のいくつかが7歳未満に存在し，障害を引き起こしている．
> C. これらの症状による障害が2つ以上の状況において(たとえば，学校または仕事と家庭)存在する．
> D. 社会的，学業的または職業的機能において，臨床的に著しい障害が存在するという明確な証拠が存在しなければならない．

(American Psychiatric Association(原著)：髙橋三郎，大野裕，染矢俊幸(訳)：DSM-IV-TR 精神疾患の分類と診断の手引 新訂版. 医学書院，2003 より引用)

　もちろん，「謝る」行為そのものについても，段階を踏んで教えていく必要がある．今まで謝ることができなかった子なら，「ごめんなさい」の言葉が出るだけで許して良い．一方，謝ることができている子が「言えばいいんだろう！？」という調子なら，謝り方を教える必要がある．

> ① しばしば手足をそわそわと動かし，またいすの上でもじもじする．
> ② しばしば，教室やそのほか座っていることを要求される状況で席を離れる．
> ③ しばしば，不適切な状況で，余計に走り回ったり高いところに上ったりする(青年または成人では，落ち着かない感じの自覚のみに限られるかもしれない)．
> ④ しばしば静かに遊んだり余暇活動につくことができない．
> ⑤ しばしば"じっとしていられない"，またはまるで"エンジンで動かされているように"行動する．
> ⑥ しばしばしゃべり過ぎる．
> ⑦ しばしば質問が終わる前に，出し抜けに答えてしまう．
> ⑧ しばしば順番を待つことが困難である．
> ⑨ しばしば他人を妨害し，邪魔する(たとえば，会話やゲームに干渉する)．

　なお，保護者が言う「多動」は，落ち着かない子どもに自分が困っているという意味で使っている場合が実に多い．
　また，知的発達に相応している「落ち着きのなさ」は，注意欠陥多動性障害でいう多動とは，意味が異なる．あくまで，知的発達に相応しない場合に多動という用語を用いる．

3　AD/HDの症状は誰にでもある？

　AD/HDの診断基準にある症状のひとつひとつをみると，誰でも当てはまるようなものばかりであり，それらが存在するからといって，AD/HDであると診断するわけにはいかない．診断基準の中で，**表12**を満たして，

はじめて AD/HD という診断がつくことになる．

表12・B〜D の確認こそ，一番大切な作業である．保護者や保育士，教師の観察記録などから，症状の確認作業を行うことになる．

▶ 症例7　AD/HD（多動性―衝動性優勢型）年長さん（5歳，男児）◀ ― ◀
- **主訴**：幼稚園，家での落ち着きのなさ．
- **家族歴**：両親と兄，姉，本児，父方の祖母の6人家族．両親ともサラリーマン．

❶ 現病歴

幼稚園で，落ち着きがなく，座っていられない．朝の会などでも，最初は指示に従っていられるが，結局，席を離れて，外に遊びに行ってしまう．

外遊びは大好き．幼稚園で，園庭に遊びに行ったら，部屋に戻ってこない．ジャングルジムや滑り台が大好きで，ずっと遊んでいる．お絵かきは嫌い，字の練習も嫌いで，無理にやらせようとすると，紙をぐちゃぐちゃにして破り捨ててしまう．

順番を守れないために，友達との遊びはトラブルが多い．ブランコで横入りをしてブランコにぶつかり，顔面に外科的な処置を要するけが（5針縫ってもらった）をしたこともある．自分ができないことでも，いちいち口を出すので，周囲からいやがられることも多い．しかし，いじめられている子どもをかばうこともあり，決していやがられているだけではない．

最近は，幼稚園の保育士や母親の言うことにいちいち口を出すので，うるさいだけでなく，反抗的で困っているとのこと．落ち着きがないのは，家庭内でもみられ，1歳10か月にベランダから落ちて鎖骨骨折した既往あり．小さな打撲傷は，毎日のようにあるという．

チックや，困った癖のようなものはない．このままで，小学校に進んだら，いすにも座っていられないので，問題が起きそうで不安があるので，来院した．

❷ 初回診察時所見

元気よく，こんにちは，と言いながら来室．母親のすすめで，いすに座るが，すぐに貧乏ゆすりを始める．「きょうは，どうしたの？」と話しかけると，首をかしげながら，おもちゃをみて「遊んでいい？」と言った．

許可を与えると，おもちゃに突進し遊び始めたが，その後まもなく，診

察室の窓辺に寄り窓を開けた.「高くて,いろいろなものが見えて楽しい…」と言いながら,身を乗り出し,あやうく窓から落ちそうになり,筆者が必死に止めた(ちなみに,診察室は5階である.この事件後,診察室の窓が数センチしか開かないように,細工をしてもらった).

その場で,田中ビネー式の知能検査をしてみると,答えは正答であるが,その場にいられない.10分ほどで,止めてしまった.しかし,年齢相当の問題を全部正答できた.

❸ **診断**:注意欠陥多動性障害(多動性―衝動性優勢型)

多動は明らかで,多動による事故が起きないのが不思議なくらいであると思われた.保護者・保育士によれば,不慮の事故の予防のために,毎日気を配っているが,それでもけがを予防できないという.

処方) ハロペリドール(セレネース®) 1.0 mg
　　　ビペリデン(アキネトン®) 1.0 mg　　　　　(分2)
　　　眠気がある間は,朝を中止して良い

(薬物療法の詳細は,第3章を参照)

ご両親の希望もあり,初診日当日から薬物療法を開始し,その上で,AD/HDについて勉強してもらうことにした.

❹ **2回目の外来にて**

薬物療法の効果は,関係者の誰でも認識できたという.落ち着きがみられ,けがが減ったとのこと.ただし,友だちとの言い争いは相変わらずであるとのこと.

母親は,AD/HDの参考書を読んで,なるほどと思ったとのこと.ずっと,自分のしつけが悪いためにこのようになったと,周囲から責められ続けていたと,母親が涙ぐんだ.

そんな母親をみて,父親は昔は誰でもこんなものだったといい,母親が十分に世話をしないために薬を飲ませる羽目になったと言い出した.本人に,前回,窓から落ちそうになったことを聞くと,覚えていないらしい.そうだったかも…と曖昧な様子.

父親が,AD/HDの参考書を読んでいないとのことで,読んでくることをお願いすると同時に,次の治療的介入(メチルフェニデートの投与)について,父母に相談してくることをお願いした.

また,「ほめること」の大切さについて,保護者への指導を行った.『シ

E 注意欠陥多動性障害（Attention Deficit/Hyperactivity Disorder：AD/HD）

ンシア・ウィッタム（原著）：上林靖子，中田洋二郎，藤井和子，井潤知美，北道子（訳）：読んで学べるADHDのペアレントトレーニング—むずかしい子にやさしい子育て．明石書店，2002』を，母親に読み始めていただくことにした．

❺ 3回目の外来にて

父方の祖母，父親，母親，本人が来院．父方の祖母によると，父親も本児と同じような状況で，非常に苦労させられたことを語りはじめ，父親も沈黙．AD/HDの参考書を，父親が読んでいるかどうかは確認不十分であるが，同意が得られたので，

処方）ハロペリドール 1.0 mg
　　　ビペリデン 1.0 mg　　　　（分2）
　　　メチルフェニデート 5 mg　（分1, 朝1回）

を投与開始した．

母親は，ペアレントトレーニングの本を読み「ほめること」の難しさに気がつき，かなりの困難さを感じていた．私は，最初の1／3がなんとかできるようになれば大丈夫なので，ゆっくりやれるところからすすむことをお願いした．

❻ その後の経過

メチルフェニデートの量を増加していったところ，15 mg/day（10-5, 朝, 昼の分2）で，十分な効果が得られることがわかった．

座っていられないような多動は影を潜めたが，ときおり，友だちとのけんかはある．しかし，以前のように，席を立ってしまうことはなくなり，字の練習も真面目に取り組むようになったという．

小学校入学後に施行したWISC-III知能検査では，VIQ＝103, PIQ＝106, FIQ＝104であり，SSが7以下の項目はなく，バランスも良好と考えた．

小学校担任からは，特に問題がないということなので，ハロペリドールを漸減中止した．母親は，以前のように戻ってしまうことを心配して，漸減中止が不安気であったが，漸減中止しても以前とは異なる様子をみて，納得したようだ．

今後，薬効を自覚できるようになれば，ご本人への告知を行い，その後，本人との相談の上で，薬物療法の中止を試みることになろう．

コラム　多動による不慮の事故

　筆者が，低年齢で多動・衝動性がある子どもに，積極的に投薬を行う理由の一つは，不慮の事故の多さである（**図20**）．一つ間違えば，死に至る事故が多い（新患の診察待ちの間に死亡事故に至った症例を経験している）．

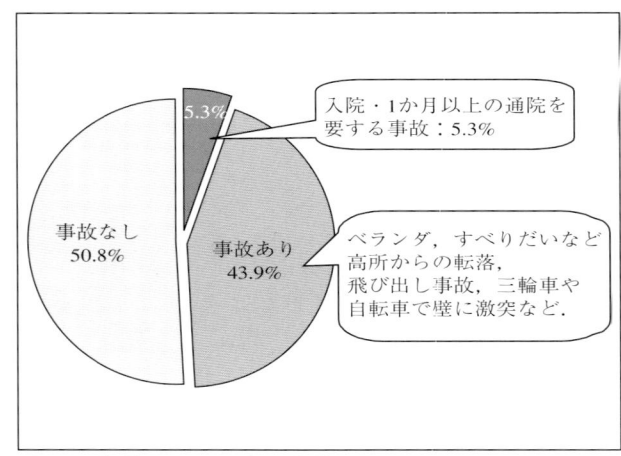

図20　多動による不慮の事故
（当科における AD/HD150 名の既往歴から）

- 事故なし 50.8%
- 事故あり 43.9%
- 入院・1か月以上の通院を要する事故：5.3%
- ベランダ，すべりだいなど高所からの転落，飛び出し事故，三輪車や自転車で壁に激突など．

▶ **症例8　AD/HD（混合型），うつ病，年長さん（6歳，女児）** ◀──◀

● **主訴**：保育園に行きたがらない．
● **家族歴**：母親と兄，本児の3人家族．本児が2歳の時に両親が離婚し，そのときから保育園に通園している．階段から落ちて，手をつき，骨折したことがある（3歳）．

❶ 現病歴

　保育園側としては，通園開始当初から，どことなく気になる子であったという．落ち着きがなく，人の話を聞いていないように思えるが，マンツーマンなら，大丈夫な子であったという．3歳児クラスのころから，1歳下の年齢のクラスの子どもたちと遊びたがることが多かったが，同年齢の子とも喜んで遊んでいたという．

4歳児クラスに入って，同年齢の子どもたちと遊べるように保育士が，配慮しないと3歳児クラスに行ってしまうことが多かったという．絵は稚拙で，人を書こうとすると頭足人（頭があって，手足が頭からそのまま出てくる絵，胴体がない，このような絵は3歳児によくみられる）になってしまう．はさみをうまく使えないためか，工作などをしていても，結局，途中で投げ出してしまう．

同年齢の子どもたちと遊んでいると，順番が守れなかったり，余計なお節介をやいてしまうことで，嫌われることが多くなっていた．

5歳児クラスに入ってからは，4歳時クラスで目立っていたことがより一層目立つようになり，保育士が気にしていたところ，家庭内でも，保育園で周囲から相手にされないので，泣いてばかりいることが判明した．経過を見ているうちに，保育園に行きたがらなくなってきたことや，夜に眠らないなどの症状がでてきたため，保育士のすすめで，当科を受診した．

❷ 初回診察時所見

母，本人，保育士が受診した．本人は，当初，母や保育士の影に隠れようとしていたが，診察室のおもちゃをみつけると，保育士に許可を求めた．私が頷くと，おもちゃで遊び始めた．

保護者によれば，ここ1か月ほど，夜は眠りにつくのが遅いという．母親に抱きつきながら，1時間以上かかって眠りにつくという．そのくせ，朝は早起きで，睡眠時間は7時間弱になっている．

食欲は，家ではあまりかわらないというが，保育園では給食で食べる量が減っているという．しかし，体重減少はない．

不眠が目立ち始めてから，朝は特に調子が悪く，保育園に送り出すのに一苦労だという．保育園では，最近は，午前中にぼーっとしていることが少なくないという．

午後になると，以前と同様に遊び始めるが，年下のクラスで遊ぶことしかしなくなっているという．以前なら，年下の子の面倒をみることも多かったが，このところ，対等に遊んで，相手の子を泣かせてしまうこともたびたびだという．

身体面では，理学的に異常を認めなかった．神経学的には，微細運動兆候を認める．片足立ちが，開眼でも3秒しか程度しかできない．片足跳びも3回程度しかできない．手の回内・回外（きらきら星のように動かさせる）が，バイバイになってしまう．

❸ **診断**：注意欠陥多動性障害(混合型)の疑い，うつ病

　身体化された症状(不眠，保育園での食欲不振)が存在することや，身体化された症状が出現してから，保育園での行動異常が増していることから，うつ病・うつ状態の存在を強く疑わざるを得ない(→ 55 ページ：F・うつ病参照)．

　不慮の事故の既往や，微細神経兆候の存在からは，AD/HD の疑いをかけざるを得ない．女児の AD/HD では，症状が必ずしもはっきりしないことがめずらしくない．具体例については，田中康雄氏による記載を参照していただきたい(**表 13**)．

　治療的介入を行うにあたり，

> 二次的併存障害が存在している場合は，そちらの対策から

行ったほうがよい．まさに本症例がその好例である．保護者の許諾のもとで，うつ病に対する薬物療法から開始することにした．保護者には，今まで同様に患児に接することをお勧めした．

　　　処方)　フルボキサミン(デプロメール®) 50 mg　　(分 1，夕食直後)

(薬物療法については，第 3 章を参照)

❹ **2 回目の外来**

　1 か月後に来院していただいたところ，不眠・食欲減退の問題は消失していた．また，保育園に行き渋ることもなくなったという．

　ところが，同年齢の子どもたちと遊んでいて，順番が守れず余計なお節介をやいてしまうことで嫌われることは，むしろ多くなっているとのこと．また，年下の子と対等に遊んで，相手の子を泣かせてしまうことも増えているとの報告を受けた．

　これらの報告は，むしろ，注意欠陥多動性障害(混合型)の症状が，そのまま表面に出たと考え，メチルフェニデートを併用することにした．

　うつ病に対する加療が一段落したので，母親に対して第 2 章で詳述する内容を指導した．

　　　処方)　フルボキサミン 50 mg　　(分 1，夕食直後)
　　　　　　メチルフェニデート 5 mg　　(分 1，朝食後)

E　注意欠陥多動性障害（Attention Deficit/Hyperactivity Disorder：AD/HD）

表 13　AD/HD のある女児の特徴

- クラスのほとんどの子どもたちが終わった課題に，まだ取り組んでいる
- 空想にふけっていることが多い
- 先生の話に注意が集中できない，耳が傾かない
- 質問の意味がわからないため，先生に尋ねられることを怖がる
- どうしてよいかわからないため，クラスにいることが恥ずかしく感じる
- 学校生活の居心地が悪い
- 級友たちの面前で恥ずかしがる
- 言いたいことがあっても，積極的に話せない
- 宿題に取り組み始めることが難しい
- 友だちとうまく話しあえず，クスクスと笑いあえない
- 宿題や学校への連絡帳などを家に置いてきてしまう
- 先生からの宿題の指示を覚えていられない
- 2，3 分たりとも読書に集中することがとてもむずかしい
- わかっている課題でも，テストになると思い出せない
- 仕事に取り組むのが一番最後になってしまう
- 宿題の提出が遅れる
- 宿題のために必要な本を持ち帰ることを忘れてしまう
- 宿題の指示を書き留めておけない
- ほかの誰よりも心が傷ついているように感じる
- 学校生活で多くのことを恥じている
- いつも泣きたい気分である
- スポーツや運動面に苦手意識がある
- ほかの女子たちとの競争を好まない
- 得意なことが何もないように感じる
- 机をきちんとしておくことができない
- 親から部屋が汚いとよく言われる
- 親からやる気のなさを責められる
- 親の言ったことをし忘れては，親をいらつかせてしまう
- よくお腹が痛くなる
- よく頭が痛くなる
- よく遅刻する
- よくスクールバスに乗り遅れる
- 朝起きが苦手である
- 親は，登校前の準備に時間がかかることを知っている
- 教室で，ほかの生徒の行動に気が散らされやすい
- 誰かが鉛筆を軽く叩く，近くでガムを噛んでいるときには，いらつきやすい
- 部屋の時計の音や窓の外でさえずる鳥の声といった小さな音で気が散り，宿題に手がつけられない
- 先生に，うまくやるために非常な努力がいると言うことを知っておいてほしいと思っている
- 先生にひどく叱られるときがあるが，その理由を理解できないときがある
- 親には，もっと一生懸命やるべきだと論されてしまう
- 時間のたつのがわからなくなる
- 鞄のなかが汚く散らかっている
- 混雑したデパートに行きたがらない
- 親と買い物に行くと，決まって親から「遠くにいかないように」と怒鳴られる
- 置き忘れなどをしては探すために，多くの時間を費やしてしまう
- 親からは，とても独創的な子と言われる
- 教室でなにかがあって，みんなが楽しく笑っていても，その「おかしさ」がわからず浮いてしまう
- 女友だちが離れていくことがあっても，その理由がわからない
- 宿題をするとき，直接的に教えてくれなくてもそばにいてもらうだけでずいぶん助かる
- 食事をすることを忘れてしまうことがある
- 入浴を最後までいやがるときがある
- 親に寝る時間だといわれても，ちっとも疲れを感じない
- 寝付くまでに，長時間かかる
- 一人で何時間でもテレビゲームができる
- 食事時間にいつも空腹というわけではない
- すぐにやるといっても親は信用しない
- 集団に入りたくても入り方がわからない

（田中康雄：ADHD の明日に向かって—認めあい・支えあい・教えあうネットワークをめざして．p.216-217，星和書店，2001 より引用）

❺ 3回目の外来

保育園によると、メチルフェニデートを加えて1か月様子をみたが、明らかな効果はみられないという．そのかわり，副作用もないので，メチルフェニデートを7.5 mgに増量して，様子をみることにした．

母親によれば，最近，自分の世話を焼こうとする(お手伝いなどで，母親のご機嫌を取ろうとする)行動が増えており，これまでと異なり，実際に役に立つお手伝いになったとのこと．これまでは，お手伝いも自分勝手なので，やらないほうが良かったとのことである．

母親からの報告は，フルボキサミンの効果が十分であることの表れと考えた．フルボキサミンなどのSSRIは，注意欠陥の症状に対しても有効であるという報告があり，その効果かもしれないと思った．

学習面での指導を開始した．ひらがな・カタカナの読み書きの練習を，毎日10分ずつお願いした(指導方法については，『横山浩之：学校運営研究2003年2月号．明治図書』をご覧いただきたい)．

❻ 4回目の外来

保育園によると，最近，落ち着きがみられてきたという．周囲とのトラブルも減少し，本人も明るいという．卒園式も特に問題はなかったという．

母親によれば，変わりがないという．明らかな副作用もないので，メチルフェニデートを10 mgに増量することにした．学習面での指導は，毎日やれているとのことであり，一安心である．

❼ 5回目の外来

小学校1年生となった．担任からは，明るく落ち着いた1年生だと評されているという．母親によれば，入学式でもとてもお利口さんで，驚いたとのこと(兄の入学式に連れて行ったときに，落ち着きがなく周囲に迷惑をかけたことを，母親が思い出したらしい)．

ゴールデンウィークごろに肉体的・精神的に疲れが出ることを予想して行動するように，母親にお願いした．

❽ その後の経過

夏休み期間に，WISC-III知能検査を行った(**図21**)．VIQ＝85，PIQ＝90，FIQ＝86であった．正常よりやや低めのFIQを示しており，作業記憶を多く必要とする課題(符号，記号など)では低めの数字を示している．

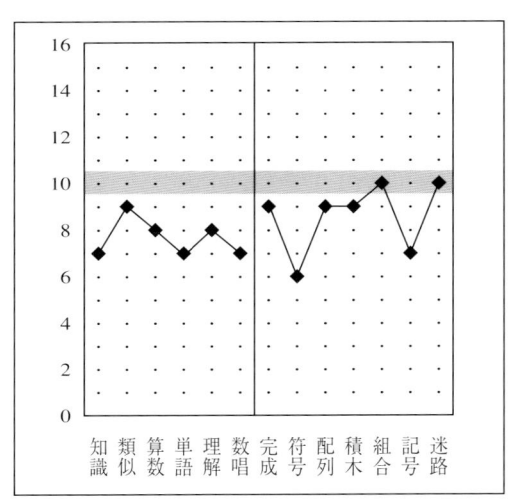

図21　症例8　WISC-IIIの結果

AD/HDがある児童では，よくみられるパターンである．

学級担任にも協力をお願いした．「読み・書き・算」以外については，無理をさせないことを強くお願いした．

現在，この児童は小学3年生である．学力は，中の下であるが，読み・書き・算の能力については，ほぼ問題がない．何をやるにせよ，かなり楽しい子で，周囲とのトラブルもない．

薬物療法については，一時フルボキサミンの中止を試みたが，不登校傾向の再燃があり中止を断念している．メチルフェニデートについても，夏休みに休薬を試みたが，兄とのけんかが非常に多くなったことから断念している．

F　うつ病

小児科医の私が，「うつ病」について記載することは僭越であるが，軽度発達障害の臨床を考える上で，決して避けて通れない話題である．詳細に知りたい方は，『傅田健三：子どものうつ病—見逃されてきた重大な疾患．金剛出版，2002』をご覧いただきたい．

表 14　うつ病の主症状

① 興味関心の減退：好きだったことに興味がわかない．好きだったことも楽しめなくなる．
② 意欲・気力の減退：やる気が出ない．集中力がない．
③ 知的活動能力の減退：かつてできていた知的活動に集中できなくなる．何をやっても能率が上がらない．
④ 睡眠障害：入眠障害，中途覚醒，早朝覚醒が知られている．筆者の印象ではあるが，早朝覚醒がみられる睡眠障害は，小児ではまれなので，早朝覚醒がみられれば，うつ病を第一に考えたい．
⑤ 食欲の変化：食欲が減るといった目に見える症状もあれば，おいしくないといった目に見えない症状もある．小児の場合，身長が伸びているのに体重が増えない場合には，食欲の低下を疑う必要がある．ときに，食欲が亢進し，甘いものの食べ過ぎで体重が増加することもある．もともと太めの子で，食べることがストレス発散につながっている場合に多い．
⑥ 身体面のだるさ：なんとなく全身がだるい，ふとんから出られないなど．小児科的に検査しても異常がみられない．
⑦ 日内変動：①～⑥の症状が，朝方にひどく，夕方から夜にかけて軽快する．不登校の子どもの場合でも，このパターンがみられることがあるが，うつ病では，学校が休みであっても，このパターンは健在である．

1　概　　要

うつ病の主症状を**表 14** に記す．①～③は精神面の症状であり，④～⑦は身体面の症状である．

2　軽度発達障害とうつ病

『傳田健三：子どものうつ病—見逃されてきた重大な疾患．p.114-116，金剛出版，2002』にも，AD/HD と双極性障害の症例が提示されている．このなかで，傳田健三氏は，AD/HD の経過中にうつ病性障害が見逃されている可能性は否定できないとしている．

私自身の印象ではあるが，AD/HD の子どもの併存障害としてのうつ病は，日本では，諸外国に比べて，多い可能性がある．新規に診断されたAD/HD 患児に，CDI（Children's depression inventory）を用いて抑うつ状態をスクリーニングしたところ，およそ，40% の患児でカットオフを超えていた．

もちろん，CDI がカットオフを超えたことと，うつ病であることとは，異なることである（→ 145 ページ：**症例 13** 参照）．しかしながら，新規に

診断された AD/HD 患児で，CDI がカットオフを超えていた子どもの多くで，フルボキサミンが有用性を示し，状況が改善（GAF 水準の改善）した．

このことは，フルボキサミンが，セロトニン取り込み阻害作用を介して，AD/HD の症状そのものに効果を示した可能性もあるが，併存障害としてのうつ病に対する効果である可能性もある．

うつ病に対する治療がうまくいった症例については，227 ページに示した（→**症例 1** 参照）．ここでは，それに気がつかなかったばかりに，遠回りをしてしまった症例を提示したい．

▶ 症例 9　AD/HD（混合型），ODD，うつ病（当科受診時 10 歳，男児）

AD/HD と診断されていたが，クラス内での適応状態が良く，無投薬で経過観察されていた．転居にて，紹介状をもらったが，調子がよいので，保護者も医療機関を受診しないままになっていた．

転居後 1 年ほどして，家庭内でも学校でも，周囲に対して暴力的に振る舞うことが多くなった．ちょっとしたことで，すぐにカッとして手が出てしまう．また，学校に行き渋るようになり，朝は遅刻することが多くなった（今にして思えば，この時点で，うつが存在していた）．

本人は，暴力的な行動の後で，反省している様子がみられていたが，次第に，反省している様子もなく，周囲からは，反抗的にみえるようになっていた．このような状況で，当科を受診した．

AD/HD（混合型）および反抗挑戦性障害（ODD）と診断して，メチルフェニデートにて治療を開始した．ところが，メチルフェニデートを使用しはじめてから 3 か月程度で，本人の自責の念が非常に強くなり，「学校に行きたくない」，「どうせ自分なんか何をやっても駄目」といった言動が数多くみられ，家庭内でも布団から出てこなくなり，不登校状態となった．

母親からの連絡で，メチルフェニデートを中止し，クロミプラミン（アナフラニール®）25 mg/day から開始し，50 mg/day，75 mg/day まで増量したが，効果が不十分で，昼夜逆転などの症状もみられるようになった．クロミプラミンを 25 mg/day まで減量し，ブロムペリドール（インプロメン®）1 mg を追加したところ，夜間の良眠が得られるようになり，およそ 6 か月の経過で，不登校状態からの脱却が得られた．

本症例での失敗は，最初にメチルフェニデートを用いたことであろうと思われる．メチルフェニデートを使用することで，注意欠陥の症状が改善した結果として，「周囲が患児をどう評価しているか」が明確に認知できるようになり，本人の自己評価を下げる結果になったものと思われる．

本症例には，最初に抗うつ剤を用いるべきであった．それが無効であれば，リスペリドンを試みるであろうと思われる（リスペリドンは，実験動物レベルでは，抗うつ効果が確認されている）．

G 反抗挑戦性障害（Oppositional Defiant Disorder：ODD）と行為障害（Conduct Disorder：CD）

1　反抗挑戦性障害

反抗挑戦性障害とは，周囲に対して反抗することが当然の行動指標となってしまい，自分の利益になることであっても，反対することが当たり前になっている状況をいう（図22）．

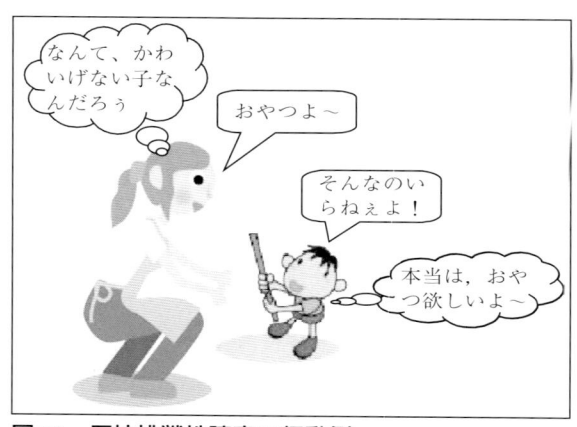

図22　反抗挑戦性障害の行動例
反抗することが，習慣となり，本心を素直に出せない

3 反抗挑戦性障害(Oppositional Defiant Disorder:ODD)と行為障害(Conduct Disorder:CD)

表 15 DSM-IV による反抗挑戦性障害の定義

A. 少なくとも6か月持続する拒絶的,反抗的,挑戦的な行動様式で,以下のうち4つ(またはそれ以上)が存在する.
 (1) しばしばかんしゃくを起こす.
 (2) しばしば大人と口論をする.
 (3) しばしば大人の要求,または規則に従うことに積極的に反抗または拒絶する.
 (4) しばしば故意に他人をいらだたせる.
 (5) しばしば自分の失敗,不作法を他人のせいにする.
 (6) しばしば神経過敏または他人によって容易にいらだつ.
 (7) しばしば怒り,腹を立てる.
 (8) しばしば意地悪で執念深い.
 注:その問題行為が,その他意匠年齢および発達水準の人に普通認められるよりも頻繁に起こる場合にのみ,基準が満たされたとみなすこと.
B. その行動上の障害は,社会的,学業的,または職業的機能に臨床的に著しい障害を引き起こしている.
C. その行動上の障害は,精神病性障害または気分障害の経過中にのみ起こるものではない.
D. 後遺障害の基準を満たさず,またその者が18歳以上の場合,反社会性パーソナリティ障害の基準は満たさない.

(American Psychiatric Association(原著):高橋三郎,大野裕,染矢俊幸(訳):DSM-IV-TR 精神疾患の分類と診断の手引 新訂版.医学書院,2003 より引用)

DSM-IV による反抗挑戦性障害の診断基準を**表 15** に示す.

2 行為障害

行為障害とは,簡単に言えば非行少年である.DSM-IV による行為障害の診断基準を**表 16** に示す.

3 ODD とその鑑別

ODD がある子どもをみたときに,その背景に,軽度発達障害が存在しているか,していないかを検討しなければならない.

発育歴上で,軽度発達障害の存在が明確である場合はそれでよいが,親からの虐待,ネグレクトがあると想定されるときには,保護者からの聞き取り調査が意味をなさないことが少なくない.

そのような場合,軽度発達障害の存在を,微細運動兆候の存在を手がかりにすることができる.微細運動障害は,軽度発達障害の子どもで,ほぼ必発だからである.

表16 DSM-IV 行為障害の定義

A. 他者の基本的人権または年齢相応の主要な社会的規範または規則を侵害することが反復し持続する行動様式で，以下の基準の3つ（またはそれ以上）が過去12か月の間に存在し，基準の少なくとも1つは過去6か月の間に存在したことによって明らかとなる．

〈人や動物に対する攻撃性〉
(1) しばしば他人をいじめ，脅迫し，威嚇する．
(2) しばしば取っ組み合いの喧嘩を始める．
(3) 他人に重大な身体的危害を与えるような武器を使用したことがある（例：バット，煉瓦，割れた瓶，ナイフ，銃）．
(4) 人に対して残酷な身体的暴力を加えたことがある．
(5) 動物に対して残酷な身体的暴力を加えたことがある．
(6) 被害者の面前での盗みをしたことがある（例：人に襲いかかる強盗，ひったくり，強奪，武器をつかっての強盗）．
(7) 性行為を強いたことがある．

〈所有物の破壊〉
(8) 重大な損害を与えるために故意に放火したことがある．
(9) 故意に他人の所有物を破壊したことがある（放火以外で）．

〈嘘をつくことや窃盗〉
(10) 他人の住居，建造物，または車に侵入したことがある．
(11) 物や好意を得たり，または義務を逃れるためしばしば嘘をつく（すなわち，他人を"だます"）．
(12) 被害者の面前ではなく，多少価値のある物品を盗んだことがある（例：万引き，ただし破壊や侵入のないもの；偽造）．

〈重大な規則違反〉
(13) 親の禁止にもかかわらず，しばしば夜遅く外出する行為が13歳以前から始まる．
(14) 親または親代わりの人の家に住み，一晩中，家を空けたことが少なくとも2回あった（または，長期にわたって家に帰らないことが1回）．
(15) しばしば学校を怠ける行為が13歳以前から始まる．

B. この行動の障害が臨床的に著しい社会的，学業的，または職業的機能の障害を引き起こしている．

C. その者が18歳以上の場合，反社会性パーソナリティ障害の基準を満たさない．

▶発症年齢に基づいて病型にコード番号をつけよ

312.81 行為障害，小児期発症型：10歳になるまで行為障害に特徴的な基準の少なくとも1つが発症．

312.82 行為障害，青年期発症型：10歳になるまで行為障害に特徴的な基準がまったく認められない．

312.89 行為障害，発症年齢特定不能：発症年齢が不明である．

▶重症度を特定せよ

軽症 診断を下すのに必要な項目数以上の行為の問題はほとんどなく，および行為の問題が他人に比較的軽微な害しか与えていない（例：嘘をつく，無断欠席，許しを得ずに夜も外出する）．

中等度 行為の問題の数および他者への影響が"軽症"と"重症"の中間である（例：被害者に面と向かうことなく盗みを行う，破壊行為）．

重症 診断を下すのに必要な項目数以上に多数の行為の問題があるか，または行為の問題が他人に対して相当な危害を与えている（例：性行為の強制，身体的残酷さ，武器の使用，被害者の面前での盗み，破壊と侵入）．

（American Psychiatric Association（原著）：高橋三郎，大野裕，染矢俊幸（訳）：DSM-IV-TR 精神疾患の分類と診断の手引 新訂版．医学書院，2003 より引用）

軽度発達障害が存在している場合は，軽度発達障害への配慮を行うことで，ODDも少しは改善していくからである．

> **コラム　微細運動兆候の有無**
>
> 　微細運動兆候（soft neurological sign）は，軽度発達障害が存在する子では必須の症状であり，いくつかの微細運動兆候の存在が明らかになる．その場合に，微細運動兆候の有無をチェックすることで，軽度発達障害の存在をうかがい知ることが可能である場合がある．
> 　私が頻用しているのは，片足立ち試験と片足跳び試験である．
>
> **❶ 片足立ち試験**
> 　20秒以上，片足で立つように言う．開眼で，片足立ちをさせる．やってみせるのもよい．
> 　3歳で5〜6秒，5歳で10〜12秒，6歳で13〜16秒，7〜8歳で，20秒以上の安定度がある．左右とも同じにできることを確認する．
>
> **❷ 片足跳び試験**
> 　20回以上，片足で跳ぶように言う．やってみせるのも良い．
> 　3歳で1回程度であるが，4歳で5〜8回，5歳で9〜12回，6歳で13〜16回である．7歳にならないと，同じ位置での着地はできず，前方に飛び出してしまう．左右とも同じにできることを確認する．

4　軽度発達障害を伴わないODD

　軽度発達障害を合併していないODDの症例が，AD/HDを疑われて，来院することもある（→6ページ：**症例1**参照）．このような症例では，様々な背景因子を伴っていることがほとんどである．DSM-IVでいう

> ① 幼児期または小児期早期の反応性愛着障害（reactive attachment disorder of infancy or early childhood）
> ② 小児への身体的虐待（Physical abuse of child）
> ③ 小児への性的虐待（Sexual abuse of child）
> ④ 小児への無視（Neglect of child）

などが挙げられる．発達障害を専門にする医師に求められるのは，上記の子どもたちが，発達障害を持っていることを見逃さないことである．

なぜなら，軽度発達障害がある子どもは，虐待のハイリスク群でもあるからだ．非常に高名な先生からのご紹介いただいた子どもであっても，虐待だけではなく，発達障害など，異なる視点から見直すことにしている．

逆に，発達障害をみていると自認している医師は，虐待に疎いと思っていた方がよい．学校教師や周囲の保護者からの情報で，やっと虐待に気がつく(特に，ネグレクト)ことが，まれならずある．

いずれにせよ，小児看護外来(心理)，児童精神科医などの専門家の助けを借りながら，子どもの味方になってあげる必要がある．

5　AD/HDと反抗挑戦性障害(ODD)・行為障害(CD)

AD/HDに合併する反抗挑戦性障害(ODD)は，まれな状態ではない．厚生省班会議報告によれば，AD/HD患者の55%がODDを併存障害として持っている．そして，AD/HD患者の10%が行為障害(CD)への進展がみられるとしている(斉藤万比古：二次性障害とAD/HDの経過．ADHD(注意欠陥/多動性障害)—治療・援助法の確立を目指してこころのライブラリー．星和書店，2004)．

諸外国での報告ではあるが，ODDと診断された子どもの25〜47%は数年後にCDと診断され，CDと診断される子どものおよそ80%は，CDの診断に先立って，ODDと診断されている．

こうした研究をふまえて，Laheyは，ODDとCDとの間に階層的な関係を指摘し，Biedermanらは，ODDの一部はCDの前駆状態(predrome)であると結論づけている．

さらに，Storm-Mathisenらは，CDを追跡したところ，1/2が社会的に適応しているものの，1/3が反社会性人格障害と診断され，1/4が薬物乱用，1/4が不安性障害を生じていたという．

斉藤らは，これらの加齢に伴う一連の破壊的行動障害の変遷をDBDマーチと概念化すること(図23)が臨床上有用であることを示した．

反抗挑戦性障害（Oppositional Defiant Disorder：ODD）と行為障害（Conduct Disorder：CD）

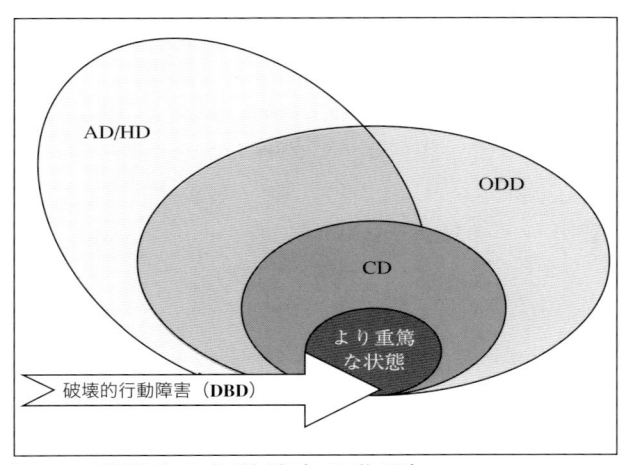

図23　破壊的な行動障害の進展（Distuptive behavior disorders：DBD）

6　DBDマーチに対して，何ができるか

　行為障害に対する治療法は，様々試みられているが，決定的な治療法はないらしい．実際，重症のCDに対して，私は力不足でなすすべがない．

　そもそも，重症度の高いCDを示した子どもは，医療機関への通院がとぎれることが少なくない．心配していた症例が，受診しなくなって数年たち，何らかの犯罪を犯し，しかるべき筋から照会を受けることがたびたびある．そのような症例の経過をみると，受診途絶もまた，何らかの事件（両親の離婚や育児放棄など）によって引き起こされている．

　重症度の高いCDについては，医療だけで対応できる状況を，遙かに超えているように思う．利用できる社会的資源（リソース）は必ずしも多いとは言えないが，できる限りの連携を取り，凶悪犯罪へと落ち込む道を閉ざさねばならない．

　AD/HDがある子どもが，すべてCDになっていくわけではない．ODDの場合と同様に，十分な療育を受けられず，無理解な対応によって，引き起こされていることを念頭に置きたい．

　CDがあるからといって，AD/HDの子どもであるとは限らないのは，もちろんである．

CDの加療は私にはできないが，ODDから，CDへの進展を予防することは，小児科医の私にもできる．つまり，AD/HDの児童・生徒を見た場合に，ODDの有無を，常に考えておかなければならない．そして，ODDの存在を見つけたときには，CDに進展しないように，治療していけばよい．

7 ODDを合併したAD/HDの治療

① 適切な薬物療法（AD/HDに対して）
② 保護者への育児支援
③ 保護者に「ほめる」ことこそ，しつけることであることを教える（ペアレントトレーニング）
④ 学校，保育所，子育て支援，親の会など，利用できる社会的資源の活用

とまとめあげることができる．

▶ **症例10　AD/HD（多動性─衝動性優勢型），ODD（9歳，男児）** ◀─◀
● **主訴**：AD/HDと粗暴な行動．
● **家族歴**：両親と，兄，本人の4人家族．共働き家庭で，兄は成績優秀．
❶ **現病歴**

幼稚園の時期から多動・衝動性が目立ち，相談機関に相談したところ，AD/HDの可能性があり，某医を紹介された．

某医にて，AD/HDの診断がなされた後，メチルフェニデートによる加療が開始されたが，保護者は薬物療法に懐疑的で，処方だけ受け取ってくる状況になっていた．某医への通院は，半年に満たなかった．

小学1年生ごろは，多動・衝動性が目立つのみであったが，小学2年生のころから，兄弟げんかが目立つようになった．近所の方々が，そのけんかの様子をみて，相談機関への通報を行うほどであったという．学校でも周囲とのけんかが絶えず，保護者は毎日のように，クラスメート宅にお詫びにまわっていたという．朝もずっと大騒ぎであったという．

小学3年生の夏休みになり，兄弟げんかがエスカレートして，はさみで兄になぐりかかろうとしたところを母が目撃し，知人の紹介で当科を緊急

表 17　症例 10：初診時の会話

```
私　：「(にっこりしながら)どうして今日ここに来たのか，わかる？」
患児：「(むすっとしながら)悪い子だから．」
私　：「(にっこりしながら)どういうこと？」
　　　　(母が答えようとするが，私が遮る．)
患児：「…」
私　：「お兄ちゃんとけんかしたとき，どうしたんだっけ？」
患児：「…」
私　：「(少々怖い顔で)はさみを持ち出したんだよね．」
患児：「…(表情がくもって，泣きそうになる)」
私　：「はさみで，おにいちゃんを刺そうとしたわけではないんだけれど，つい手が出てしまったんだよね．」
患児：「うん．(泣きそうなまま)」
私　：「きみが，いい子でいたいけれど，うまくいかないのは，先生が一番よく知っている．先生は，君の味方になってあげたい．」
患児：「(泣いてしまう)…」
私　：「いい子だ．(と頭をなでる．頭をなでながら，)先生と一緒に，がんばろうね．」
患児：「(うなずく)…」
　　　　(以下略)
```

受診した．

❷ 初診時の様子

ふてくされて母と来院．母が，あいさつをさせようとするが，母の指導を無視．私の顔を，斜に構えて睨み付けている．

表 17 のやりとりが終わるまで，おおよそ 10 分ぐらいだろうか．母親は，患児が私ととっくみあいのけんかをするのではないかと不安で仕方がなかったそうだ．

うつ病のチェック表を，患児をおだてながら記入させ，うつ病がないことを確認した．患児の許諾を得て以下の投薬を行うことにした．

　　処方）ハロペリドール(0.75) 3 錠
　　　　　ビペリデン(1) 3 錠　　　(分 3)
　　　　　眠気がある間は，朝・昼を中止して良い

(薬物療法の詳細は，第 3 章を参照)

※ 注　釈

保護者によれば，患児は，とても怖い先生だと述懐していたそうだ．このことは，実に大切なことである．ODD の子どもは「怖いもの知らず」ではあるが，「誰が自分をどう扱うか」に敏感である．

最初の出会いで，「どうにでもごまかせる人」だと思われると，後はもう制御

できない．「怖い人だが，困ったときには自分の味方になってくれる」感覚を，患児に持たせることが大切だ．

　おそらく，優れた児童精神科医であれば，患児との心理的な距離をたくさん取りながらも，信頼してもらうことも可能なのだろうと思う．しかし，小児科医は，患児との心理的な距離を狭くすることをずっと学びながら研鑽を積んできている．なかなか精神科医のように行うことはできない．

　ところが，私のような距離の取り方なら，患児の父親代理になろうという感覚でよい．小児科医にとって容易であろうと思われる．

　一方，保護者には，ふたつのことをお願いした．

　ひとつは，『シンシア・ウィッタム（原著）：上林靖子，中田洋二郎，藤井和子，井潤知美，北道子（訳）：読んで学べるADHDのペアレントトレーニング─むずかしい子にやさしい子育て．明石書店，2002』を読むことである．

　もうひとつは，朝，自分に録音機をつけ，子どもが外に出るまで，自分の声を録音することである．そして，それを1日3回聞くようにしていただいた．

　学級担任にも来院いただき，「ほめる」ことの大切さを知っていただき，その実践をお願いした（→87ページ：4・「ほめる」ことが「しつけ」の基本であることを親に理解させる参照）．

❸ 初診から1か月後

　患児は，学校に行くために来院せず．保護者によれば，朝の喧嘩はなくなったという．自分に録音機をつけて，これでは，子どもが言うことを聞くはずがないと，思い知ったという．「ほめること」を自分では十分にできていると，周囲に言い張ってきたが，あまりにできていないことに愕然としたという．

　薬剤の眠気により，一度授業中に寝てしまったが，夜更かしした日の後で，関係なさそうだという．学校からの呼び出し・連絡は，一度もなかったという．

　学校からの報告では，目立って，友だちとのトラブルが減少したという．

❹ 初診から2か月後

　患児も来院．緊張して，表情が硬い．にこやかに笑いかけて，「ずいぶんがんばって，いい子になれたようだね．」と問いかけたところ，表情が和らぎ，「うん！」とのこと．

ずっとお利口さんにしていたご褒美で，休日に，保護者と遊びに出かけてきたことを患児がたくさん話してくれた．すると，母親が，「2年ぶりに，この子と笑いながら，手をつないで出かけられた…．」と外来で泣き出してしまう．その様子をみて，子どもが驚いてしまう．母親の涙をふくために，ポケットを探すが，ハンカチもティッシュもない．私からティッシュをもらって，母親の涙を拭いてあげている．母親が，患児といっしょに出かけるのは，周囲に謝りに行くときしかなかったという．

患児の様子から考えて，メチルフェニデートの投与を開始してよいと考え，ハロペリドールに加えて，

処方）メチルフェニデート（10）1錠　　（分1，朝）

を開始した．

❺ その後の経過

メチルフェニデートは，2錠(分2，朝・昼)まで増量が必要であった．学級担任からの報告で，朝1回投与では，午前中と午後の学習に対する態度が異なっていたからだ．

学習面での指導，および「ほめる」ことを保護者に体得していただいた結果，本児のODD症状は次第に軽快していった．治療開始1年後から，ハロペリドールを減量中止した．この間に，保護者や担任教師の献身的な努力と協力があったことは，申し上げるべくもない．

治療開始後，およそ2年で，ODD症状は消失したと考えた．

今後，AD/HDの本人への告知と，メチルフェニデートの減量を予定している．

8　軽度発達障害と保護者，教育者，そして子どもの不幸

症例9に示すように，軽度発達障害がある子どもが適切に扱われない場合には，たくさんの不幸が舞い降りる．

保護者も，教育者も，そして子どもも不幸なのである．周囲から追いつめられ，水のみ人形の鳥のごとく，頭を下げ続けなければならない保護者．子どもの成長を信じ，待ち続け，そして疲れ果ててしまう教育者．そして，努力しても，努力しても，いくら努力しても報われない子ども．

生物学的な要因のみならず，心理・社会的要因も大きい役割を果たすのであれば，関係者による理解・配慮に裏打ちされた早期介入は，軽度発達

表 18 　ADHD Consensus statement の一説

> ADHD is not a benign disorder. For those it afflicts, ADHD can cause devastating problems. Follow-up studies of clinical samples suggest that sufferers are far more likely then normal people to drop out of school (32〜40%), to rarely compete college (5〜10%), to have few or no friends (50〜70%), to under-perform at work (70〜80%), to engage in antisocial activities (40〜50%), and to use tobacco or illicit drugs more than normal. Moreover, children glowing up with ADHD are more likely to experience teen pregnancy (40%) and sexually transmitted diseases (16%), to speed excessively and have multiple car accidents, to experience depression (20〜30%) and personality disorders (18〜25%) as adults, and in hundreds of other ways mismanage and endanger their lives.

(Barkley RA：International Consensus Statement on ADHD. *Clinical Child and Family Psychology Review* **5**：89-111, 2002 より引用)

障害の対策として，最も大切な観点といえることになる．

9　軽度発達障害への誤解を解くためにも

　ここで，気をつけておかねばならないのは，保護者や保育士，教師など周囲が困り始めてから，子どもに軽度発達障害があるのではないかと，疑い始める点である．

　子どもが困り果てているのは，周囲が困り始めるよりもはるか前からなのである．そして，子どもが困っている内容が何かという理解があって初めて，対策が立てられるのである．

　6ページの**症例1**に示したように，どうみてもAD/HDでない子どもが，AD/HDを疑われて来院したり，13ページの**症例4**のように軽度発達障害の子どもが見つけられずに放置されていたりするのが現状なのである．

　最後に，Dr. Barkleyらが示した，AD/HD Consensus statement の一説を引用する(**表18**)．冒頭に示したように，十分な療育をしなければ，予後を期待できない．さもなければ，「障害」という名前を付ける必要はない．このことの重みを，ぜひわかってほしい．

第2章 子育て支援を見据えた診療理念と手法

A 診療現場で何をするか

1 初めて出会ったときこそ，行動を観察する

　最初に行うべきは，現病歴の聴取だと思ったら大間違い．最初に行うべきは，親や子どもが診察室に入ってくるときの行動観察である．

　小児神経科医であれば，麻痺のチェックのために，入室時から診察を開始している．必ず，歩き方や上下肢の動かし方を必ず観察している．それと同じことである．

　ちなみに，東北大学病院小児科の神経外来用診察室は，じゅうたんが敷いてあって靴を脱ぐようになっている．ドアを開けて入ってきてから，靴を脱ぐことになる．また，子どもたちが退屈しないように，おもちゃも置いてある．

　最低限の観察ポイントは，**表1**の通り．

　このときに，子どもが自分からあいさつができないようなら，保護者が「うちの子は，しっかりあいさつができます」「うちの子どものしつけは万全」と言っていても，それは十分ではないことがわかる．

表1　初診時の行動観察ポイント

① 親がどのようなあいさつをするか．
② 子どもが，自分からあいさつをするか．
③ 親が，子どもにどのような働きかけをするか．
④ 子どもが脱いだ靴を，そろえてこられるか．
⑤ 子どもが靴をそろえなかったときに，親がどう働きかけをするか．
⑥ 親が脱いだ自分の靴をそろえるか．
⑦ 診察室に入った後に，子どもが何をするか(おもちゃに突進するか，それともいすに座るか？)．
⑧ 子どもがおもちゃに突進したときに，親がどう働きかけをするのか．

また，子どもが靴をそろえてこられなければ，整理整頓の基本が不十分である可能性が高いこともわかる．親が靴をそろえていないようであれば，親自身もしつけられていない――ということは，子どもはなおさら…といった具合である．

2　あいさつに対する反応は？

これらの観察が終わった後で，こちらからも，あいさつを子どもに視線を合わせて行う．それに対する反応も，同様に観察しなければならない．

反抗挑戦性障害を持つ子は，しっかりアイコンタクトがとれた後に，あえて目を伏せることが多い．高機能自閉症の子は，アイコンタクトが不明瞭であったり，やたらこちらを見続けたり，不自然さが目立つ…といった様子である．

3　病歴の聴取のときにも，行動観察しよう

観察が終わって，やっと病歴の聴取にうつる．

さて，一般診療と異なるのは，実はこの病歴の聴取なのだ．何が違うか？

> 保護者以外の第三者からも，病歴の聴取を行うこと．

第三者からの情報を手にしなければ，軽度発達障害の臨床はできない．保護者は，「親の欲目」があって，客観的な把握ができないことが，まれならずある．その保護者の気持ちは，読者のみなさまもお子さんがいるなら，わかるだろう（→78ページ：コラム・親は子どもを意外にわかっていない～筆者の場合～参照）．

しかし，医療の現場では，客観的な事実が必要である．ゆえに，第三者の目も必要なのである．

ちなみに，私の外来では，時間の節約のために，いくつかの情報を初診の際に準備してくるように，保護者にお願いしている（**表2**）．これだけ膨大な情報を，その場の問診（medical interview と言ったほうがよいが）で聴取することは，時間的な制約があり，難しいからである．また，カルテに記載する時間を省くことも目的にしている．もちろん，医師がさらに聞き取った内容を付け加えておくべきなのは，いうまでもない．

表2　初診の際，保護者に準備してもらう情報

① 相談したいこと．
② 生育歴(どんな子どもだったのかを，赤ちゃんのときから書いてください)．
③ 幼稚園・保育園・学校の先生からのお手紙．
④ 幼稚園・保育園時代の連絡帳．
⑤ 小学校以降なら，通信票．
⑥ 子どもが書いた絵(幼稚園・保育園時代のものから現在まで)．
⑦ 小学校以降なら，子どもが書いた作文．
⑧ その他(紹介状，相談機関で受けた知能検査・心理検査の結果)．

「相談したいこと」を最初に読み始める．そうすると，たいがい保護者が様々話し始めるので，色々話を聞くことにしておく．保護者も一通り書いているので，筋を追って話ができることが多い．

ここで大切なのは，内容を聞くことではないことが少なくない．なぜなら，保護者が話す大概のことは，書いてあることの繰り返しだからだ．かなりの場合，私は内容を聞くより，保護者の話し方に気をつけている．

チェックポイントは様々だ．たとえば，「敬語の使い方」をチェックすると，保護者が子どもにどれぐらいまで教えられるかがわかる．「敬語の使い方」が正しい保護者は，少なくとも，小学6年生の国語を子どもに教えることができる．それができる保護者は，全体の10％に満たない．

もちろん，チェックするわれわれのほうが，正しい敬語の使い方ができなければどうにもならないのは，いうまでもない．医師は，卒業直後から「先生」と呼ばれ，敬語を使われる立場におかれる．医師自身が，敬語の使い方が下手であることが多いことに留意しておく必要がある．私自身，ちょっと考えないと，失敗してしまう．

さて，保護者からの話を聞いていると，子どもがそわそわし始めることがよくある．非移動性の多動が明確になるまで，私は，子どもに話しかけないでいる．非移動性の多動が明確になって，立ち上がりそうになったら，「おもちゃで遊んでよい」などの声をかけることが多い．どれぐらい，座っていられるかも，大切な行動観察である．通常の小学校1年生なら，30分程度はおとなしく座っていられることを目安にしよう．

また，保護者からの話を聞いている間の，子どもの表情にも注意しておくべきである．子どもの表情が無欲様であったら，必ず，うつ状態のチェッ

クをすることにしている．このチェックなくして，知的発達障害の臨床はできないと思えるほど，大切なポイントだ．反応性うつなどの二次的な問題が起こっている場合には，それを最初に対処することが，指導上大切だからである．

4　第三者からの情報は慎重に扱おう

　保護者からの話が終われば，第三者評価を読むことになる．学校の先生方からのお手紙を読むことになるが，基本的に，ざっと目を通して終わりにすることにしている．行動異常などで，気になることがあれば，外来終了後にじっくり読み取る．

　また，行動異常が多く問題が多いときには，<u>外来終了直前に</u>，保護者に学校と連絡を取ることについて，許可を得ておく必要がある．決して，学校からの連絡（第三者評価）を読みながら，学校との連携を取ることについて話をしてはならない．学校からの手紙を読んでいるときに，連携を取りたいと言われれば，学校でまずいことがたくさんあって，連携を取りたいと言っているようにみえる．すなわち，わが子の状態が良くないことが，よくわかる．つまり，保護者との信頼関係を失う方向の行動を医師が取っていることになるからだ．逆に，今後の対策を述べた後に，保護者に学校との連携を取りたいと保護者に話せば，よりよい方向に向かうために医師が努力してくれていると，保護者が受け取るのである．

　また，第三者からの情報を長時間読んでいると，保護者から，それを見せてくれと言われることが多くなる．

　封印されている学校の先生からの評定を見せてくれという事例では，保護者が学校を信用していないことがあるので，要注意である．保護者からの話と同じであれば，私は，遠慮なく見せることにしている．

　周囲とのトラブルが書いてある場合には，特に，プライバシーに気をつける必要がある．学校の先生方が，われわれ医療機関への信頼関係があって，打ち明けてくださる内容が含まれている場合も少なくない．そのような場合は，決して保護者にその手紙を見せてはならない．もちろん，保護者に「ほかの子どものことも書かれているので，プライバシーの問題があるから，あなたには見せることができない」とはっきり説明しておくことが肝要である．

表3 読み取り例：1年生の通信票から

記載されていたこと	読み取るべきこと
計算練習はとても熱心で，真面目に練習しています．この熱心さが，ひらがなやカタカナの練習にも発揮できるようになれたらと思います．	ひらがなやカタカナの練習は，熱心とはとても言えず，不真面目にしか練習していません．
クラスのなかでは，いつもはりきりやさんです．	クラスのなかでは，元気が良すぎて，困っています．
まわりのお友達といっしょに，がんばっていけるように指導していきたいと思います．	まわりのお友達と一緒にがんばることができません．

5 事実だけを読み取る

　保護者からの相談票，生育歴，通信票，保育士・教師からの連絡票を読む際に，医師が気をつけるべきことは，「事実だけを読み取ること」である（**表3**）．

　特に，通信票の評定欄は，基本的に悪いことをそのままの形で書くことを避け，良いことへの変化を書くように，管理職などから指導されている場合が多い．したがって，医師は，その点に留意しながら，解釈しなおす必要がある．もちろん，その理解を保護者に話して，保護者との関係をあえて悪化させる必要はない．

　事実だけを読み取ることは，時には，教師や保護者の評価の洗い直しを要することも少なくない．たとえば，AD/HDの子どもを経験したことがない・経験が乏しい教師が採点したAD/HD-RS（AD/HDの行動評価レイティングスコア：評価項目は，『注意欠陥／多動性障害・AD/HDの診断・治療ガイドライン』じほう社より引用し修正標記した）は，ほとんど意味をなさない．実例を**表4**に示す．

表4 AD/HDの行動評価レイティングスコア（AD/HD-RS）

	ない，もしくはほとんどない	ときどきある	しばしばある	非常にしばしばある
① 学校の勉強で，細かいところまで注意を払わなかったり，不注意な間違いをしたりする．	■	□	□	□
② 手足をそわそわ動かしたり，着席していて，もじもじしたりする．	□	■	□	□
③ 課題や遊びの活動で注意を集中し続けることが難しい．	□	■	□	□
④ 授業中や座っているべきときに席を離れてしまう．	■	□	□	□
⑤ 面と向かって話しかけられているのに，聞いていないようにみえる．	□	■	□	□
⑥ きちんとしていなければならないときに，過度に走り回ったりよじ登ったりする．	□	■	□	□
⑦ 指示に従わず，またやるべき仕事を最後までやり遂げない．	■	□	□	□
⑧ 遊びや余暇活動におとなしく参加することが難しい．	□	■	□	□
⑨ 課題や活動を順序立てて行うことが難しい．	■	□	□	□
⑩ じっとしていない，または何かに駆り立てられるように活動する．	■	□	□	□
⑪ 精神的な努力を続けなければならない課題（学校での勉強や宿題など）を避ける．	■	□	□	□
⑫ 過度にしゃべる．	■	□	□	□
⑬ 課題や活動に必要なものをなくしてしまう．	■	□	□	□
⑭ 質問が終わらないうちに出し抜けに答えてしまう．	■	□	□	□
⑮ 気が散りやすい．	■	□	□	□
⑯ 順番を待つのが難しい．	■	□	□	□
⑰ 日々の活動で忘れっぽい．	■	□	□	□
⑱ ほかの人がしていることをさえぎったり，邪魔したりする．	■	□	□	□

表4 AD/HD-RS 症例の連絡帳から．

- 毎日，何かの準備物を忘れてしまいますので，家庭での声がけをお願いします．
- 今週は，行事のために落ちつかなかったのか，午後になると，立ち歩いていました．授業に参加しないこともありました．行事の練習では，順番を守れず，3人抜かしてしまいました．××くんに，ずいぶん迷惑をかけてしまいました．
- このところ毎日，家庭学習用の算数のプリントを渡しています．ここ1週間提出がないので，よろしくお願いします．
  - → ランドセルを調べましたが，家庭に持ち帰っていないようです(保護者より)．
  - → 机の中にしまって，そのまま忘れてしまっているようです．気をつけて持ち帰らせます．
  - → 算数のプリントをありがとうございました．やらせていますが，1時間かかっても終わりません．どうやって勉強させたらよいのでしょうか(保護者より)．

6　保護者の話と，第三者評価が食い違ったら

　保護者の話と第三者評価とが食い違うことが，よくある．このようなとき，場合によっては，教師・保育士，保護者，われわれの三者面談が必要になることもある．

　このときにも大切なことは，やはり，「事実だけを読みとること」である．何が事実で，何が事実でないのかを確認することなのである．

　われわれ医師は，自分が診ていないことについては，疑ってかかる習慣がついている．どんなに高名な先生の評価であっても，目の前の患者で，その所見がなければ，自分の腕か病状の変化を疑うことになる．教師・保育士も，保護者も，そのような習慣がついていないのである．

　だから，伝聞情報と自分の目で確認したこととを，分けておく必要がある．もちろん，伝聞情報は一応の参考にはするが，基本的に信じない態度が医師には必要である．

▶ 症例1　Qくん, AD/HD(多動性―衝動性優勢型)(小学4年生,男児) ◀―◀

　ある相談機関で，広汎性発達障害と判断された．自閉症について勉強した保護者が納得できずに，当科を受診した．本人のみならず，保護者ご自身も非移動性の多動が目立つ．

　患児Q君は，教室で興奮すると，壁際近くの窓に近寄り，場合によっては，窓辺の台に飛び乗ってしまうという．そして，その後，ある特定のクラスメートP君に飛びかかっていくという．どうして，P君に飛びかかっていくのかを，Q君は説明できず，P君もわからないという．この行動を，相談機関では，広汎性発達障害のこだわり行動(想像力の障害)と判断したという．

　X年生からX＋1年生への持ち上がりの教師Tは，上記行動を何度も見ており，不可思議な行動だと考えていた．

　保護者・教師共に，この行動が不思議であることでは一致していたが，保護者によれば，不思議な行動はこの一点であり，自閉症という判断に納得できないという．一方，教師からの情報では，P君とQ君とに休憩時間はいつも仲良く遊んでいるので，Q君のパニック時のP君への行動は理解できず，対人関係の障害，コミュニケーションの障害，こだわり行動が明確だと報告していた．なお，Q君は，友達は少ないが，P君やDさんやOちゃんという仲良しグループがある．この点では，保護者・教師とも一致している．

　なお，相談機関で行われたWISC-III知能検査では，FIQ＝103, VIQ＝101, PIQ＝105で，どの下位プロフィールも，SSで8〜12に収まっており，バランスの悪さは認められなかった．

　私は，WISC-III知能検査の結果から，広汎性発達障害らしいパターンではなかったことから，Q君が窓辺の台に飛びのった後に，Q君ではなく，P君を観察することをお願いした．

　次の外来日に連絡があった．Q君が窓辺の台に飛び乗ると，P君が必ず「サルッ」と，声をかけることが判明したという．教師Tが，P君をすかさず注意したところ，Q君はP君に飛びかかることなく，イスに戻るようになったとのこと．

　上記情報から，本児の障害は自閉症ではなく，AD/HD多動性―衝動性優勢型であると診断した．保護者と相談の上，メチルフェニデート(リタ

リン®）の投与を開始した．

　投与を開始し，数か月して，多動性・衝動性が消えてきたQ君にこのことを聞いた．今まで何度も，P君に「サルッ」と声をかけられたので飛びかかったことを先生に話したが聞いてもらえず，自分が怒られるだけだったという．先生は自分をわかってくれないので，最近は，先生には何も話さないことに決めていたのだという．

　ちなみに，現在では，AD/HDであることの告知も終わり，投薬も自己管理（受験勉強などのときに使用）となった高校生である．治療終結も間近であろう．

7　知能検査・心理検査は何のため

　病歴の聴取が終わると，診断にむけて，知能検査・心理検査などのバッテリーを組むことになる．本来ならば，初診の時点で知能検査・心理検査を行うべきであるが，私は必ずしもそうしていない．

> 知能検査・心理検査は，努力性の指標である

ので，多動があったり，反応性うつ状態であった場合，本人の能力が確実に評価できているとは限らないのである．困ったことに，知能検査を短期間のうちに繰り返すと，学習効果によって本来以上の結果を示すこともあり得る．

　知能検査・心理検査は，判断の材料だけではなく，教育的対応の方法を示唆してくれる大切な指標であるから，機械的に行うことなく，大切に行いたい．

> **コラム　親は子どもを意外にわかっていない〜筆者の場合〜**

　私の次女は，注意欠陥型 AD/HD であるが，小学校入学直前までわからなかった．筆者自身が，この手の子どもたちをよく診ているから，すぐにわかったと思ったら，大間違いである．
　筆者自身を示すことで，「親がどれほどわからない」かを提示したい．

❶ 障害を認知・受容できない日々…
　運動発達は，正常下限（定頸 3 か月半，お座り 7 か月，独歩 1 歳 4 か月）であった．発語 1 歳 1 か月，二語文 2 歳 1 か月．やや遅めの子であるが，正常範囲内であろうと思っていた．
　たとえば，遠城寺式でも，「両手で鉄棒にぶら下がる」…2 歳 0 か月（要確認！）が，なかなかできなかったが，おやつを目の前にぶら下げたら「できた」ことから，大丈夫だと信じていた．
　ドイツからの留学から戻り，すぐに幼稚園に入園した．幼稚園は 2 年保育の途中からということになる．
　入園して 1 か月で，周囲の園児や保護者から，「知恵遅れの子」だと噂が流れた．その噂を聞いて，激怒した．そんなはずはないと思った．確かに，幼稚園の先生が話した準備物を覚えていないので，忘れ物が多いのだ．
　家内は，必ず，同級生から，翌日何を準備するのか教えてもらうのが習慣になっていた．ちょうど，私の家族は，ドイツ留学から帰ったばかりで，慣れないためだと思った．ドイツでは，さすがに言葉が通じないので，すべて家内が準備物を先生から直接聞いていたからだ．
　それでも不安を感じたので，念のために，田中ビネー式知能検査を行った．結果は，IQ＝123 であったので，家内にも，気にする必要がないと話した．幼稚園の先生にも，家内を通して，結果を話してもらった．

❷ 障害がありそうだと思ったが…
　6 歳の誕生日を過ぎても，ひらがな・カタカナの読み書きが定着しなかった．自分の名前はなんとか正確に読み書きできるが，それ以外は，鏡像文字になったり，線が一本抜けたり多かったり．これは，明らかに異常である．LD 児への個別教育の手法で，ひらがなを教えるも，習得できなかった．毎日の学習時間は，毎日 40 分で，それを 3 か月続けたが，定着しないのである．
　言語性 LD を疑い，WISC-III 知能検査を実施したが，VIQ＝125，PIQ＝129，FIQ＝128 であり，何ら問題がない．そればかりか，むしろ憂れた成績

である．周囲に相談したが，あまり気にしない方がよいという意見が多かった．それはそうだろう．WISC-III の検査データを見て，異常があるとは，とても思えない．

しかし，小学校入学まで，あと4か月とせまった．ひらがな・カタカナが定着しないことで，私は非常に焦った．なぜなら，この状態で小学校に入学する子どもは，ほとんどが学習不振で悩むことになることを知っていたからである．

何が問題なのか…それがわからない．もんもんとした日々を送っていた．

❸ 解決への糸口…

ひょんなことから，解決への糸口がみつかった．就学時健診の際，耳鼻科健診で耳の中に，BB弾の玉が入っていることを指摘された．子どもに聞くと，遊んでいるうちに，入ってしまったということだった．手元には耳鼻科用鉗子がなかったので，実験用の精密ピンセットで取り出した．

ところが，その2週間後に，耳からの悪臭があった．再度，BB弾の玉が耳に入っていたのである．「馬鹿なことをするな」と感情にまかせて叱った覚えがある．なぜ，こんなことが…？と思った瞬間に，この子は，AD/HDの不注意型ではないだろうかとひらめいた．AD/HD の子どもは，ある課題に対して，同じ反応を返すことが苦手であることが多いからだ．

❹ 注意欠陥優勢型の AD/HD と治療的診断

自分でも半信半疑であったが，メチルフェニデート（リタリン®）を投与して，治療的診断をすることにした．なお，自閉症を疑う行動異常は存在していない（念のため）．保護者がしたいと考えているのだから，倫理的な問題はないと思う．

忘れもしない12月5日，メチルフェニデートを投与して，ひらがなを教えたところ，1時間で，5文字を正確に（筆順，形とも）習得した．このときほど，薬とは，すごいものだと思い知らされたことはない．何しろ，薬なしで毎日40分×3か月の努力より，薬ありで60分のほうが，はるかに勝る成果をあげたのだから．

このようにして，やっと診断がついた後に，注意欠陥の症状であるエピソードに，たくさん気がついた．それらは，どれも作業記憶の乏しさのエピソードである（→88ページ：**表6**・叱るが優先していた頃の会話参照）．

ちなみに，薬物療法開始後およそ1か月で，ひらがな・カタカナの定着が得られ，これまで大嫌いであった幼稚園の図書室に入りびたるようになった．絵本という絵本を読み尽くしたらしい．何も知らない周囲の保護者たちの間では，「（お馬鹿さんだと思っていたけれど）大器晩成型」であったと噂が広

がった．もちろん薬物療法の効果であることは言うまでもない．幼稚園の担任は，もちろんその理由を知っていたが，幼稚園での変化は，驚くほどであったという．

❺ 診断と治療が最大の贈り物

あと1年早くわかっていたら，この子は，よりよい状況でいられただろうと思う．幼稚園時代を，「注意欠陥」の症状の嵐の中で過ごさざるを得なかったからだ．

しかし，この子に診断をつけ，薬物療法を行ってあげられたのは，私からこの子への最大の贈り物であったと，自信を持って万人に言える．

そして，この子から私も大きな贈り物をもらった．かくも，親は子どものことを客観視できないものだと，教えてもらったのである．そればかりか，私が教育雑誌に連載を持ち，発達障害に関する教育書や本書を著すことができたのは，この子のおかげなのかもしれない．まさに，負うた子に教えられたのだ．

8　保護者への診断の告知

病歴の聴取が終わると，診断を告知することになる．しかし，私は，初回の外来で診断を告知しないこともある．

告知しない理由は，大きく分けて二つの可能性がある．ひとつは，本当に診断が確定しない場合である．もうひとつは，保護者の状態を考えて，診断告知をゆっくりと行う場合である．

前者の場合は，ありのままをお話しできるが，後者の場合は，どうするか．その場合は，<u>時間こそわれわれの見方である</u>ことを，医師自身がよく知っていなければならない．

病院に来る子どもたちは，医師の側から見ると，明らかな問題があっても，保護者はそれを受容できていないことがよくある．周囲に言われて，仕方なく受診している場合も少なくない．そのような場合，医師から問題があることを言われても，それを認めようとしないばかりか，学校側に虚偽の報告をすることも，まれならずある．

①ショック → ②否認 → ③抑うつと怒り → ④適応 → ⑤再起

図1　障害を告知された保護者の受容の過程

たとえば，学校側への報告書やお願いを書いても，保護者がそれをにぎりつぶしていたことが後に発覚した例が何度もある．
　保護者が，軽度発達障害の受容が十分できないことが予測される場合，私は初回の外来では診断の告知をしない．
　保護者に，「参考になる本を読んでご覧なさい」とお願いしたり，学校の先生と面談する機会を作りたいとお願いすることから始めることが多い．そして，おおよそ1か月後に，次の外来を予約しておく．
　この時間こそが，**図1**に示す「障害を告知された保護者の受容」の過程を進めていてくれる．残念だが，この受容の過程は，保護者自身が乗り越えねばならない壁であり，医師が手助けすることが困難である．
　特別支援コーディネーターなどの教師，保育士，子育て支援，保健師など，周囲の力を借りていくべきところだと思う．時間はかかっても，先に挙げた周囲の方々に，障害の性質や支援の方法を教えていくことこそ，障害の受容を進めていくための大切なポイントである．私自身，毎日の臨床の中で，先に挙げた周囲の方々の助けを借りていない日はないのだ．
　事実，**図1** 受容の過程の ②否認 で，数年間を過ごした高機能自閉症のご家族がいる．そういう事例であっても，受容ができてから，治療的介入が進展する．
　障害の受容ができるまでに何をやっておくのか．それは，生活習慣に関連する問題点の改善である．これは，障害の受容がなくても，患児の状況を改善させることができる．そして，その改善の様子を保護者が認めるにつれ，保護者―医師間の信頼関係ができあがっていく．障害の受容は，それからでも遅くはない．

9　生活習慣の改善を目指す

　軽度発達障害の児童・生徒は，障害の種類を問わず，生活習慣の確立が不十分であることが極めて多い．そして，健常な兄弟がいない場合には，生活習慣の確立が不十分であることを，保護者自身さえ，感じていないことも多い．

a　早寝早起きの習慣を

　軽度発達障害の子どもでは，睡眠障害の頻度が決して少なくない．30%を超えるという報告もある．

　実際，私の外来でも，薬物療法を必要とする自閉症児のかなりの部分が，睡眠障害の治療である．睡眠障害の治療としての薬物療法については，別項で触れる（→ 103 ページ：A・睡眠障害）が，薬物療法を必要としない睡眠障害のほとんどが，いわゆる「しつけ不足」睡眠障害である．

　鈴木みゆき氏（聖徳大学保育科助教授）・瀬川昌也氏（瀬川小児神経学クリニック）らは，全国の幼稚園・保育所で，300 人を超える 5 歳児を対象に，睡眠と行動を調査した．

　この調査報告によれば，早寝・早起きができず，睡眠リズムが乱れていた子のおよそ 8 割が，無気力・パニック・攻撃的であったという．また，3～4 割では三角形の模写ができなかった．

　一方，早寝早起きができる子で，上述の問題をかかえていたのは，たった 1 割であったという．

　寝不足で機嫌が悪い状態で登園・登校すれば，やる気がなかったり，不機嫌であったり，勉強に身が入らなかったりするということで，考えてみれば，当たり前のことのようにも思える．

　早寝・早起きの習慣の大切さは，「早起きサイト：子どもの早起きを進める会」（http://hayaoki.jp/）をご覧いただきたい．

　このような「生活のリズム」を守る指導は，非常に大切である．何しろ，保護者自身が身に付いていない場合も，まれならずある．

　軽度発達障害の指導で，教育との連携を行うと，「週明けの月曜日に行動が乱れる」という教師の嘆きを聞くことがよくある．そのような症例では，家庭での週末の過ごし方に大きな問題を抱えていることが，ほとんどである．たとえば，ゲーム三昧で，夜更かしをし，週末で疲れ果ててしまっていたことが，本当によくある．

　幼稚園・保育園時代であれば，「早寝・早起き」は，重要さを増す．特に保育園児の場合，園での昼寝が午後 4 時，5 時までという困った保育園もある．経験的には，昼寝から起きて，5～6 時間たたないと，眠りにつけないことが多い．それを考えると，昼寝の時間は，午後 2 時までに終わ

らせることが望ましい．すなわち，午後8時ないし9時には就寝させ，午前6～7時に，起こさなくても起きてくる習慣を付けさせたい．

　なぜ，早く起きる習慣を幼稚園・保育園児に身に付けさせたいか．それは，子どもたちが服を着たり，食事を取ったりすることを，自分で行い，衣食住に関する基本的な習慣を身に付けさせる時間を保証するためだ．

　保護者が服を着せ，ご飯を食べさせれば，時間はかからない．しかし，自分で体験しないことは，当然覚えられない．子どもが衣食住に関する基本的な行動を習得できないのも当然である．だから，行動習得の時間を作り出すためにも，早起きをさせたいのである．

　早起きの目安は，「保育園登園時刻の3時間前」か，「午前6時」の遅い方である．

　幼稚園・保育園で自分で服を着替えられない子どものほとんどを，保護者は，自分でやれると評価している．実際，外来でやらせてみると，患児は自分でできず，保護者がすぐに手を出してしまうのがよくわかる．

　基本的な生活習慣を身に付けるための「時間」を保証するためにも，早寝早起きの習慣を身に付けさせよう．

b　朝ご飯を食べよう

　先の「早寝早起き」の乱れとも関連していると思われるが，朝ご飯を食べない子どもも多い．

　朝寝坊をするので，朝ご飯を食べる暇がない．それゆえに，朝ご飯を食べずに幼稚園・保育園・学校に行くことになる．当然ながら，数時間もすれば，おなかがすいて，怒りっぽくなったり，機嫌が悪くなるのは当然とも言える．

　平原文子氏（国立健康・栄養研究所食品科学部）は，「朝食は元気の源」だと提唱している．平原氏による，医学部生を対象とした調査によれば，朝食摂取者の方が，学業成績，成績順位が良く，年間欠席時限数も少ないとのこと．さもあらんと思われる．

　教師サイドからも，同じような意見がある．高橋佳子氏（仙台市立西多賀小学校・特別支援コーディネーター）によれば，好き嫌いなく給食を食べられる子，三点食いができる子は，何らかの問題を起こしたとしても，安心してみていられるという．高橋氏は，この意見を宮城県学校給食栄養士部会長の横山節子氏より指導を受け，確かにその通りだと実感している

という.

　幼少時から，好き嫌いが非常に多かった私は，確かに，いじめられっ子で，教師に反抗的なとてもイヤな子どもだった．なるほど．

　食は，「衣食住」ということばでわかるように，生活の基本である．生活の基本の指導がしっかりしている家庭に育っているから，問題が起きても，安心してみていられるのであろう．

　逆に言えば，朝食をきちんと作ることを，保護者に要求したい．

c　テレビ・ゲームなどのメディアとのつきあい方を覚えよう

　日本小児科医会による子どもとメディアに関する提言は，表5の通り．

　かつて，メディア過多の子どもは「テレビっ子」「ビデオっ子」「ゲームっ子」と呼ばれ，問題があるとされていた．それらの調査結果が，どれも平均視聴時間が4時間以上になると，行動異常が見られるという報告であるのは，極めて興味深い．時代によって，調査された行動異常が，校内暴力であったり，家庭内暴力であったり，プチ家出・引きこもりなど，様々ではあるが，2時間を超えるあたりから行動異常が増えるという．

　軽度発達障害の子どもでも，メディアをめぐる問題は大きい．友人が少ない子どもほど，これらのメディアにはまってしまう．その結果として，不登校になったり，部屋に引きこもってしまったと考えられる子どもが，確かに多い．

表5　日本小児科医会による，子どもとメディアの問題に対する提言

① 2歳までのテレビ・ビデオ視聴はひかえましょう．
② 授乳中，食事中のテレビ・ビデオ視聴は止めましょう．
③ すべてのメディアへ接触する，総時間を制限することが重要です．1日2時間までを目安と考えます．テレビゲームは1日30分までを目安と考えます．
④ 子ども部屋には，テレビ，ビデオ，パーソナルコンピューターを置かないようにしましょう．
⑤ 保護者と子どもでメディアを上手に利用するルールを作りましょう．

(http://jpa.umin.jp/image/PDF/info/proposal01.pdf より引用．)

※ ここで述べるメディアとは，テレビ，ビデオ，テレビゲーム，インターネット，携帯電話などを意味します．乳児・幼児期では，テレビとビデオ，学童期では，それに加えてテレビゲームや携帯型ゲーム，思春期以降では，インターネットや携帯電話が問題となります．

d　子どもに共通の趣味を持たせる

　軽度発達障害の親の立場で，わが家のことを書いておく．メディアに対する対策は，ほかにも様々ある．たとえば，

> 「子どもと共通の趣味を持つ」ことである．

　趣味の時間を作れば，メディアに接する時間は自ずと減る．ちなみに，わが家の場合は，クラシック系の音楽である．もともと私はピアノを，女房はバイオリンやギター，マンドリンなどを弾ける．
　子どもたちにもピアノを習わせているが，ピアノを学ばせることが目的ではない．音楽を楽しむことが最優先である（必ずしも，周囲にご理解頂いているとは限らないが）．
　子ども部屋には，ピアノとちょっとしたCDステレオがある．「モノ」を準備するだけで，クラシック音楽に対する興味が簡単につくはずはない．音楽会に誘っても，「いや」と断られ続けた．
　長女がブラスバンドに入り，クラリネットを吹くことになった．一緒に楽器を買いに行き，ロングトーンの吹き方を教えた．楽器を吹く父に驚いたようだ．そんな姉をみて，軽度発達障害がある妹もブラスバンドに入り，トロンボーンを吹くようになった．
　妹にも，もったいないと思わずに，楽器を買い与えた．学校から楽器は借りられるが，自分の楽器を持つことで，楽器を管理することを覚えられる．管楽器は，自分できちんと調整し続けていかないと，楽器がだめになってしまう．このことが，生活力をつけるための教育的配慮であるのは，いうまでもない．
　変化が起こってきたのは，このことから2年後だ．私のいきつけのレコード屋（仙台レコードライブラリー）で，娘たちは，ブラスバンドのCDを見つけて，なけなしのお小遣いで購入した．自分たちが演奏した曲を見つけたからだ．私は，にやっとした．
　店員のT氏から，「蛙の子は蛙」とほめられた娘たちは，クラシック音楽も好んで聴くようになった．購入するCDの量もうなぎのぼりである．
　AD/HDのペアレントトレーニングでは，「取引」の項目がある．何かを

してあげるから，○○をしなさいというのが取引だ．このとき子どもにあげるものは，親が惜しげもなくあげられるものでなければうまくいかないと記載がある．私たちにとって CD は，まさに惜しげもなくあげられるものだ．なぜなら，親自身が，LP 何千枚，CD 何千枚も持っているから．

子どもたちにクラシック音楽の楽しみを教えたいと考えてから，8 年かかったがおかげで，共通する話題にはことかかない．クラシック音楽や楽器に関することをネタに，娘たちと話は尽きない．

B　子育て支援の重要性

1　軽度発達障害児が，子育てに投げかけている問題

古川市子育て支援センターの武川裕子氏は，2002 年の日本小児神経学会公開シンポジウムで，「発達障害児の療育に一番必要なことは，普通の子育ての知恵を，手を替え，品を替えて使っていくことだ」と述べた．「当たり前のことが，当たり前にできる」ことを目指すことが，軽度発達障害児の療育で，大切だという主張である．

このことは，あまりに当たり前すぎるように思われるが，武川氏は，その「普通の子育ての知恵」が，現在失われつつあることに警笛を鳴らしているのである．

2　地域社会による子育て

近年，地域社会が，子どもを正す機会が減っている．私が子どもの頃には，悪さをすると，近所のおばさんに叱られ，どう行動すべきなのかを教えられたものだ．あいさつをしないと怒り出すおじいさんも懐かしい．

ところが，最近では，いわゆる悪ガキを注意すると，逆に親に凄まれることがまれならずある．先日も，買い物をじゃまする子どもがいた．私が笑いながら「お母さんは？」と問いかけても，子どもは答えず，周囲にじゃまをし続ける．「止めなさい！」と一喝したところ，母親がどこからともなく現れ，にらまれた．私は，母親をずっとにらみ返していたところ，母親は子どもの頭を叩き「あんたが，きちんとしてないから，私が怒られたでしょ！」…いやはや，どちらが子どもなのかわからない．このように，親自身が「たしなみ」を知らないように思えることも珍しくない．

このような，地域のコミュニティの消失は，軽度発達障害児の社会能力の低下に，悪い影響を与えている．このことを，田中治彦氏は，他者と関わるための「居場所の喪失」と表現している（田中治彦：「疲れ」をもたらす社会—自己形成空間の変容．児童心理 4：24-29, 2002 より引用）．その結果は，軽度発達障害児の居場所の喪失だけではない．軽度発達障害児の子育てを，その母親にのみ負担させ，大きな育児ストレスを母親に与えている．ここに，子育て支援の充実が，いまこそ求められている理由がある．

3　しつけの基本は乳児期から

しつけの基本は，乳児期に始まるという．近年の生物学的心理学は，「乳児（1歳未満の子ども）が失敗する権利を奪ってはならない」と警告している．子どもが失敗から学ぶかわりに，周囲がお膳立てしてしまうことを戒めているのだ．「教室は間違う場だ．なおせる子が偉い．」というのと良く似ている．

失敗を糧に，子どもが，行動決定していくプロセスを自ら養っていくこと（自律を学ぶこと）が大切なのである．子どもから目を離さずに，しかし，手をはなして見守ることが求められる．そのためには，子育てを母親任せにせずに，家庭も，教育現場も，地域のコミュニティも手を結んで，子どもを育んでいくことこそ，現在の課題であると私は考えている．

4　「ほめる」ことが「しつけ」の基本であることを，親に理解させる

しつけの大原則は「ほめてしつける」である．軽度発達障害の保護者に限らず，「ほめてしつける」が大切だと，理屈の上ではわかっていても，感情面がついていかないことが少なくない．「叱る」ことこそ，しつけだと．

私自身も，軽度発達障害がある次女のおかげで，「ほめる」こそ基本であるという経験をした．

表6 叱るが優先していた頃の会話

```
私：「どうしたらいいのかわかった！？」
M：「(泣きながら)はい．」
私：「なら，どうしたらいいか言ってみなさい！」
M：「(頭を下げながら)もうしません，ごめんなさい．」
私：「わかってないんでしょ！」
M：「(泣きながら)はい．」
私：「○○をしなさい．」
M：「(泣きながら)はい．」
私：「わかった？」
M：「(泣きながら)はい．」
私：「なら，どうするのか言ってみなさい！」
M：「(頭を下げながら)もうしません，ごめんなさい．」
私：「まだ，わかってないんでしょ！」
M：「(泣きながら)はい．」
私：「○○をしなさい．」
M：「(泣きながら)はい．」
         以下，繰り返し…
```

a 叱るが優先していた頃…

　次女が注意欠陥優先型のAD/HDだと知る前，私がM子を叱ると，子どもは，「ごめんなさい．もうしません．」といって泣いた．そして，私が何か言うと，とにかく元気よく「はい．」と返事をする．私が何を言っても，「はい．」と返事をするのだ(**表6**)．

　このような繰り返しがエンドレスに続く．感情が激して，おしりを叩くこともあったと思う．診断がついたときに，本当に子どもに悪いことをしたと心から反省させられた．

　今なら，なぜこうなっていたのか，よくわかる．

　ひとつは，注意欠陥の症状があり，興味がないことに注意を向けられないことが理由として挙げられる．

　もうひとつは，薬物療法を行う前でもあり，作業記憶の乏しさが，非常に影響していたのだろう．色々言われると，最後に言われたこと以外の記憶がふっとんでしまっていたので，M子のほうが困ってしまっていたのだろう．

そんなM子が，父親から怒られたときに，怒られることから逃れる唯一の方法として，しっかり返事をすることと，「ごめんなさい」を言い続けることを学習したのだ．

とてもかわいそうな思いをさせて，申し訳ない．障害のことがわかってから，対処の仕方を変えた．とにかく，「努力をほめる」という方針だ．

b　ほめるが優先するようになって…

小学校1年生の「親子活動」の際，みんなで体操をした．先生が子どもに相対して体操をして見せ，子どもがそれをまねる形であった．先生は，子どもが間違えないように，左右を逆にして演技をしていた．M子はそれを必死でまねて，なんとか演技をし続けた．

その後，体育の得意な子や，うまい子が先生役をした．当然ながら，先生役の子は，左右を逆にする「教育的配慮」をするはずもない．わが子は，学年でただ一人逆になっていた．ここまでできないかと愕然とした．

ところが，終わった後，わが子は「M子も，うまくできたでしょう．」とにこにこ顔でやってきた．以前の私であれば，その場で教え始めたかもしれない．しかし，ここは「努力をほめる」べき場面だ．私は，笑顔で「がんばったなぁ」とほめることができた．

ほめられた子どもは，家庭に戻ってからも，ほめられたことを家族に伝え続けた．このタイミングで，教え直した．子どもも，にこにこしながら覚えなおした．

学校で教え直しを始めたら，子どもがにこにこしながら覚えなおすことはなかっただろうし，家庭に帰ってきてからも，がっかりしっぱなしであったことだろう．

自分自身が，学校で，ほめるという行動をとれたことがうれしかった．このとき，「ほめる」ことが，子どもをしつけ教えることだと，初めて腹の底から実感できたのだった．

● 閑話休題 ●

軽度発達障害の保護者に，上記に示した私のような体験を追体験させることこそ，軽度発達障害の親指導の基本なのだ．

5 「ほめること」と「無視すること」

　AD/HDのペアレントトレーニングでは，「子どもの行動を3つに分類しましょう」というのが必ず行われる．基本となる，下記の対処の仕方を覚えてもらうためだ．

---
① 増やしたい行動(たとえば，兄弟で仲良く遊ぶ) → ほめる
② 減らしたい行動(たとえば，兄弟で口げんかをする) → 無視する
③ 絶対に許せない行動(たとえば，兄弟をたたいて怪我をさせる)
　　→ 止める

　ここで，よく間違うのが「無視する」ことである．子どもの人格を無視するような行動にでる保護者もめずらしくない．また，「放置する」ことと勘違いする保護者も多い．

　ここで，「無視する」というのは，子どもが減らしたい行動をしたときに，減らしたい行動だけを「無視する」のである．

　行動だけを「無視する」事を続けていると，子どもは，必ず減らしたい行動から，増やしたい行動へと行動を変化させるときがくる．その時点で，「ほめる」ために，「無視する」行動を選ぶのである．

　上記の例で示すと，兄弟で口げんかをしているときは，けんかを「無視する」と，いずれ，口げんかを止めるときがくる．そこで，けんかを止めたことを「ほめる」のである．

6 「ほめる」の実行は難しいが，習得できる

　「『ほめる』を実行していますか？」と保護者に聞くと，「私は，子どもをほめて育てています」と自信ありげに答える保護者が少なくない．

　しかし，そのように自信ありげに答える保護者ほど，実際にそのように行動していないだろうと思えることが多いのである．

　このような場合には，保護者に「子どもの行動をどうほめたか」日記をつけさせてみる．そうすることで，「ほめる」ことが，いかにむずかしいかに気がつく．「子どもの行動をどうほめたか」日記をつけることで，自分が，いかに子どもをほめていないかを自覚してもらえるのである．

一方,「こんな子どもに,ほめるところなんかありません」と子どもの前で言ってしまう保護者もいる.そのような場合でも,いくつかの手段がある.

ひとつは周囲との連携である.たとえば,教師から,保護者の前で子どもをほめてもらうのだ.たとえば,周囲の方々に,保護者の前で子どもをほめてもらうのである.これを繰り返すことで,ほめるところがたくさんあることに,気がついてもらうこともできる.

もうひとつは,医師しかできない方法である.それは「薬物療法」で,子どもの行動を一時的に,好ましい方向に変えてあげることだ.特に,AD/HDの児童で,悪い方向に雪だるま式に行動が悪化している際に,薬物療法は,その流れを変える強い牽引車になり得る(→ 101 ページ:第 3 章・薬物療法とその利用参照).

ほかにもある.「行動のレパートリー」についての理解してもらう方法である.これは,叱ること・禁止することが,非常に大切だと思っている方を説得するのに,必ず使う方法である.

7 行動のレパートリー

行動のレパートリーについて説明することは,なぜ叱っても効果がないのかを教える方法でもある.

通常の子どもは,行動のレパートリーが広い(**図 2**).ゆえに,悪いことをしたときに,「禁止」という手段をとれば,ほかの行動を模索し,そのときに好ましい行動を選択できる.だから,「禁止」も効果がある.

ところが,軽度発達障害の子ども(自閉症児の場合は,行動のレパートリーが,特に狭い)は行動のレパートリーが狭い(**図 3**).

悪いことをしたときに,「禁止」をすると,ほかの行動を選択しようとする.ところが,自分の行動のレパートリーの中に,「好ましい行動」がないのである.自分の行動のレパートリーの中にない行動はできないので,ほかの行動を選択せざるを得ない.

すなわち,好ましい行動に移れないことになる.つまり,禁止をしても,意味がないのである.

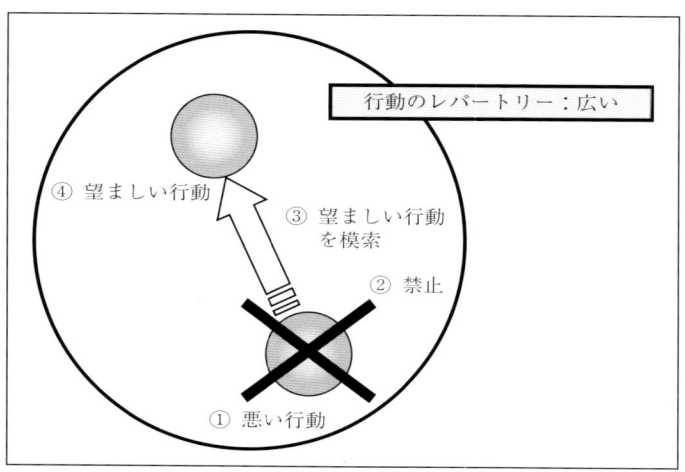

図2　通常の子どもたち
行動のレパートリーに，好ましい行動が含まれているので，禁止も有効．

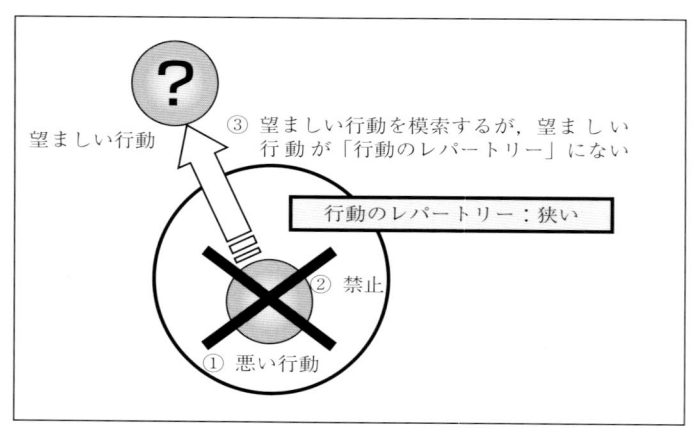

図3　軽度発達障害がある子どもたち
行動のレパートリーに，好ましい行動が含まれていないので，禁止しても，好ましい行動をとれない．

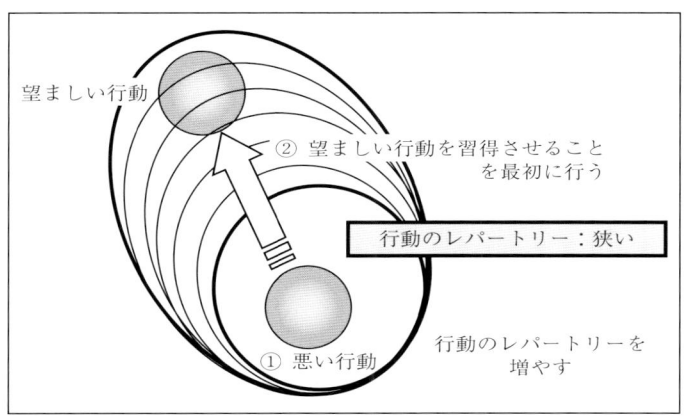

図4 行動のレパートリーを増やす

図中:
- 望ましい行動
- ② 望ましい行動を習得させることを最初に行う
- 行動のレパートリー：狭い
- ① 悪い行動
- 行動のレパートリーを増やす

> 禁止しても，意味がない

ことを，保護者に，よくわかってもらわねばならない．

　この場合，いちばんの手だては何か？行動のレパートリーを増やすことが一番の手だてなのだ（**図4**）．

　図4のように，悪い行動に対して，望ましい行動を習得させることを，一番最初に行うのである．禁止や注意ではなく，望ましい行動を習得させることを行うのである．

　そうすることにより，行動のレパートリーが増えていくことにより，悪い行動が消えていくのである．

　もちろん，望ましい行動が習得できた後には，必要があれば，禁止をしてもよい．しかし，望ましい行動の習得が不十分であれば，禁止は意味がないことを心にとどめておきながら，禁止する必要がある．

　自閉症児の場合，望ましい行動を習得しても，その定着と維持にはかなりの時間がかかる．数回できたから，禁止も使えると思ってはならない．少なくとも数か月，可能ならば1年以上，習得されていることを確認してから，禁止を利用できる可能性がある．

8　保護者や周囲の人たちの健康状態に留意しよう

軽度発達障害の臨床では，保護者を含めた周囲の方々の健康状態にも注意を払うのは，主治医の仕事だと思いたい．

子どもの行動異常で，肉体的にも精神的にもくたくたになっている方々がたくさんいる．そのことに留意しながら，支援をしなければ，必ず失敗する．

a　保護者について，考えておくべきこと

軽度発達障害の保護者が，軽度発達障害を持つ可能性は，健常児の保護者に比べて高い．

たとえば，AD/HD患児の母親がAD/HDである可能性は15〜20%，父親がAD/HDである可能性は20〜30%であるといわれている．すなわち，保護者自身がAD/HDであることもあり得る．軽度発達障害がある方々は，思春期・青年期以降，気分障害（うつ病など）の有病率が高いことはよく知られている．この点についても，留意しなければならない．

b　保護者との心理的な距離の取り方にも留意しよう

小児科医は，保護者に対しても，患児に対しても，心理的な距離を取らずに接する（あたかも自分の子どもに接するがごとく，あるいは，あたかも父母に接するがごとく）対応することに慣れている．

ところが，精神科医は，患者に対して心理的な距離を置く訓練を，研修医のうちに身に付けている．

すなわち，われわれ小児科医は，患児に対しても保護者に対しても，心理的な距離を置く訓練をしておいたほうがよい．

保護者が何らかの形で，精神上の困難さを抱えている場合には，特に，心理的な距離について考えながら対処することで，スムーズに診療が進む．大切なのは，**一定した距離を保つこと**だ．相手が迫れば，自分が逃げる．相手が離れれば，こちらが追う．

もちろん，われわれ小児科医が，精神科医のように，心理的な距離をうまく取ることはできないだろうが，そのことを意識できるとうまくいくことが多いことだけは，よく知っておこう（私自身，このことで，何度失敗

しているかわからない).

c 必要があれば，保護者を精神科医に紹介しよう

　反応性うつ状態をはじめとした，保護者の精神状態の悪さが気になったら，保護者を精神科医に紹介することもよい.

　そのためにも，発達障害にも理解がある，成人を対象とした精神科医を，紹介先として，何か所か，捜しておくとよい.

　可能であれば，男性，女性の精神科医を使い分けるとよい．同性を好む保護者もいれば，異性の方が安心できる保護者もいる.

　反応性うつについては，しっかり症状を知っておいたほうがよい．本書では詳細を扱わないが，必ず勉強しておくと診療がスムーズになる.

　発達障害を学ぶ小児科医は，うつなどの気分障害のみならず，人格障害，パニック障害，強迫性障害，統合失調症，神経症・不安障害，ストレス関連障害および身体表現性障害については，教科書レベルであっても，知識を持っていたほうがよい.

　私自身が，統合失調症の症例を加療することはない．しかし，発達障害を疑われて来院した患者さんが統合失調症であり，精神科医に紹介した経験は何度もある.

　また，統合失調症がある保護者を持つ子どもを診療・経過観察している症例は，十指に余る.

　精神科領域の初心者向けの講演があれば，それに参加しておくのも良い．印象に残っているのは，社会不安障害のLiebowitz教授の講演である．なぜなら，他院で自閉症を疑われていた患児が，実は社会不安障害であり，加療により，すっかり症状が消えたからだ．知らないことは罪であると思った.

d 周囲の方々の場合

　AD/HD＋ODDの患児が，不適切な家庭環境(たとえば，ネグレクトや虐待)で育てられた場合，低年齢にも関わらず，かなりの問題行動を引き起こす．このような患児を担任している教師や保育士の心労は，計り知れないものがある.

　たとえば，こんな患児が現実にいる(**表7-a**)．**表7-a**のような状況にも

表 7-a　AD/HD＋ODD 患児（小学 2 年生）

① 話しかけると，無視，「うるせえ」と言う，もしくは，あっかんべーとする．それ以外の反応はなし．教卓の上に机をのせる．近づくと，顔につばをかける（20 回以上かけられました）．顔をなぐる（10 回以上なぐられました）．手をかむ．ける．
② 私が「……というのが，男だ」と言ったことに「男じゃないもん」と返事がくる．
③ 周りの子に「静かにしろよ」とよびかける．
④ 机をたおし興奮する．
　　（以下，略）

表 7-b　AD/HD＋ODD 患児の担任教師からのメール

・朝から熱っぽく，体がだるい．だいぶ疲れているのが，自分でもよく分かる．疲れをかくしきれないままで学校に行く．

関わらず，保護者は事実を認めず，教育委員会などに対し，学校を非難する訴えをし続けるという場合もある．

　このような児童の担任教師の心労は，想像に余りある．**表 7-b** は，教育関係のメーリングリストに寄せられたものだ．このような状況下では，当然と言える．反応性うつ病に陥らないように，周囲から援助を受けられるように，管理職に連絡を取っておくとよい（この児童が，どうなっていったかは，『横山浩之：TOSS 特別支援教育の指導 ML 相談小事典．明治図書，2003』を参照されたい）．

　担任教師が疲れ果てる，もう一つの場合は，自閉症児に感情的な部分での理解を求めようと，やっきになる場合である．

　この場合は，教師に自閉症への理解を求めるしかない．残念だが，いくらやっても無駄であることを，体験してもらうしか手だてがないのかもしれない．

　もちろん，このような場合も，担任教師の周囲に状況を説明しておく必要がある．さもないと，いつまでも好ましい指導をできない．場合によっては，職権で管理職に止めてもらうことも考慮しなければなるまい．

9 社会のルールを教え込むために—しつけの3原則を知ろう

しつけの3原則とは，

> ① 声を出して返事ができる．
> ② あいさつをする．
> ③ 脱いだ靴をそろえられる．

である．

a 声を出して返事ができる

相手の顔を見て,「はい」と返事ができることは,対人関係の基本である．自閉症児の場合は，相手の顔をみることが苦手なので，その場合には，相手のおでこ(髪の毛でもよい)をみなさいと教えるとよい．

順番を教えるときにも，名前を呼ばれて，返事ができることが定着していれば，指導は容易なのである．

なお，患児が不機嫌だと「返事をしない」というのは，まだ，このしつけが十分でないことを意味している．よく保護者が「いつもはするんだけどねぇ」というときには，「いつでもできるようになるといいですね」と指導している．

b あいさつをする

ここでいうあいさつとは，「おはよう(ございます)」「こんにちは」「こんばんは」「さようなら」「ありがとう」「ごめんなさい」「すみません」を含んでいる．

もちろん，これらの言葉がけが，保護者の声かけで行われている間は，「あいさつができる」とは言わない．習得の途上にあると考えたらよい．

教育心理の立場から考えた場合，これらの情意領域の習得には3段階があるという．①受け入れ(reception)，②反応(response)，③内面化(internalization)の3段階である．

最初の「受け入れ」の段階では，「あいさつ」という言葉が存在することを受け入れることである．この時点では，単なる「おうむがえし」と同

じだと思ってよい．すなわち，「あいさつ」の持つ意味や重要性についての理解はないと思ってよい．

　第2の，「反応」の段階では，自分から「あいさつ」が可能となる．この時点でも，内容理解はない．たとえば，幼児が悪いことをしたときに「ごめんなさい」とは言うが，ちょっとの時間の間にまた同じことを繰り返してしまう状態が，この段階にあたる．

　最終段階の「内面化」に至って，初めて「あいさつ」持つ意味や，その行動の深さに気がつける．この段階に達するのは，少なくとも，9～10歳を超えてからだろうと思われる．なぜなら，三段論法を理解できて，その意味を使いこなせるようになるのが，その年齢だからである．

　よく「ごめんなさい」と言うけれど，心がこもってないから駄目だという方々がいる．そういう方々に言わせると，「ごめんなさい」の意味を説明すれば，わかるという．

　私は，心がこもっていなくても，「ごめんなさい」と言えるだけ良いと思う．自分から「ごめんなさい」と言えるのなら，教育心理でいう「内面化」まで，もう一歩の発達段階ということになるからである．

　そもそも，「説明だけで気持ちがわかるとは思えない」というのが，私の立場だ．体験していないことを理解するのは非常に難かしい．出産という体験によって，「母になる」ことの意味を理解したという母親の気持ちを，私は理解できそうにない．なぜなら，私は男性だからである．

　私は，心がこもった「ごめんなさい」を言わせたければ，感謝ということの意味を体験で教えられる方法を考えなさいと，そういう方々に問いかける．

　体験で感謝を教える方法は，たくさんある．たとえば，「子どもが自分でお弁当を作る日」を決めるのも手である．母親の苦労を子どもが体験することになる．子どもがお弁当を作ってみると，どれだけ大変なことなのかを体験することになる．そこから，日常の母親の仕事への感謝の念が生まれるのである（実際，このような教育実践報告もある）．

　ちなみに，わが家も，行事がない（＝忙しくない）日曜日は，子どもが朝ご飯を作る日になっている．このような作業が，先の「内面化」（internalization）を支える教育技術である．どちらかというと，教育技術というより，子育ての知恵といったほうが，適切かもしれないが．

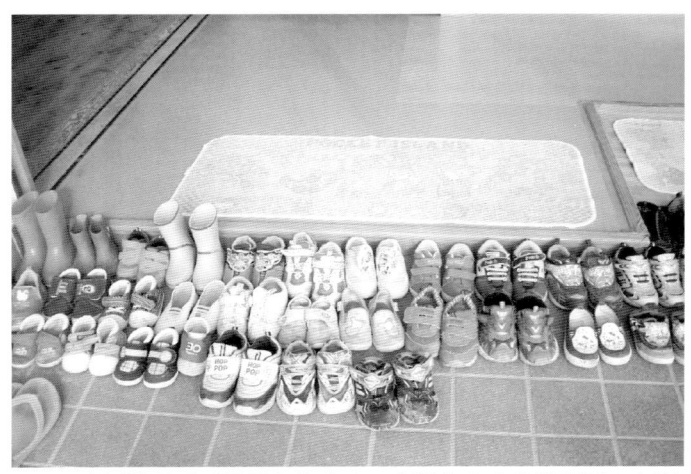

図5 武川裕子氏が園長を務める，古川市さくら保育園の玄関
小さいくつに注目．1歳児クラスの子どもでも，靴を並べて脱いでいる．

c　くつを脱いだら，そろえておく

　この作業が，整理整頓の基本であることは言うまでもない．このような小さなことができなければ，その人が整理整頓をできるはずがない．

　学校・保育園・幼稚園などを訪問するとき，私は，必ず職員玄関の靴箱をチェックする．それがごちゃごちゃなら，間違いなく，その学校は荒れている．

　整理整頓といった基本をしつけられていない教師が作る学校だから，児童・生徒がしつけられるはずがない．子どもは賢いのである．教師が何をしているかは，しっかり知っているのだ．

　ちなみに，先述（→86ページ：1・軽度発達障害が子育てに投げかけている問題）の武川裕子氏が園長を務める保育園には，靴箱がない．しかし，玄関先には，小さなくつがしっかりとそろえて並べられている（**図5**）．武川氏によれば，2歳0か月までくれば，十分にこの程度はしつけられるのだそうだ．

　職員用靴箱がごちゃごちゃしている学校は，2歳児未満が教える学校ということになる．何とも恐ろしい学校であること間違いなしだ．

◆ 子育てに関わる本 ◆

『心を育てる家庭学習法―いじめ・不登校・学級崩壊からわが子を守る』
向山 洋一(著)，主婦の友社，1999

　教育者が書いた子育ての本．家庭と学校が協力して，子どもを伸ばすための手引き書．「どうしたらいいのか」という具体策が，明確に示されているのが何よりよい(ただし，医学的な解釈には誤謬多し)．

『精神科医 町沢静夫の「子供がいちばん」はやめなさい』
町沢 静夫(著)，海竜社，2000

　精神科医が書いた子育ての本．豊かさの陰で忘れられた子供のしつけ，いじめをくぐり抜ける強さを養うなど，子どもが強く生きるための本．子どもを，過保護でつぶしそうな保護者や，小学校中学年以降の保護者に．

『立ち止まれ，その子育て』
大島 清(著)，主婦の友社，1998

　期待過剰な親たちが育てる，不安定で疲れやすい子供たちについて書かれている．就学前ないし小学校低学年の子どもをもつ保護者に．

『13歳のハローワーク』
村上 龍(著)，幻冬舎，2003

　中学校進学を目前にした子どもの保護者に読んでもらう．中学校・高等学校を自律・自立への道しるべとの時期だと思ってもらうために．

『いない いない ばあ ～赤ちゃんのためのビデオ絵本』(DVD/VHS)
松谷みよ子(著)，東光寺啓(イラスト)，ビクターエンタテインメント，2000

『のせてのせて』(松谷みよ子赤ちゃんの本シリーズ)
松谷みよ子(著)，東光寺 啓(イラスト)，童心社，1969

　絵本の読み聞かせがうまくいかない時の解決策の一案．同じ絵を使って，絵本のキャラクタがビデオ・DVDに．ビデオ・DVDの力を借りて，本への興味を持たせる．

『大好きあそびみーつけた―障害をもつ子どものための手づくりあそび』
なのはな共同保育園(著)，大月書店，1999

　適切な手作り遊びを知らない保護者に．おもちゃを買い与えることが遊びだと勘違いしている保護者に．

第3章 薬物療法とその利用

> 薬物療法は，患児の利益のために行われる．

　薬物療法は，患児のために行われるのであって，周囲が困るから薬物を使うのではない．

　そして，薬物療法は，患児がその症状を克服する術を覚えたとき，役目を終える．当然ながら，薬剤を漫然と使い続けてはいけない．すなわち，薬物療法は，治療の<u>主役ではない</u>が，**大切な脇役**であることを理解しておくべきである．

　保護者・教師・保育士で，薬物療法を誤解している方がたくさんいる．

　そのひとつは，薬物療法に対する感情的な反発である．薬を飲ませるのがかわいそうだという議論である．これに対して，平谷美智夫氏(福井県小児療育センター)は，**表1**のように述べている．

　生物学的な基盤が存在する発達障害であれば，薬剤を使用することにより，よりよい生活習慣を身につけることができる．すなわち，本人の努力が実を結ぶようになるのである．そういう介入を感情論で否定されるのは，ご本人を否定するも同様である．たとえば，AD/HDにおいては，近年，ドパミントランスポーターの異常が強く示唆されるようになり，メチルフェニデート(リタリン®)が，その効果を及ぼす機序が明確になりつつ

表1　薬物療法の解釈

「中枢刺激剤(リタリン®)が素晴らしい発達促進効果を有していることは，誰も否定できない．薬物療法を否定することは，極論すれば，聴覚障害児に補聴器を装着しないで，あるいは高血圧や糖尿病患者を降圧剤やインスリンなどの薬物なしに食餌療法のみで治療しようとするに等しい考えである．」

　　(平谷美智夫：わかるLDシリーズ④ LDと医療．p.82-83．日本文化科学社，2000)

ある.

　もうひとつの，薬物療法への誤解は，「周囲が困らなくなったから，薬物療法はこれぐらいでよい」と，教師・保育士の側が，薬物療法の是非を判断できると勘違いしていることが挙げられる．

　薬物療法の効果を最終的に判断できるのは，あくまで「医師」である．教師・保育士には，その判断のための情報をくださることが，その職責であると考えている．

▶ 症例1　Sくん，てんかん（10歳） ◀

　ぼーっとする時間がある後に，二次性全般化して強直間代発作を起こすてんかん発作を主訴に来院した．

　当初，ゾニサミド（エクセグラン®）を投与したが，易刺激性の副作用があった．このときに，生来落ちつきがないことがわかった．カルバマゼピン（テグレトール®）に変更したが，今度は，眠気が強く，適正な血中濃度を維持できるほどの量を投与できなかった．このため，バルプロ酸（デパケン®）投与に変更した．幸いなことに，バルプロ酸では，眠気などの副作用もなく，その上，以前よりも落ち着きがみられ（→ 137 ページ：5・気分安定薬参照）ており，このまま治療を継続することにした．

　およそ 1 年後，Sくんがけいれん重積状態で来院した．発作自体は，ジアゼパム（ダイアップ®）の坐薬で頓挫したが，保護者によれば，学校の先生のご意見で薬を止めたのだという．

　早速，学校長に連絡をした．最近，落ち着きがみられて久しいので，薬を止めてもよいのではないかと，保護者に申し入れたのだという．

　もともと「てんかん」があり，止めてはいけない薬を止めたので，今回，けいれん重積状態が起こったことを学校長に告げた．けいれん重積状態は，生命の危険がある発作であり，今回のことはあなた方の責任である旨を告げた（学校長以下，すぐに来院し，保護者に詫びていたようだ）．

▶ 症例2　Mちゃん，AD/HD（混合型），ODD（9歳） ◀

　落ち着きがないことと，学習不振がある小学 3 年生．担任教師の尽力で，医療との連携が可能となった．母子家庭であり，母親

はAD/HD＋うつで不安定な方である．当方の仮診断は，ボーダーラインの精神遅滞と，不適切な子育てによる反抗挑戦性障害であった．WISC-IIIでは，VIQ＝84，PIQ＝86，FIQ＝83と境界域を示していた．

周囲の子どもたちや兄弟への暴力行為が止まらないので，ハロペリドール（セレネース®）0.8 mg/ビペリデン（アネキトン®）0.8 mg（分2）で投与を開始していた．確かに，これらの投薬で，過剰な易刺激性や衝動性は抑制され，クラスメートとのトラブルは著しく減少した．

しかし，勉強面での困難さは，全く改善されなかった．むしろ，興味があること以外に対して，手を出さない形になってきたという．また，忘れ物の多さが，今度は気になってきたという．

今まで，衝動的な症状に隠れていて，当方が認知できていなかった注意欠陥の症状が明確になったと考えた．薬物療法を，メチルフェニデート10 mgの朝1回投与に変更したところ，明らかな学習能力の改善を得た．つまり，AD/HD（混合型）の合併が存在したのである．

担任教師からの詳細な報告がなければ，本児の学級での適応状態をここまで良くすることはできなかっただろう．

A　睡眠障害

軽度発達障害児の睡眠障害の発生率は，意外なほど高い．AD/HDでは，およそ30～40％といわれ，自閉症でも，20～30％といわれる．実際，高機能自閉症児で，投薬が必要になる症例で，睡眠障害が理由になることは意外に多い．

なお，睡眠障害の克服には，薬物療法のみならず，非薬物療法も大切であることを付け加える（→123ページ：**表3**・睡眠障害がある場合に気をつけるべきこと参照）．

国際分類では，①睡眠異常，②概日リズム睡眠障害（Circadian rhythm sleep disorders），③睡眠時随伴症（Parasomnias），④精神障害に関連する睡眠障害，⑤身体的疾患に関連する睡眠障害，⑥薬物に関連する睡眠障害と分類されている．

ここでは，実用的に**表2**のパターンに分けて記載する．おのおののパターンによって，薬剤を使い分けている．

表2 睡眠障害の実用的分類

① 内因性入眠障害型／外因性「しつけ不足」入眠障害型
　入眠障害があるパターンをまとめている．国際分類では，①睡眠異常に分類される．
② 中途覚醒型睡眠障害
　国際分類では，睡眠時随伴症（Parasomnias）の一部である．
③ 概日リズム障害型
　国際分類では，概日リズム睡眠障害（Circadian rhythm sleep disorders）の一部である．
④ その他
　①～③の混合したものなど．睡眠上の問題を抱えており，治療困難であれば，日本睡眠学会の認定医に相談するとよい．

パターンの分別には，睡眠表の記載が必要である．睡眠表を**図1**に示す．必ず1か月程度（どんなに少なくとも2週間）の記録を取ってから，薬物療法を始める．さもなければ，効果判定はできない．

1　内因性入眠障害型／外因性「しつけ不足」入眠障害型
a　概　　要

内因性入眠障害型／外因性「しつけ不足」入眠障害型にせよ，いずれも入眠することに問題がある睡眠障害のタイプである．入眠さえしてしまえば，途中で覚醒することはない．入眠時刻はまちまち．

入眠障害型の中には，外因性―いわゆる「しつけ不足」睡眠障害も存在するので，要注意である．「しつけ不足」睡眠障害は，薬剤に対する反応が悪い・反応が一定しないことがほとんどである．「しつけ不足」睡眠障害の場合は，曜日や祝日によって眠る時間がおおむね決まるパターンになることが多い．

b　鑑　　別

外因性「しつけ不足」睡眠障害と内因性入眠障害の違いは，次の通り．
内因性入眠障害（生物学的な入眠障害）の場合は，入眠時刻がばらばらであり，本人も入眠できないことに悩むことが多い．睡眠時間が遅くなることにより，睡眠時間が足りず，寝不足による体調不良を訴えることも少なくない．鑑別すべき疾患としては，うつ病の身体症状を挙げておきたい．うつ病の場合は，入眠障害に加えて早朝覚醒も多いことや，うつ病の他症状（→55ページ：F・うつ病参照）の存在に留意することが大切である．

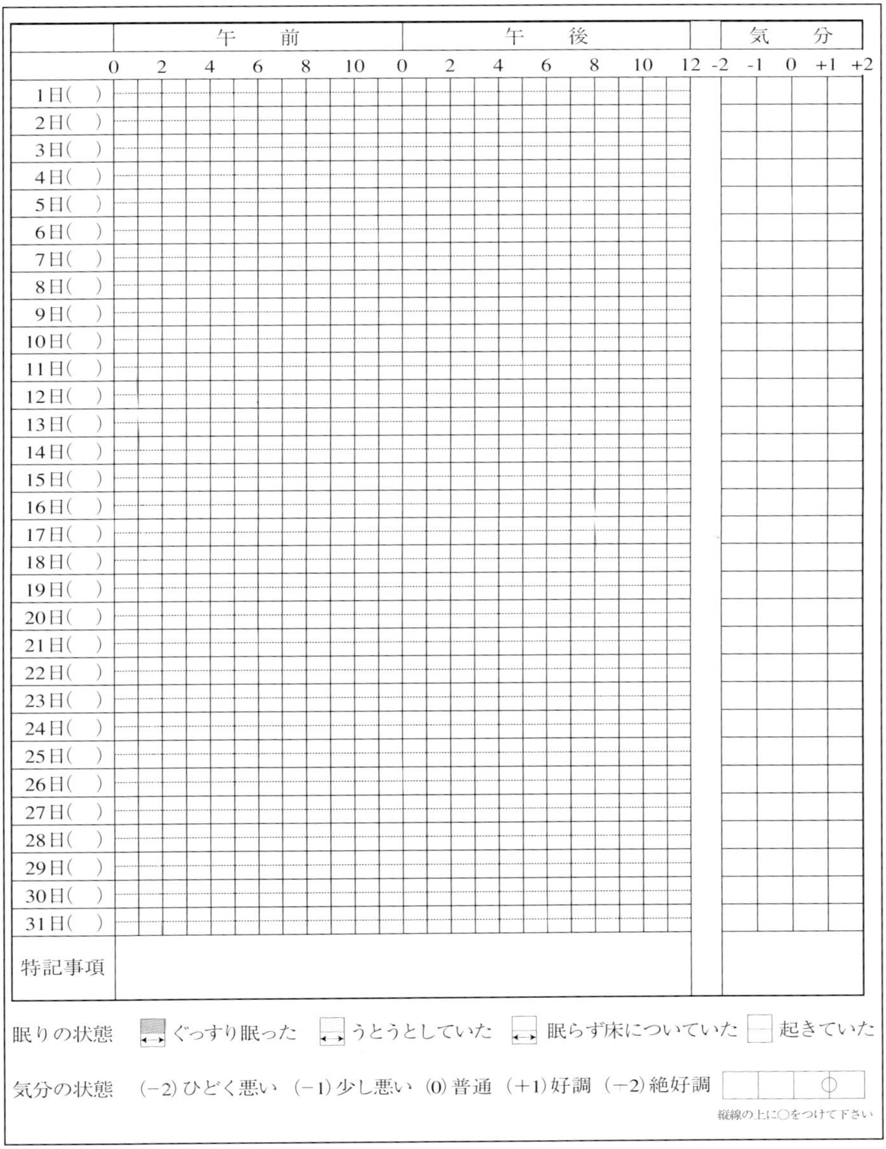

A 睡眠障害

	午　前	午　後	気　分
	0　2　4　6　8　10　0　2　4　6　8　10　12		-2　-1　0　+1　+2
1日( )			
2日( )			
3日( )			
4日( )			
5日( )			
6日( )			
7日( )			
8日( )			
9日( )			
10日( )			
11日( )			
12日( )			
13日( )			
14日( )			
15日( )			
16日( )			
17日( )			
18日( )			
19日( )			
20日( )			
21日( )			
22日( )			
23日( )			
24日( )			
25日( )			
26日( )			
27日( )			
28日( )			
29日( )			
30日( )			
31日( )			
特記事項			

眠りの状態　■ぐっすり眠った　▨うとうとしていた　▢眠らず床についていた　▢起きていた

気分の状態　(-2)ひどく悪い　(-1)少し悪い　(0)普通　(+1)好調　(-2)絶好調

縦線の上に○をつけて下さい

図1　睡眠・覚醒記録表（一例）

うつ病の場合，本書で言うすべてのパターンの睡眠障害が存在しうる．逆に言えば，うつ病の診断がついたときには，とにかく，うつの治療を優先する．

一方，外因性「しつけ不足」睡眠障害の場合は，入眠時刻が曜日によって，ある程度の周期をみせる場合が多い．日祝日の前日には，入眠時刻が遅れる．月曜日から水曜日にかけて入眠時刻が若干早めになり，週末になりまた遅れる場合もある．また，曜日によらず，一定して入眠時刻が遅い場合もある．

c 治療

外因性「しつけ不足」睡眠障害の場合は，薬物療法の効果はあまり期待できないが，本人の希望があれば，薬物治療を行う．

一方，内因性入眠障害がある場合には，薬物療法の良い適応になる．

私自身は，内因性入眠障害の第一選択薬としては，メラトニン，カルバマゼピン，第二選択薬として，バルプロ酸，ベンゾジアゼピン系（例：トリアゾラムなど），ハロペリドール（セレネース®），ペロスピロン（ルーラン®）などの抗精神病薬を選択している．

一般的には，ベンゾジアゼピン系が第一選択薬であるが，これらの薬剤は時に，興奮や酩酊を招くことがあり，軽度発達障害の子どもたちの場合には，それらの副作用が大問題になる事が多い．よって，私はそのような副作用が少ない薬剤を第一選択として用いている．

メラトニンは，おおむね 0.1 mg/kg/dose（最大 3 mg）を毎日，定時に服用させる．おおよそ午後 8 〜 9 時（眠らせたい時間の 1 時間前）に用いる．本剤は，医薬品でないことが最大の欠点である．倫理委員会の許諾の元で，薬剤部の協力を得て使用している．

メラトニンを使用できない場合や，メラトニンが無効の場合には，カルバマゼピンを使用している．個人差があるが，5 mg/kg/dose として睡眠前 1 回で使用する．無効ならば，2 倍量，3 倍量も試みる．5 mg/kg/dose 包を保護者に渡しておき，効果がなければ，2 包を服用させるようにしておくと便利である．バルプロ酸（10mg/kg/dose）を用いる場合もある．

カルバマゼピン／バルプロ酸は，どちらも，気分安定薬としての効果も期待できるので，軽度発達障害を持つ子どもたちには，そちらの効果も期

A 睡眠障害

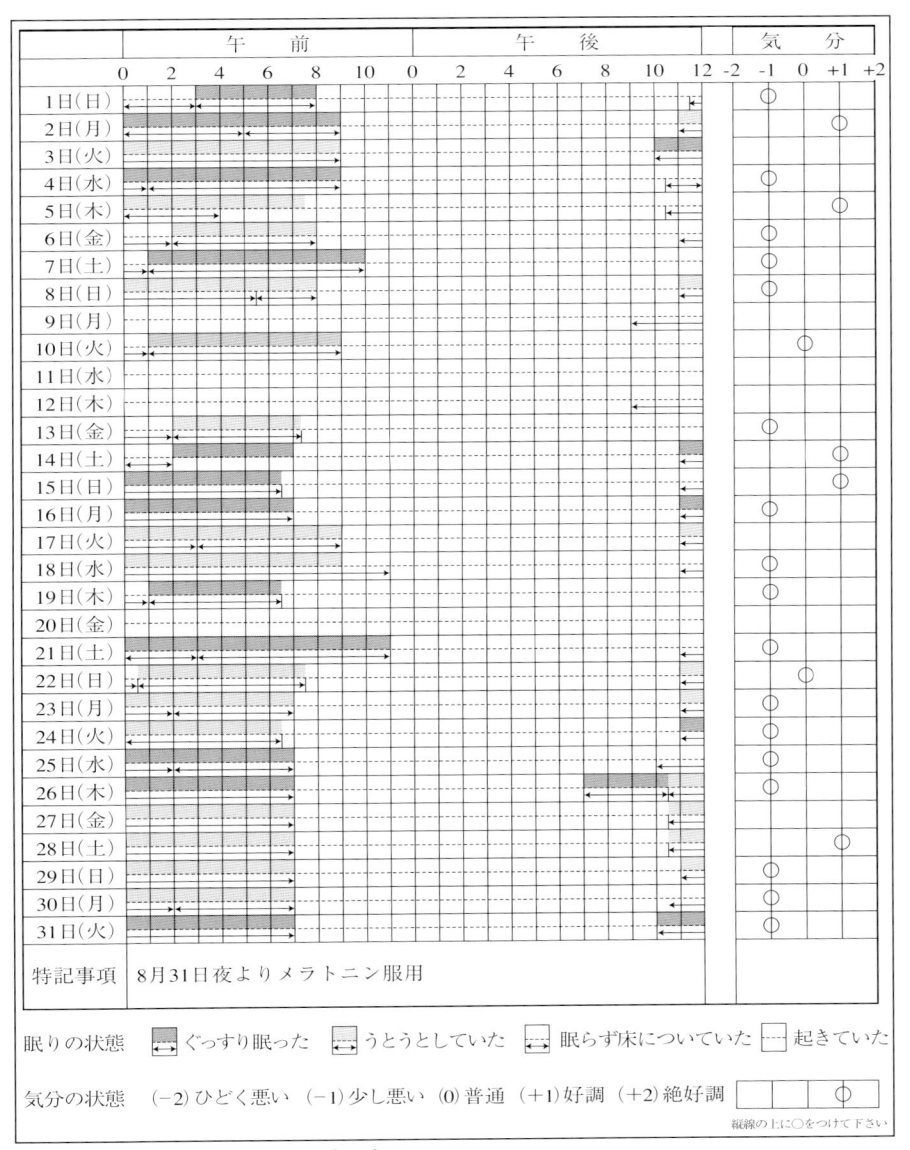

図2 症例3・薬物療法前の睡眠表

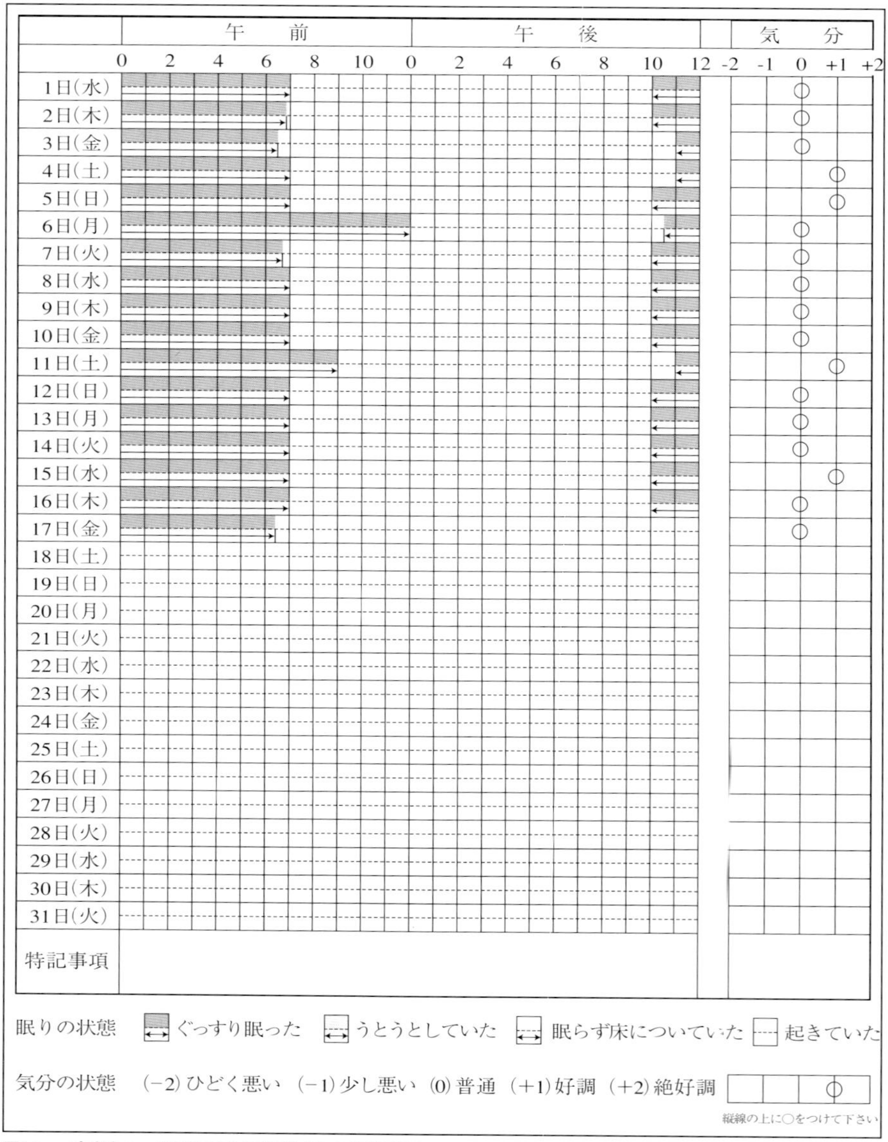

図3　症例3・薬物療法開始後の睡眠表

待できるところがうれしい．

いずれの薬剤を用いた場合も，安定した効果が得られたら，6か月ぐらいで，ゆっくり減量中止を試みる．もしも症状が再燃した場合は，最低の用量で維持する．

なおメラトニン，カルバマゼピン，バルプロ酸ともに，薬剤の減量・中止はスムーズで，ベンゾジアゼピン系のような身体依存・精神依存に伴う症状はない．このことも，私が，メラトニン，カルバマゼピンを用い，ベンゾジアゼピン系をあまり用いない理由である．

▶ 症例3　AD/HD（混合型）（11歳，男児）◀

8歳から，混合型のAD/HDとして，メチルフェニデート10 mg/day（朝1回）として，学校でのトラブルも減少して，調子よく過ごしていた症例．

10歳の秋ごろから，夜に眠れないことがあったそうで，睡眠表をつけたところ，**図2**の通り．

● 治療的介入：内因性入眠障害型の睡眠障害

ふとんに入っても，眠れない時間が長く存在していることから，「しつけ不足型」睡眠障害ではないことが，はっきり判別できる．

処方）メラトニン3 mg　夜1回（毎日午後9時に服用）

上記の服用による効果を**図3**に示す．翌日から改善していることが明確にわかる．服用開始6か月後から，2か月ごとに0.5 mgずつ減量したところ，1.5 mgで再燃したため，2.0 mgにて維持中である．1年程度したところで，再度減量を予定している．

▶ 症例4　高機能自閉症，てんかん（5歳，男児）◀

高機能自閉症，てんかんで加療していた症例．前医から紹介された時点では，フェノバルビタールとフェニトインにて，発作抑制が得られていた．当方では，フェニトイン追加後に発作抑制が得られていたので，フェノバルビタールを減量中止し，フェニトイン単剤治療となっていた．

不眠を訴えられたので，睡眠表をつけていただいたところ，**図4**の通りであった．

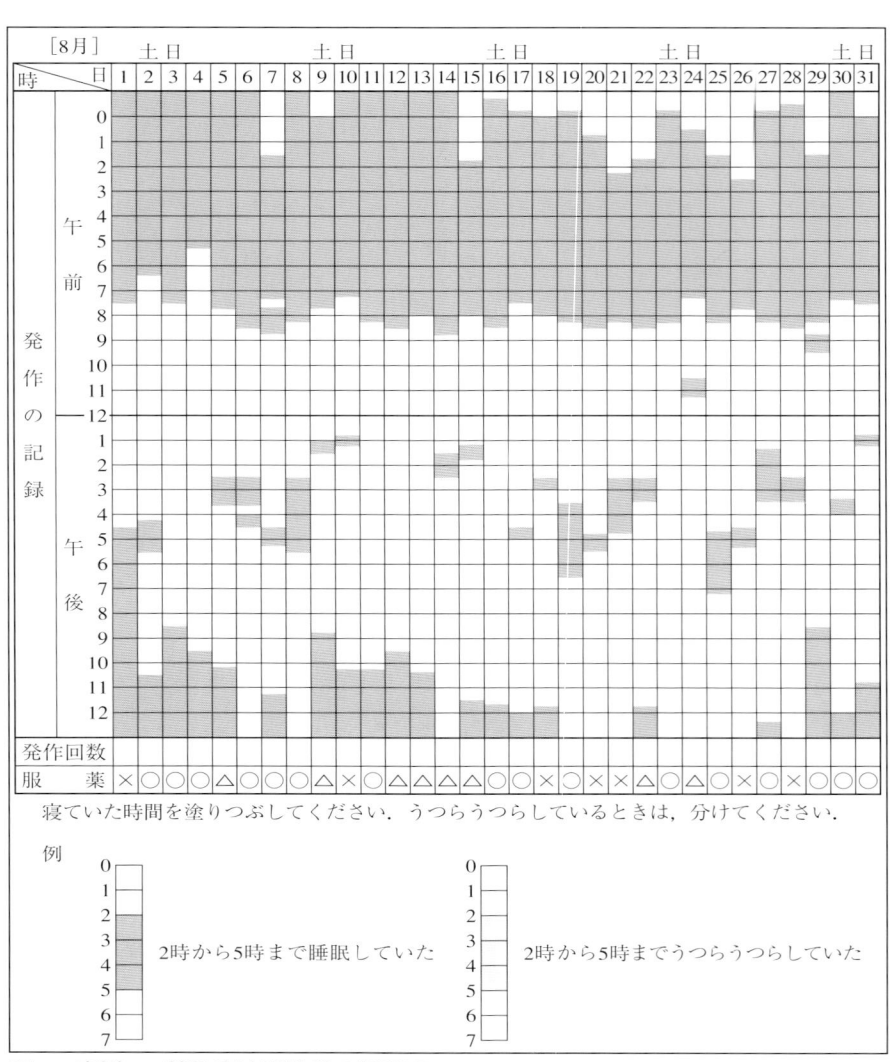

図4 症例4・薬物療法開始前の睡眠表

A　睡眠障害

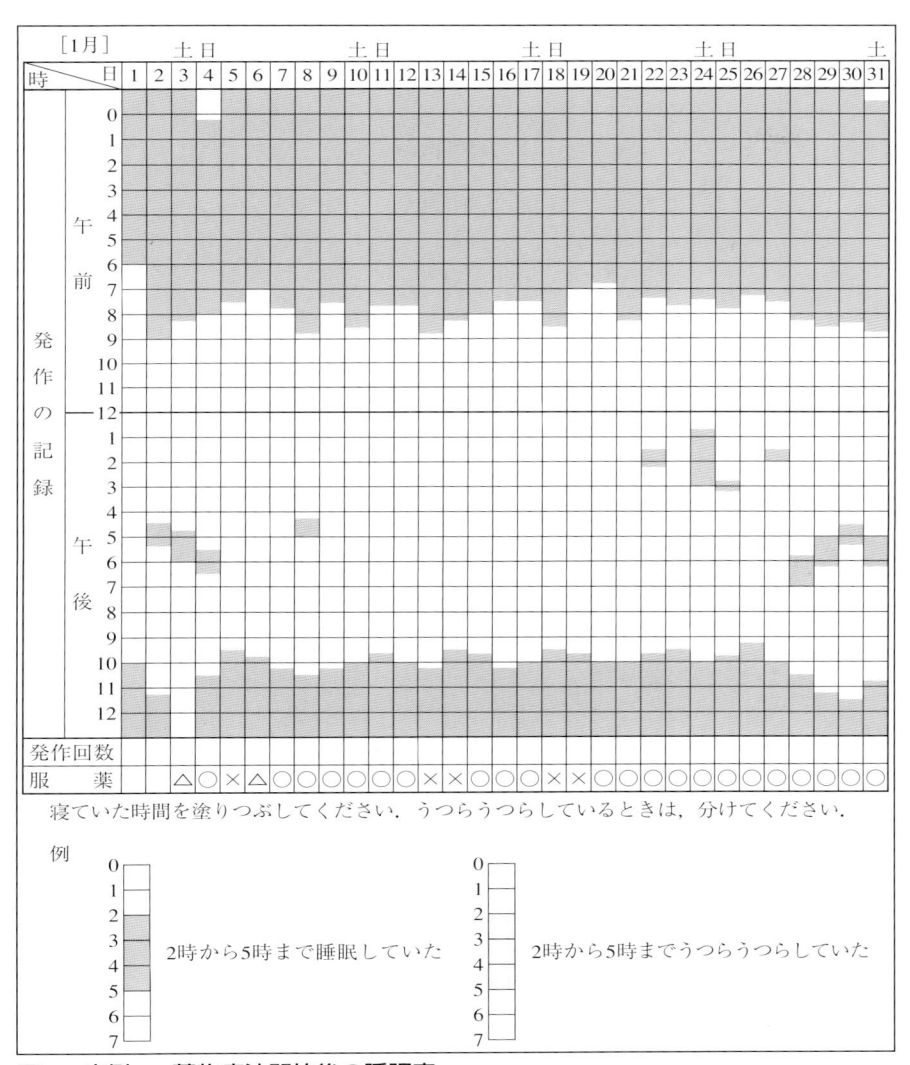

図5　症例4・薬物療法開始後の睡眠表

● **治療的介入：外因性「しつけ不足型」睡眠障害**

　週末になると，入眠時間が遅くなること，それにも関わらず日曜朝のアニメの時間には確実に覚醒していることから，外因性「しつけ不足型」睡眠障害を考えた．

　てんかん発作は良好にコントロールされていたが，フェニトインは，気分安定薬としての効果が期待できないことと，睡眠パターンを悪化させる可能性が知られているので，他剤への変更を行った．

　本児の場合は，カルバマゼピンは眠気が多く使用できなかったので，バルプロ酸とした．てんかんのコントロールも必要であることから，投与量を朝 1/3，夜 2/3 とすることにより，睡眠に対して好影響を与えるように配慮した．

　また，自閉症としての療育が不十分であったことから，SPELL の法則（→ 178 ページ：H・SPELL の法則参照）を守るように，保護者と保育士に指導を重ねた．半年後の睡眠表は**図 5** の通りである．

2　中途覚醒型睡眠障害

a　概　　要

　入眠に問題はないが，途中で覚醒してしまう．いわゆる「夜泣き」のようなパターンのことで，睡眠途中で起きてしまう．このタイプは，乳児期だと，いわゆる「夜泣き」として経過を見ていられるが，幼児期以降では，深刻さを増す．本人自身も眠った気がしないので，ぼーっとして日中を過ごしたり，機嫌が悪かったりする．学童では，授業中に昼寝をしたりすることもある．

　幼児期のみならず，学童期に発症する症例も少なくない．

b　鑑　　別

　てんかん発作でないことの確認の意味で，脳波検査をしておく．運がよいと，発作時記録がとれ，覚醒反応のみであることが確認できる．

　なお，うつ病のときにも，中途覚醒型睡眠障害がみられることがある．うつの否定は，必須であることを強調したい．

c 治療

教科書的にはベンゾジアゼピン系の就寝前1回投与（例：ジアゼパム 0.2〜0.3 mg/kg/dose，最大 10 mg / ニトラゼパム 0.1〜0.2 mg/kg/dose，最大 5 mg）である．この治療法の欠点は，ベンゾジアゼピン系の特性的な欠点である耐性形成と退薬兆候である．後の症例にも示すように，中途覚醒パターンでは，かなりの症例で耐性形成のため，ベンゾジアゼピン系は長期にわたる効果が期待しにくい．

現在，私が良く用いているのは，シプロヘプタジン（ペリアクチン®）である．急性上気道炎で使用する1日量の半量程度を，就寝1時間前に，夜一回投与する方法である．効果不十分で，一日量を投与することで，やっと期待した効果が得られることもある．

シプロヘプタジンの副作用としては，食欲亢進による肥満が挙げられる．食欲亢進のために，やむを得ず，中止せざるを得ない症例もある．

てんかんを合併している例では，まれに発作を引き起こすことがあるので，注意を要するが，難治てんかん以外では，問題にならないと思われる．

シプロヘプタジン無効例や，副作用のために使用できない症例では，治療に難渋する．自験例では，向精神病薬であるリスペリドン（リスパダール®）やペロスピロン（ルーラン®）の少量投与が著効した症例を経験している．老人科領域で，夜間徘徊などの症状に対して，リスペリドンなどの非定型向精神病薬の少量投与が効果を上げていることと同じであろう．

▶ 症例5　アスペルガー症候群（8歳，男児）◀

学校に行く時間に起きられないという主訴で来院．夜間，たびたび起き，遊んでいたり，泣いていたりするため，周囲も夜眠れないとのこと．脳波異常はなく，睡眠表は図6の通り．

● 治療的介入：中途覚醒型睡眠障害

睡眠表から，明らかな中途覚醒が認められる．

　　　処方）シプロヘプタジン（ペリアクチン®）6 mg　夜1回（毎日午後8時に服用）

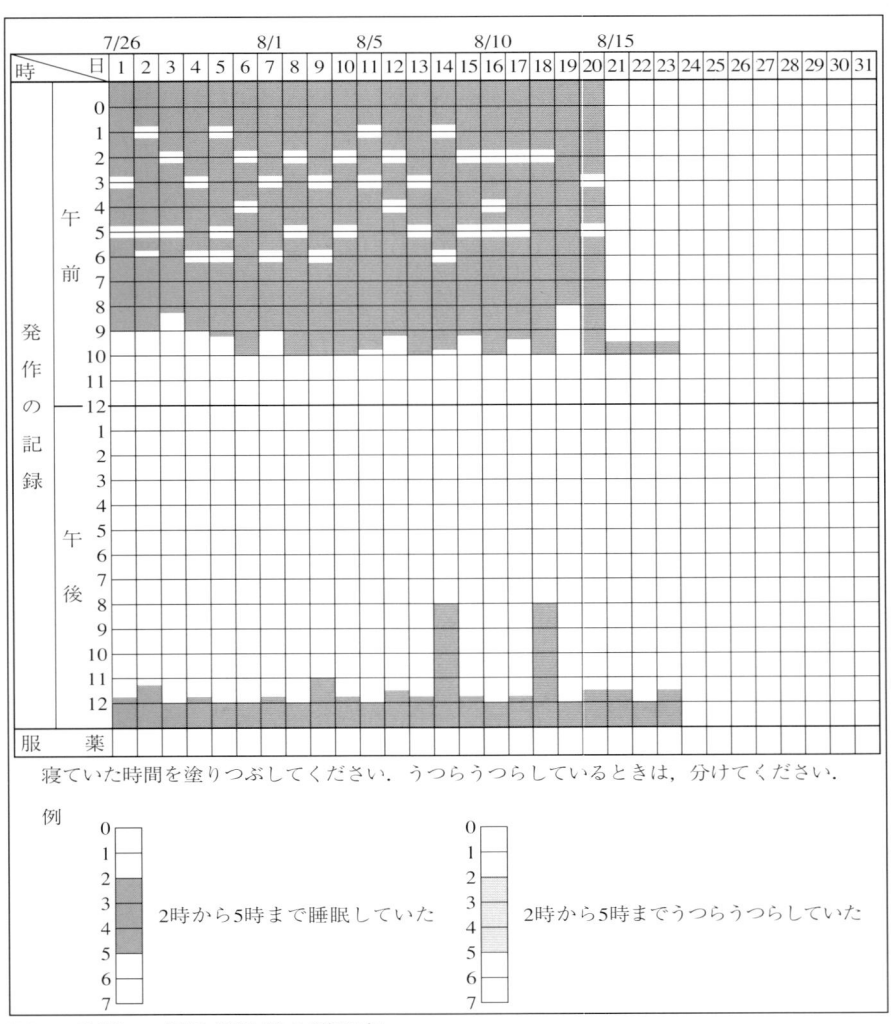

図6　症例5・薬物療法前の睡眠表

A 睡眠障害　　115

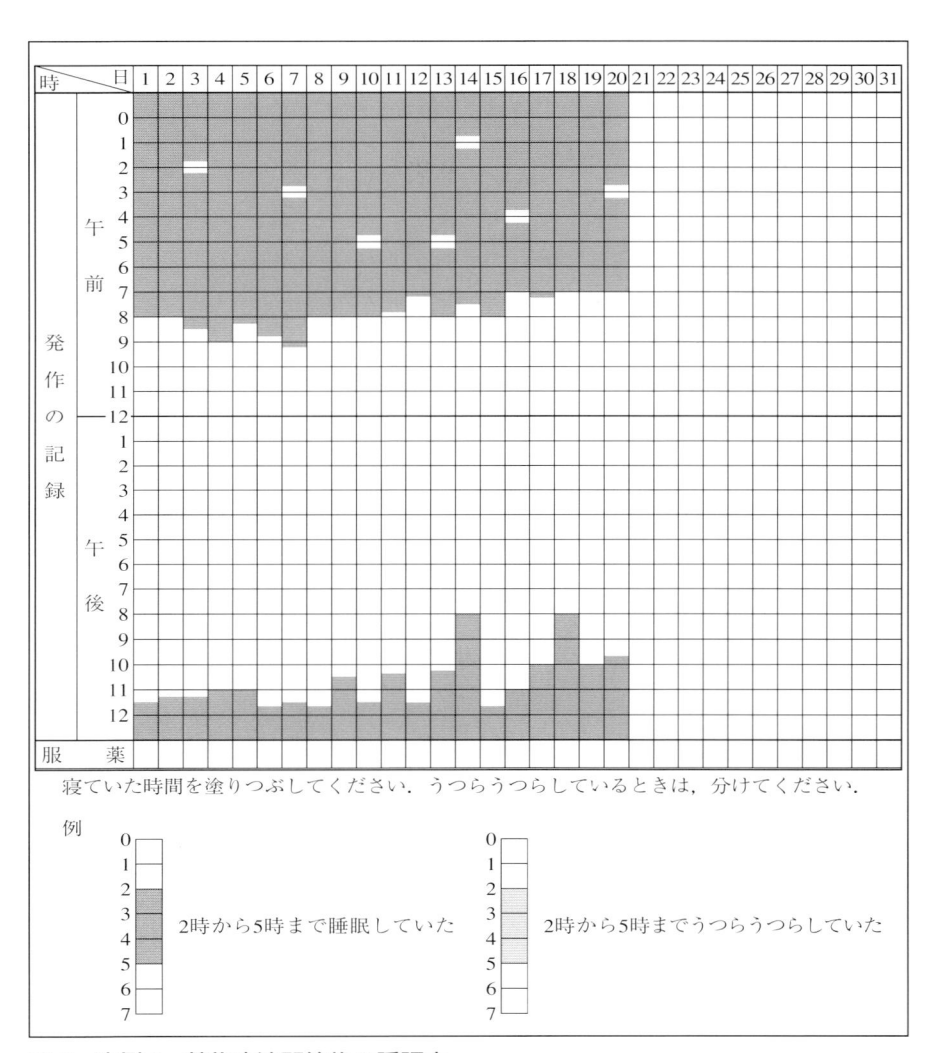

図7　症例5・薬物療法開始後の睡眠表

アスペルガー症候群として認知されていなかったことも原因の一つとは思われるが，**図6**のような頻回の途中覚醒がみられるため，朝は起きられず，午前中は極めて機嫌が悪い．

投薬を開始して，2か月後の睡眠表を**図7**に示す．途中覚醒は，格段に少なくなり，覚醒時刻が早くなりつつあることがわかる．それに伴い，就寝時刻も早まりつつある．

▶ ────────────────────────────── ◀◀

▶ 症例6　言語性 LD（9歳，男児）◀─────────◀

主訴とは別に，夜起きてしまうと，眠れず，学校で寝てしまうという訴えがあり，睡眠表をつけていただいた（**図8**）．

● 治療的介入：中途覚醒型睡眠障害

睡眠表から，訴えの通り，中途覚醒が認められる．一度覚醒すると，そのまま朝まで眠れないこともわかる．

　　　処方）シプロヘプタジン（ペリアクチン®6 mg　夜1回，（毎日午後
　　　　　　8時に服用）

シプロヘプタジン（ペリアクチン®）により，症状が改善したが，その後，体重増加が明瞭で，標準体重を20%超える状況（加療前は，＋10%）となったため，薬剤治療を中止した．

ところが，薬剤治療を中止したところ，再度，治療前と同様に，中途覚醒に伴う睡眠障害が出現した．本人の苦悩も大きいため，インフォームドコンセントの上で，リスペリドンの少量投与を試みた．

　　　処方）リスペリドン（リスパダール®）0.5 mg　夜1回

治療後の睡眠表を**図9**に示した．明らかな改善を認めており，本人も満足している．

▶ ────────────────────────────── ◀◀

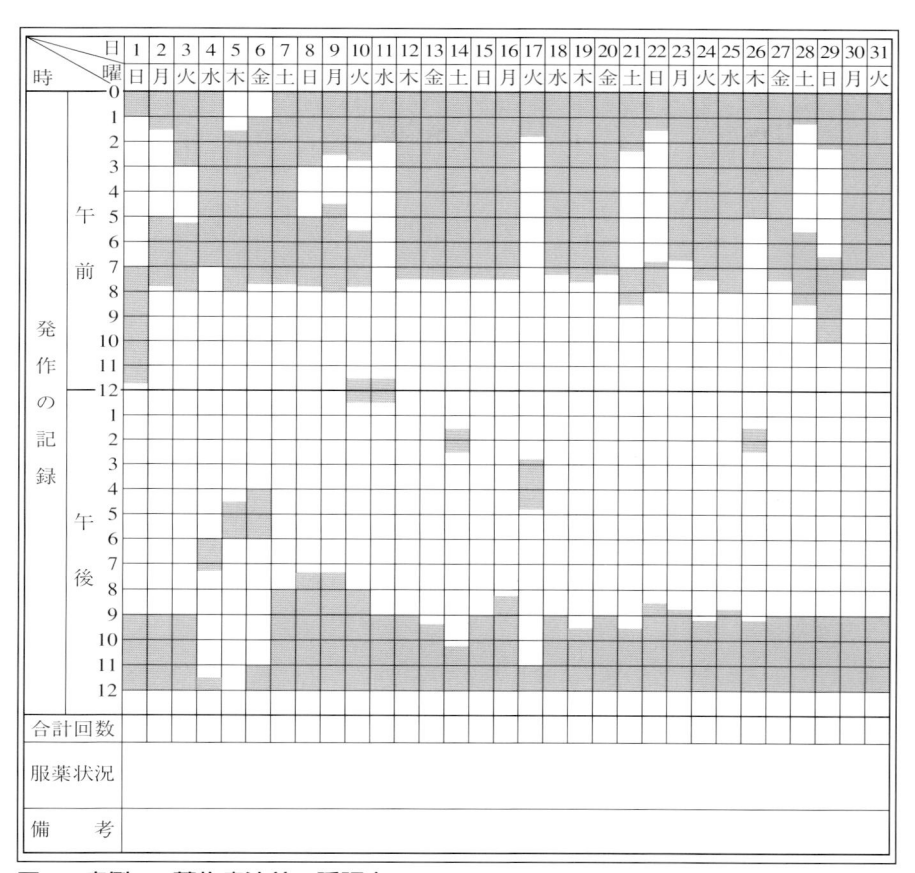

図8 症例6・薬物療法前の睡眠表

3 概日リズム障害型
a 概　要

　24時間の概日リズムをとれない睡眠障害である．ほとんどの場合，睡眠時相が交代していくパターン——すなわち，入眠する時刻が，毎日遅くなっていくパターンである．おおむね1時間ずつずれていく事が多い．そのため，おおむね3〜4週間周期で，昼夜逆転がみられることもある．

　昼夜逆転しないように努力していると，本人の体内時計は夜なのに，起きていなければならない時相が存在することになる．本人の必死の努力に

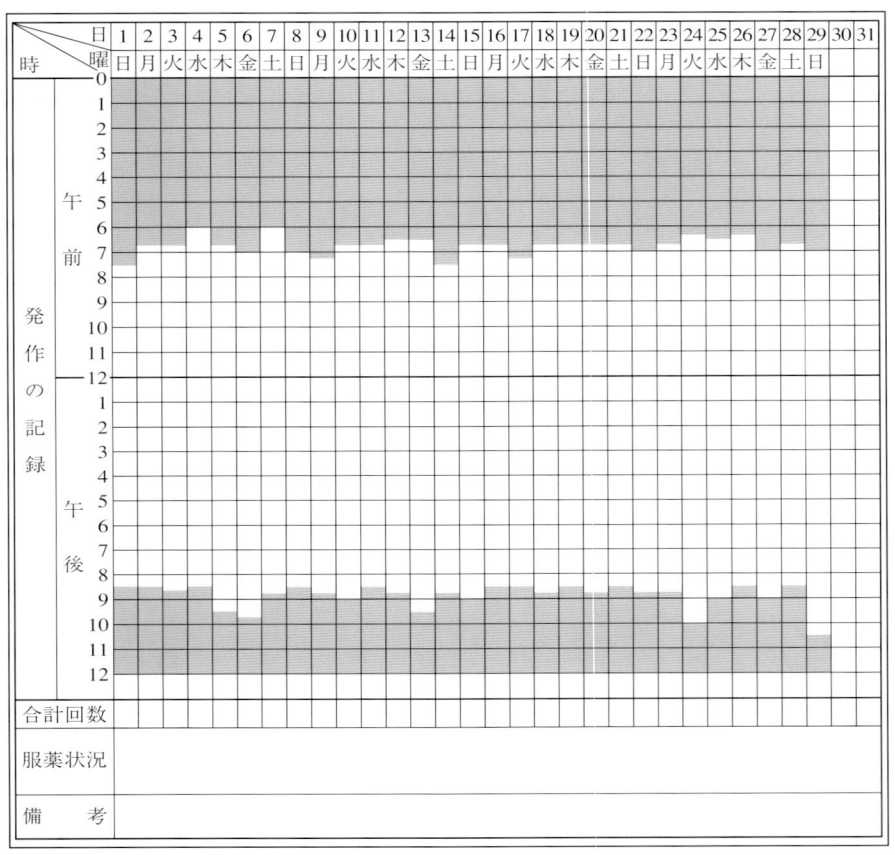

図9 症例6・薬物療法開始後の睡眠表

もかかわらず,寝てしまうことになる.

「ほめる」ことが,大切な対処法になる軽度発達障害の子どもたちにとって,このタイプの睡眠障害の治療は必須といえる.

b 鑑　別

　睡眠表をつけることで,鑑別は比較的容易.昼夜逆転という保護者のことばを決して鵜呑みにしてはいけない.必ず,1か月以上の睡眠表をつけること.

c 治　療

　第一選択薬は，メラトニンである．メラトニンは，おおむね 0.1 mg/kg/dose（最大 3 mg）を毎日，おおよそ午後 8〜9 時（眠らせたい時間の 1 時間前）に服用させる．効果が認められるには，1 か月以上を要することが珍しくない．

　なお，メラトニンは，概日リズムが安定して半年程度したら，0.5 mg ずつ，ゆっくり減量しても大丈夫である．

　メラトニンだけで十分な効果が得られないときに，カルバマゼピン，バルプロ酸，ベンゾジアゼピン系（例：トリアゾラムなど），ハロペリドール，ペロスピロンなどを併用して，睡眠導入を図る場合もある．

　なお，メラトニンの投与が始まり，睡眠覚醒のリズムがある程度取れてきてから，うつの存在が明らかになることがある．

　この場合には，メラトニンを継続投与した上で，抗うつ剤を併用することで，一層の効果を上げることができる．なお，うつの存在が明確となった場合に，抗うつ薬の投与に加えて，ベンゾジアゼピン系などの抗不安薬の投与が，極めて有効な睡眠障害の対処法になることがある．この場合，有用なベンゾジアゼピン系は，決して睡眠障害に良く用いられるトリアゾラム（ハルシオン®）や，ゾルピデム（マイスリー®）などのベンゾジアゼピン系ではない．抗不安作用が強いジアゼパムやロフラゼプ酸エチル（メイラックス®）が効果的である．

▶ 症例 7　社会不安障害（social anxiety disorder：SAD）（15 歳，男児）◀－◀

　不登校状態に陥り，広汎性発達障害と某医で診断された．診断に疑問を持ち，当科受診．詳細な聞き取り調査から，不特定多数の公衆の面前でのみ，こだわり行動のような行動異常（周囲を意識しすぎて，おかしな行動を取ってしまう）が存在することが判明した．家庭や本人にとって親しい友人の前では，全く症状がない．Liebowitz Social Anxiety Scale は，82 点であった．フルボキサミン（150 mg/day）による加療で，Scale は 40 点台まで改善した．ところが，不登校状態から脱却できなかった．朝起きられないのである．

　睡眠表は図 10 の通り．昼夜逆転し，だんだん睡眠相が後退しているのがわかる．

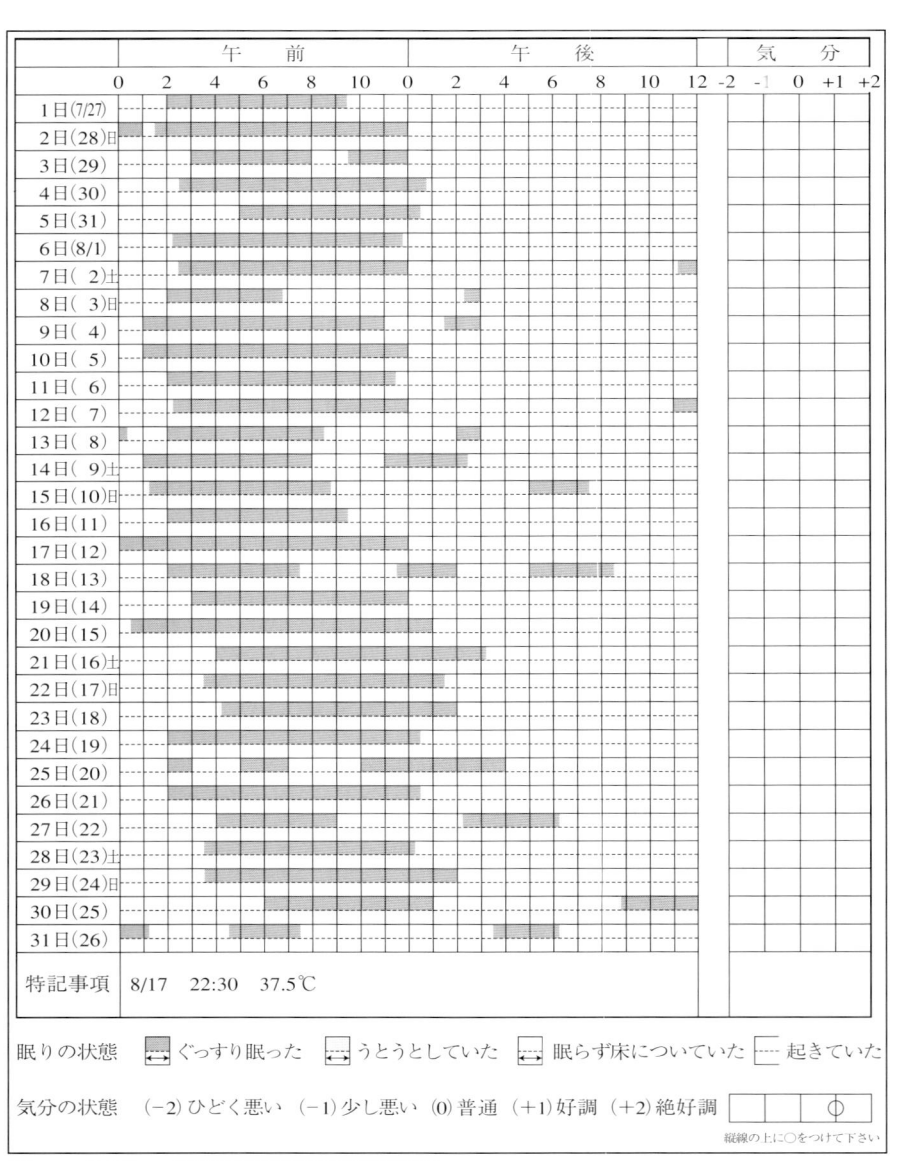

図10　症例7・薬物療法開始前の睡眠表

A　睡眠障害　　121

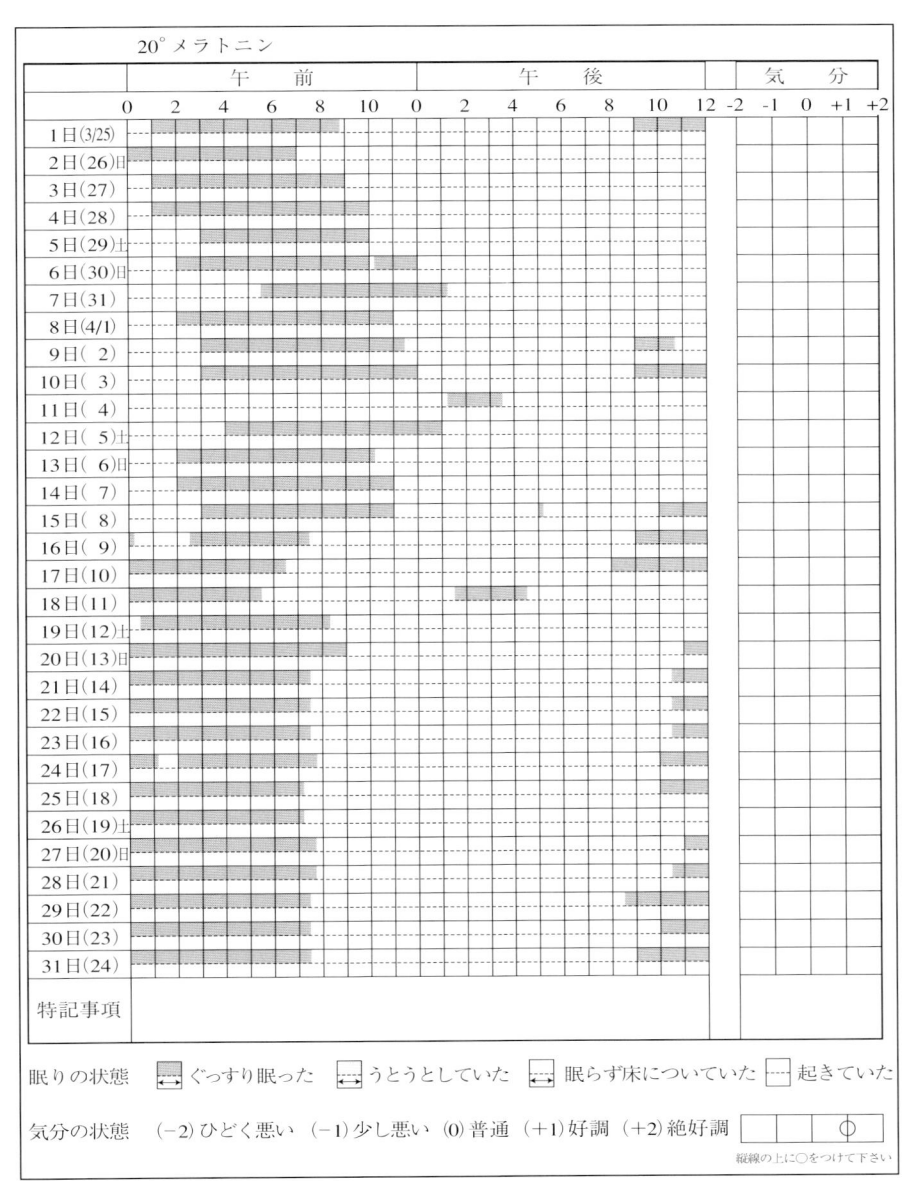

図11　症例7・薬物療法(メラトニン)開始後の睡眠表

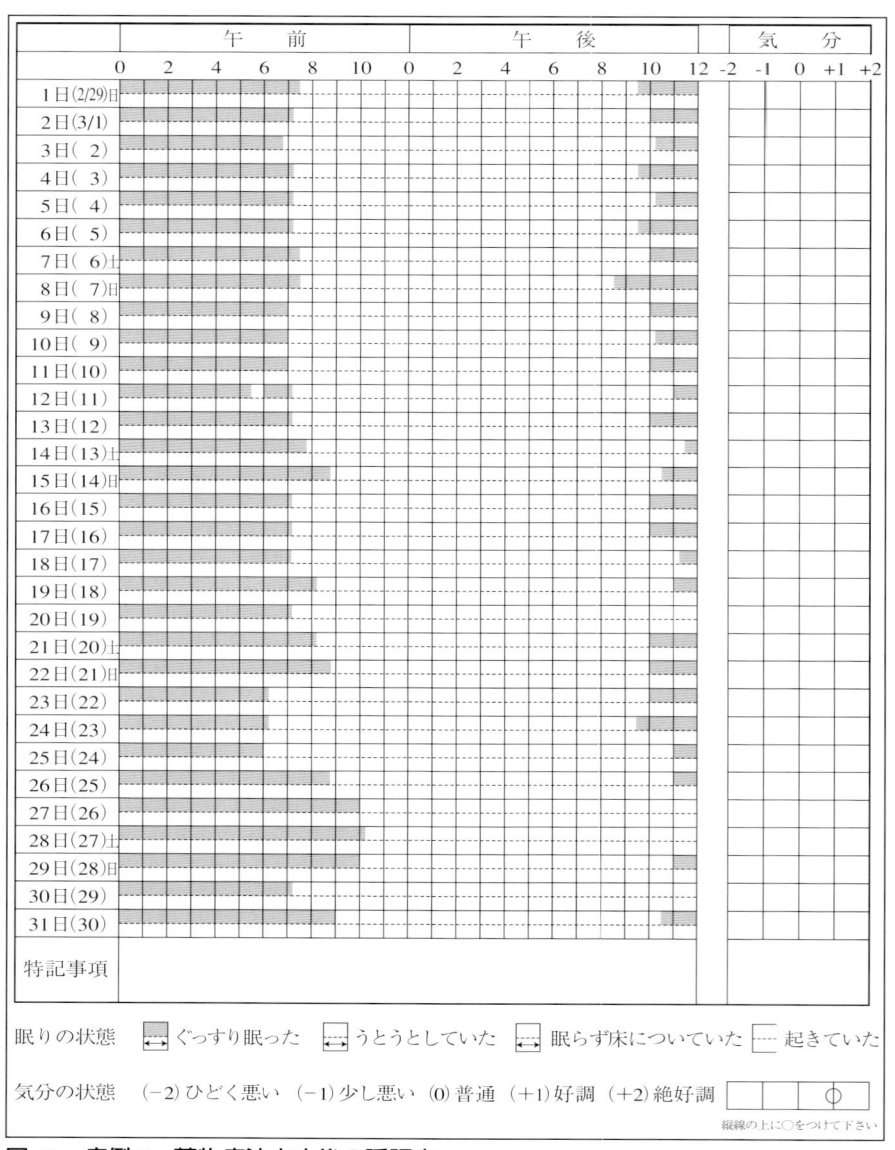

図 12　症例 7・薬物療法中止後の睡眠表

そこで，フルボキサミンに加えて，メラトニンを使用することにした．
　処方）フルボキサミン（デプロメール®）150 mg　夜1回
　　　　メラトニン 3 mg　夜1回（毎日午後9時に服用）
　メラトニンを使用し始めたときの睡眠表を**図11**に示す．およそ，半月の経過で，症状が改善し始めたことがわかる．
　本児は，高校進学を期に，不登校から脱却した．フルボキサミンによる社会不安障害に対する薬物治療を，高校進学6か月後に中止し，その後，メラトニンも漸減・中止した．
　薬物療法をすべて中止した後の睡眠表を**図12**に示す．良好な睡眠覚醒リズムを維持できている．

4　その他

　上記のパターンが混在している症例や，フラグメンテッド・パターンなど，パターンの混在であれば，上記の薬物療法を2種類の併用で対処できる．しかし，フラグメンテッド・パターンなどのまれな症例は，専門医の力を借りよう．
　表3に，睡眠障害への非薬物療法の要点を示す．

表3　睡眠障害がある場合に，気をつけるべきこと

① 昼寝は，午後2時をめどに（起きてから6時間は眠れない）．
② 休日の朝にこそ，早起きを（遅起きをすると，遅寝につながる）．
③ 空腹も，満腹も，睡眠に悪い．
④ 日中に，たっぷり運動を．
⑤ お風呂は，あまり遅くない時間に．
⑥ 夏休み・冬休み・春休みの「遅寝・遅起き」は，休み明けの「荒れ」を保証するようなもの．
⑦ TV／ゲーム／インターネットでの「遅寝・遅起き」も，「荒れ」を保証するようなもの．

B　多動性—衝動性に対する薬物療法

　多動性—衝動性といっても，背景となる疾患や状態によって，薬物療法の効果は異なるが，軽度発達障害の子どもたちに使用する薬剤は，メチルフェニデートだけではないことを知っていただきたく思う．

　ある学会のアンケート結果で，AD/HD に対する薬物療法で，メチルフェニデートしか使用したことがない医師が，80% を超えていたことに，私は非常に驚いた．

　なぜなら，私の外来で，メチルフェニデートだけで，良好なコントロールを得られている AD/HD の患児は，1/3 程度に過ぎないからだ．この数字は，斉藤らの報告や，Dr. Barkley RA らの報告とほぼ同程度である．

　向精神病薬は，切れすぎるはさみであるというのが，私の偽らざる実感だ．うまく使いこなせたときには，これほど良い道具はない．

　本書で記載した情報は，evidence-based とはまだまだ言えない側面もある．しかし，非薬物療法で充分な改善が得られなかった症例ばかりだ．GAF 分類で言うと，50 点以上の症例である．小児に対する向精神病薬の使用法について，筆者の使用例を示し，ご批正を受けたいと思う．

　多動・衝動性に対して，筆者が良く使用している薬剤は，**表 4** の通り．

　表 4 以外にも，クロニジン（カタプレス®）などを使用していたこともあるが，現在では，あまり使用していない．本書では，上記の薬剤の使い分けや特徴について筆者なりの意見を述べたい．

表 4　多動性—衝動性に対する筆者の頻用薬剤

① メチルフェニデート
② ハロペリドール
③ リスペリドン
④ その他の非定型向精神病薬（クエチアピン，ペロスピロン）
⑤ 気分安定薬（カルバマゼピン，バルプロ酸）

1 メチルフェニデート

a 概　要

AD/HD に対する多動性―衝動性はもちろん，高機能自閉症の多動性―衝動性にも効果がみられる．この薬剤で効果があるからといって，AD/HD であるという診断には結びつかないことにも留意しておきたい．

b 用　量

6 歳未満では 2.5 mg 朝 1 回から，6 歳以上では 5 mg 朝 1 回から服用を開始する．効果発現まで 30 分程度で，おおよそ 4 時間持続する．

教科書的には，1 週間おきに 2.5 mg ずつ増量して，用量―効果関係を調べ，用量を決定するようだが，私は，おおよそ 1 か月ごとに増やすことを原則にしている．そして，約 1 か月ごとに，保護者と第三者（教師・保育士）から様子を手紙などで知らせてもらうことにしている．

理由は，AD/HD-RS などのスコアリングに，教師・保育士などが，慣れておらず，信憑性がおけるとは限らない（→ 74 ページ：**表 4**・AD/HD の行動評価レイティングスコア参照）からである．逆に言えば，このようなスコアリングに慣れた教師・保育士がいるのなら，1 週間おきに増量して，用量を決定してよい．

投与必要量は，個人差が大きいが，おおむね 0.3 mg/kg 以上であることがほとんどである．

朝 1 回投与の場合の用量が決定した後に，2 回目のメチルフェニデート服薬が必要かどうかを検討する．具体的には，午前中と午後以降との行動観察記録をつけてもらう（**表 5**）．

行動に差がある場合には，2 回目の投与を検討する．学童期の場合，給

表 5　朝 1 回投与の場合の行動観察記録

> △△君の薬のことで，ご報告です．
> 昨日担任と，薬のことで話し合いをしました．10 時半ごろには，完全に薬効が切れた状態になります．クラス内で踊ったり，離席がまだまだ多いとのことでした．午後も，もう少し落ち着いて学習させたいとのことでした．
> 今後，高学年になるので，家庭での学習もさせたいと思っています．そうなれば，夕方まで持たせたいという親の気持ちも分かります．
> 　　　　　　　　　　　　　　　　　　　特別支援コーディネーター：○○○○

食当番など，昼ごろの行動で多動性—衝動性が強いと，友人間のトラブルに発展しやすい．**表5**の症例のような場合には，3校時の休み時間に2回目を投与すると良い(午前11：30頃になることが多い)．

2回目の投与量は，1回目の半分量から開始する．それで十分な行動改善が認められればよいが，十分でないときには，朝と同量とする．

場合によっては，3回目の投与も考慮するが，その場合には，何らかの併用薬剤を考慮するほうが，副作用が少ないかもしれない．

1日あたりの総使用量は，おおむね 0.3 mg/kg/day から 1.0 mg/kg/day 程度である．

c 副 作 用
1） 食欲不振，およびそれに伴う成長障害

1日あたりの総使用量が，1.0 mg/kg/day を超えると，食欲不振の副作用を避けられず，成長障害などを招く可能性がある．具体的には，数か月に一回，必ず体重をチェックし，以前同様に，確実に増えていることを確認しておく必要がある．

食欲不振の副作用が存在するが，メチルフェニデートが行動改善に効果を認め，服用を中止したくない場合に，下記の消化管運動賦活薬を用いることで，副作用を回避できることもある．

　　① イトプリド(カナトン®)
　　② モサプリド(ガスモチン®)

2） リバウンドによる興奮

時に，服薬効果消失後に，服用以前より非常に活動的になったり，興奮しやすい状態になることがある．服用量が多い場合に，よくみられる副作用である．このような場合には，最後に服用するメチルフェニデートの量を少なめにすることで，リバウンドを避けることができる．

たとえば，朝 10 mg で，昼以降が興奮しやすい場合には，朝 10 mg 昼 5 mg としてみる．このような調節も無効な場合には，ハロペリドールなどの向精神病薬の併用で，リバウンドを押さえることも良い．

3） 睡眠障害

午後5時以降に服用する場合には，不眠，悪夢などの副作用の有無に留意する必要がある．これらの副作用については，服用量や服用時間を調節

することで対処するのがよい．なお，服用量の減量等で，効果不十分となる場合には，他剤の併用を考慮する．

4） てんかん発作

まれであるが，てんかん発作を誘発しうることに留意すべきである．熱性けいれんを頻回に繰り返している症例では，服用開始前に，脳波検査をしておき，異常がないことを確かめておきたい．

なお，てんかん合併例であっても，抗てんかん薬の併用により，安全にメチルフェニデートを服用できるとする意見が多い．

5） チック・トゥレット症候群の増悪

メチルフェニデートは，チック症状を悪化させることが知られている．社会的な不利益をこうむる可能性があるほどでなければ，放置あるいは漢方薬などの治療を行う．

ハロペリドールなどの向精神病薬とメチルフェニデートとを併用することもよく行われる．

音声チックなど，社会的な不利益を伴う場合には，メチルフェニデートを中止し，ハロペリドールなどの向精神病薬によって，チックと多動・衝動性との両症状を抑制することを考慮する．

6） 多幸感

中学生以降では，メチルフェニデートによる多幸感が問題になることがある．すなわち，本人だけがハッピーになってしまう状態である．

特に，高校生以降では，かなりの割合でこの症状がみられるため，注意が必要である．対処として，リスペリドンなどの向精神病薬の併用を考えるか，他剤による症状のコントロールを考える．

d 有効性

メチルフェニデート単剤で，保護者，教師・保育士ともに有用性を認める症例は，おおよそ1/3程度である．保護者，あるいは，教師・保育士のどちらかが有用性を認める症例は，おおよそ半分程度である．すなわち，1/6の症例では，有用性が認められないことに留意したい．この成績には，当院が地方の大学病院であり，重症例のみが来院しているというバイアスがかかっている可能性がある．

2　ハロペリドール

a　概　要

　最も代表的な向精神病薬である．軽度発達障害の臨床では，少量投与で，長時間にわたり，十分な効果を得られることを利用する．メチルフェニデートの最大の欠点は，4 時間で薬効が切れてしまうことと，注意欠陥の症状が取れることで認知レベルが上がり，逆に情緒的に不安定になりうる(→ 130 ページ：**症例 8・AD/HD 多動性―衝動性優勢型，ODD 参照**)ことである．その点，ハロペリドールは，少ない投与回数と少ない副作用で，24 時間の多動・衝動性の抑制が可能である．この効果をメチルフェニデートで得ようとすると，消化器症状の副作用・体重減少や不眠に悩まされることになる．

　ハロペリドールなどの向精神病薬は，少量投与でも，多動性―衝動性のみならず，興奮状態や強い敵対心などにも効果がある．

b　用　量

　ハロペリドールに限らず，向精神病薬は，必要な用量の個人差が極めて大きい．このことに留意しておく必要がある．すなわち，最少投与量でスタートし，無効であれば，倍量，3 倍量…と増量していく．

　0.02 mg/kg/day 程度でスタートし，副作用の状況(眠気)を観察してもらいながら，増量する．最大投与量は，おおよそ，0.1〜0.2 mg/kg/day 程度である．

　　　例) 3 歳児で，15 kg：0.3 mg　夜 1 回
　　　　　7 歳児で，25 kg：0.5 mg　夜 1 回
　　　　　　　(錠剤を希望するなら，1 錠(0.75 mg)でも可)

　いずれの場合も，効果がなければ，増量を考える．眠気がなければ，朝・夕とも同量を投与，眠気があれば，夕のみ倍量投与とする(1 日量としては，倍になる)．

> **コラム** 向精神病薬投与時の保護者への説明

　ハロペリドールに限らず，向精神病薬を処方する際には，必ず明確に保護者にインフォームドコンセントを取らねばならない．すなわち，説明責任を果たしておくこと．

❶ **この薬は，精神分裂病（統合失調症）にも使用されていますが，驚かないでください．**

　薬剤師などからの説明で，処方された薬剤が，統合失調症の治療剤であることをはじめて保護者が知った場合，医師への不信を招く．強い薬を子どもに服用させることへのとまどいがみられるからである．
　統合失調症にも使用されていると説明しても，保護者がわからないことが多いので，あえて，精神分裂病という旧来の病名で話した方がよい．

❷ **この薬の投与量は，精神分裂病（統合失調症）に使用する場合に比べて，少量です．**

　実際，統合失調症の場合は，本書で説明している用量では，十分な効果を得ることは難しい．

❸ **この薬の使用量が多いか少ないかと，病状の重症度とは，あまり関係がありません．**

　実際，必要な用量の個人差が，極めて大きい薬剤である．

❹ **この薬を飲み始めたからといって，一生飲み続けなければならないわけではありません．**

　薬物療法は，患児がその症状を克服する術を覚えたとき，役目を終える．大切な脇役であることと，良くなれば中止できることを理解してもらう．

❺ **この薬について，知りたいことがあったら，遠慮なく，私に聞いてください．**

　当たり前のことだが，保護者は医師に遠慮して聞かないことがたくさんある．まして，医師が指示した薬のことは聞きにくい．

c 副作用

1） 不随意運動（錐体外路症状）

　小児期においては，錐体外路症状が起こりやすいので，ハロペリドールの使用開始時には，抗パーキンソン病薬の併用が望ましいとされている．
　私自身は，定型向精神病薬の使用時には，<u>必ず</u>抗パーキンソン病薬を併用することにしている．トリヘキシフェニジル（アーテン®），ビペリデン（アキネトン®），プロメタジン（ピレチア®）などを用いる．いずれも抗コリン薬であり，抗パーキンソン作用として利用している．プロメタジンは，

抗ヒスタミン剤でもあり，鎮静効果があることを逆に利用する場合もある．また，抗コリン作用がある抗ヒスタミン剤を多めに投与して，上記薬剤の代わりにしてもよい．

　　　例）ハロペリドール 0.5 mg
　　　　　トリヘキシフェニジル 1.0 mg（およそ 2 倍と覚える）
　　　　　　あるいは，
　　　　　ビペリデン 0.5 mg（およそ同量と覚える）

2）眠気・ふらつき

ハロペリドールの副作用として，投与量を規定するのは，眠気であると言っても過言ではない．数日で軽快することも多いが，軽快しない症例では，夜 1 回投与となるのもやむを得ない．

多動・衝動性の症状が強く，多めの用量が必要になると想像される症例では，初回から 0.05 mg/kg/day（分 2）の処方としておき，眠気が強いときには，朝の投与を中止しておくように，保護者に指示しておくことも，ひとつのアイディアである．

3）消化器症状

消化管の蠕動運動を抑制するので，食欲不振，悪心・嘔吐，便秘，腹部の膨満，イレウス等があり得る．

4）その他

高プロラクチン血症も起こりうる．また，極めてまれな副作用ではあり，私自身は経験したことがないが，悪性症候群，心室頻拍，遅発性ジスキネジア，抗利尿ホルモン不適合分泌症候群（SIADH）などの重篤な副作用の存在を知っておく必要がある．

▶ **症例 8　AD/HD（多動性―衝動性優勢型），ODD（10 歳，男児．体重 35 kg）**◀ – ◀

AD/HD の診断にて，某医にて，メチルフェニデート 20 mg/day（朝・昼，分 2）を投与された．この投薬により，学校での多動や衝動的な行動（クラスメートへの暴力行為，授業中の立ち歩き）は抑制されたが，家庭内での母親・2 歳年下の妹への暴力はむしろ増悪した．また，メチルフェニデートの服用をいやがり，服用のために，朝・昼とも数十分かかっていた．

母親が，家庭内暴力の悪化に対して，対処を求めたが，「学校での行動の改善があるのでがまんしなさい」と言われたことを契機に，紹介状を持

たずに，当科を受診した．事実，母親の四肢は，患児の暴力行為により，あざだらけであった（夏なのに汗をかきながら長そでを着ており発覚）．

当科での診断は，AD/HD 多動性―衝動性優先型に加えて，ODD である．母親によれば，メチルフェニデートを使用し始めてから，家庭では以前よりひどい状態とのことなので，メチルフェニデートの副作用であるリバウンドによる興奮があるのだと推測した．

よって，前医での処方内容であるメチルフェニデート 20 mg/day に加えて，下記処方を追加した．それと同時に，保護者に，第 2 章で示した働きかけを行った．すなわち，生活リズムの改善と「ほめる」ことの大切さを，知っていただくことである．

　　処方） ハロペリドール（0.75 mg） 3 錠
　　　　　ビペリデン（1 mg） 3 錠　　　　　（分 3）
　　　　（ただし，眠気が強い間は，朝・昼の分は投与中止可）
　　　　メチルフェニデート（10 mg） 2 錠　（分 2，朝・昼）

夕方から投与を開始したところ，翌朝は，ほとんど眠気がなかったので，上記処方をそのまま服用した．投与開始直後の 1 週間は，学校では活気がなく，一度授業時間中に居眠りをしたとのこと．

夕食後のハロペリドールを服用して 1 時間後には，寝てしまうために，問題であった家庭での暴力行為は，一時激減した．しかし，おおよそ 3 週間後ごろから，また，母親・妹への暴力行為がみられた．

父親にお願いし，母親および妹への暴力行為に対して，仕事を中断して，家庭に戻ってもらうことを，本人の前で約束し，夜のハロペリドールを 2 錠に増量した．

　　処方） ハロペリドール（0.75 mg） 4 錠（1-1-2）
　　　　　ビペリデン（1mg） 3 錠　　　　　　（分 3）
　　　　　メチルフェニデート（10 mg） 2 錠　　（分 2，朝・昼）

また，母親には，「ほめる」ことの大切さを，再度認識するようお願いした．

父親が家庭に戻らざるを得なかったのは，その後の 1 か月間で，わずか 1 回であり，しかも，実際には，母親への暴力行為はなかった．

学校では，昼のメチルフェニデート服用がスムーズになり，行動上の問題点も，著しく減少したという．

現在，当科初診から，1年が経過しているが，その後，家庭内での暴力行為はない．なお，本症例では，母親への暴力行為がなくなってから，数か月後に，母親が反応性うつ(いわゆる燃え尽き症候群)の状態に陥り，精神科医への紹介を行ったことを付け加えておく．

3 リスペリドン
a 概　要

前項のハロペリドールも，リスペリドンも向精神病薬であるが，その効果の違いをイメージで模式的に示すと，**図13**の通り．

ハロペリドールが，多動性―衝動性を全体的に抑制するのに対し，リスペリドンは，多動性―衝動性の高いところだけを切り取るような印象を持つ．すなわち，ずっとテンションが高い子どものテンションを下げるのなら，ハロペリドールが適している．一方，普段の多動・衝動性は高くないが，興奮したときの多動・衝動性をなくしたいのなら，リスペリドンのほうがよい．

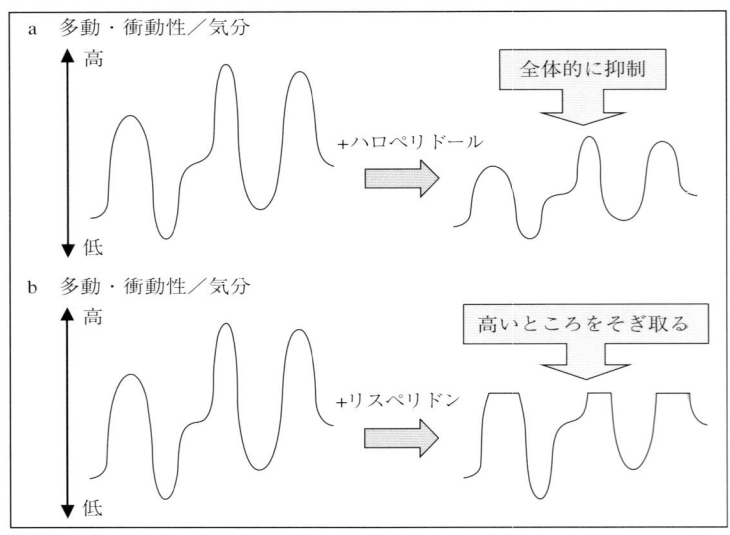

図13　ハロペリドールとリスペリドンの効果イメージ

ハロペリドールが定型向精神病薬に分類され，リスペリドンは非定型向精神病薬に分類される．薬理学的には，定型向精神病薬がドパミン D_2 受容体の遮断を主作用とするのに対し，非定型向精神病薬ではセロトニン $5-HT_2$ 受容体も拮抗される（$5-HT_2/D_2$ 受容体複合拮抗薬）．

非定型向精神病薬は，定型向精神病薬の錐体外路系副作用の軽減と，統合失調症の陰性症状への有効性改善とを目的として開発されてきた．ちなみに，陰性症状とは，感情的な引きこもり，意欲低下，情動鈍麻，意欲・発動性欠如，注意力の障害などを指している．

b 用　量

0.01 mg/kg/day 程度でスタートし，効果が十分でなければ，副作用の状況（眠気）を観察してもらいながら，増量する．ハロペリドール同様に，無効であれば，倍量，3倍量…と増量していく．

すなわち，最小投与量でスタートし，眠気がなければ朝・夕とも同量を投与，眠気があれば夕のみ倍量投与とする（1日量としては，倍になる）．効果不十分な症例では，分3投与もよい．

0.01 mg/kg/day 程度で十分な効果が得られる症例がある一方で，0.1 mg/kg/day 程度を要することもある．向精神病薬は，必要な用量の個人差が極めて大きい．最大投与量は，おおよそ，0.1〜0.2 mg/kg/day 程度である．ハロペリドール無効による切り替え例では，比較的大量（0.02〜0.05 mg/kg/day）からスタートすることを考えてもよい．

なお，錠剤は，半分に割ることができるので，1 mg 錠で，0.5 mg の投与も可能である．体重 50 kg の中学生で，半錠 1 日 1 回投与で十分なことも少なくない．

c 副 作 用
1) 眠気・ふらつき

リスペリドンの副作用として，投与量を規定するのも，ハロペリドール同様に眠気である．数日で軽快することも多いが，軽快しない症例では，夜 1 回投与となるのもやむを得ない．

多動・衝動性の症状が強く，多めの用量が必要になると想像される症例では，初回から 0.02 mg/kg/day（分 2）の処方としておき，眠気が強いとき

には，朝の投与を中止しておくように，保護者に指示しておくことも，ひとつのアイディアである．

2） 不随意運動（錐体外路症状）

小児期においては，錐体外路症状が起こりやすいが，リスペリドンは，この副作用の軽減を目的として開発されている．

私自身は，非定型向精神病薬の使用時には，抗パーキンソン病薬を併用せずに投与している．錐体外路症状が出てきた症例は数例を数えるのみだが経験している．その場合には，抗パーキンソン病薬（→ 129 ページ：1)・不随意運動（錐体外路症状）参照）を併用する．

3） その他

ハロペリドールと比較して副作用は少ない．まれではあるが，同様の副作用が存在しうることを知っておく必要がある．

▶ **症例 9　AD/HD（混合型）（15 歳，男児．体重 37 kg）** ◀ ──── ◀

メチルフェニデート 20 mg にて良好に管理されていたが，家族を含めて，多幸感を感じるため，10 mg に減量を余儀なくされた．

しかし，多動性─衝動性のあらわれか，夕方から深夜にかけて，「走りたくなる，騒ぎたくなる」と言うようになり，実際に，夜中にステレオをかけて騒ぐなどの行動があり，近所からの苦情がくるようになった．

　　　処方）リスペリドン 0.5 mg　　　（分 1，夕のみ）

上記処方を追加したところ，それらの症状が落ちついたのみならず，他人の話を落ちついて聞けるようになったと周囲から評価されるようになった．本人も，今度の薬の方が，調子がよいと自覚できている．以前に比べて，家族が言わなくても，確実に服薬するようになった．

▶ ──────────────────────── ◀

▶ **症例 10　A 子ちゃん，高機能自閉症（9 歳，女児．体重 30 kg）** ◀ ─ ◀

学校内，家庭内ともに，かっとしたときに周囲の人にかみつく，なぐる，けるといった行為がみられることを主訴として来院した．

「C 子ちゃん，かっこわるい」とクラスメート B 男が C 子のことを話したときに，患児が C 子ちゃんに，攻撃してしまう．

かっとなることがなければ，多動はあまりみられない．家庭内でも，弟

となごやかに遊んでいるが，ちょっとした兄弟げんかが契機となって，弟にかみついてしまう．はさみを持ち出し，それを取り上げようとした母親が怪我をした．

　高機能自閉症の診断のもと，第 2 章で示した生活指導や，SPELL の法則(→ 178 ページ：H・SPELL の法則参照)を実践していただいたが，効果がなかった．保護者の希望と了解のもと，薬物治療を併用した．

　　　処方）リスペリドン 2 mg　　　（分 2）
　　　　　（眠気があるときは，夕方 1 回のみで可）

　薬物療法開始後およそ 1 週間で，学校内では行動が落ちつきはじめたが，家庭内では，相変わらずの他害行為(弟への暴力)が続いた．

　このため，投与開始 1 か月後から，リスペリドンを増量した．

　　　処方）リスペリドン 3 mg　　　（分 3）
　　　　　（朝，学校から帰宅直後，夕食後）

　増量後，次第に家庭内でも，他害行為が減少した．状況が安定して 1 年したところで，薬剤の減量を開始した．減量開始後，半年で，薬物療法を中止し得た．

4　その他の非定型向精神病薬（クエチアピンとペロスピロン）

a　概　　要

　クエチアピン(セロクエル®)とペロスピロン(ルーラン®)は，リスペリドンと同じく，非定型向精神病薬として開発された薬剤である．非定型向精神病薬が市販される前は，軽度発達障害児の多動性―衝動性を，メチルフェニデート，ハロペリドールでの抑制が不十分であると，クロルプロマジン，$LiCO_3$，レボメプロマジンなどを使用していた．残念ながら，多動性―衝動性を押さえることができても，無気力になったり，認知力の低下がみられるなど，患児の QOL の向上に役立たないことも少なくなかった．向精神病薬への誤解は，かつての状況を考えると，無理もないように思われる．

　リスペリドンが使用可能となり，その特性(→ 132 ページ：**図 13**・ハロペリドールとリスペリドンの効果イメージ参照)に驚嘆した．しかし，もう少し鎮静が得られればと思うことも少なくなかった．クエチアピンとペロスピロンは，まさに鎮静効果の強いリスペリドンであるという印象を持っている．この特徴は，ヒスタミン H_1 受容体の拮抗などの薬理学的な

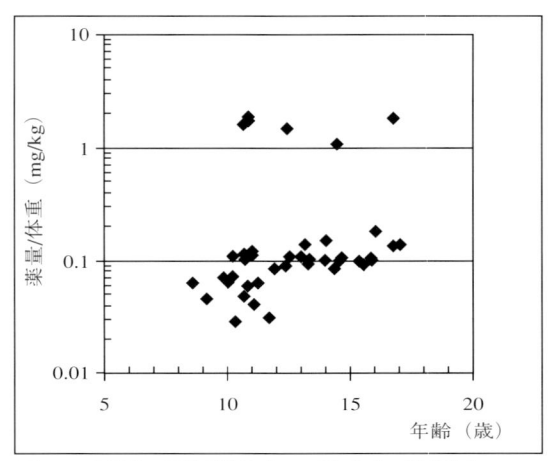

図14 児童・青年期のクエチアピン投与量

特性によると想定されている．

b 用量

クエチアピンの，初期投与量は，0.05 mg/kg/day（分1）である．0.1 mg/kg/day（分2）程度でちょうど良いことが少なくない．

ところが，それを超える用量を要する場合，1 mg/kg/day を超える用量を要する場合が珍しくない．どうも，至適用量が，0.1 mg/kg/day 前後と，1.5 mg/kg/day 以上との2峰性に分離されるらしい（**図14**）．錠剤が 25/100 mg であることから，用量設定に注意が必要である．

投与量を規定するのは，その他の向精神病薬と同様に，副作用の眠気である．

ペロスピロンの初期投与量は，0.1 mg/kg/day（分1）としている．ペロスピロンの特徴として，ヒスタミン H_1 受容体の拮抗作用が強いので，ペロスピロンのみで，多動・衝動性のみならず，途中覚醒型の睡眠障害にも効果を発揮することを特記しておきたい．

c 副作用

クエチアピンとペロスピロンの副作用は，リスペリドンと同様と考えてよいが，食欲亢進が時に問題となり得る．まれに，クエチアピンで，著し

い血糖値の上昇から，糖尿病性ケトアシドーシスが発症したという報告がある．

5　気分安定薬（カルバマゼピン，バルプロ酸）
a　概　要

小児神経科医にとって，抗てんかん薬としておなじみの，カルバマゼピン（CBZ）とバルプロ酸（VPA）は，興奮状態に対する保険適用がある．

非定型抗精神病薬が利用できる以前は，多動性―衝動性に対して，$LiCO_3$ と CBZ の併用療法は，良く行われていた．現在となっては，$LiCO_3$ の管理中止と副作用を考えると，私には，優先順位が下がる治療法だ．しかし，軽度発達障害の患児が，不幸にしててんかんを合併した場合は，CBZ, VPA を優先して使用することで，予期せぬ効果を挙げることがある．

104 ページにも示したように，私は入眠障害に対しても，CBZ, VPA を積極的に使用している．それは，CBZ, VPA が気分安定薬としての効果がある．症例（→ 138 ページ：**症例 11**・高機能自閉症，反応性うつ病参照）に示すように，一つの薬剤で，複数の効果を狙っている．

CBZ, VPA の効果をイメージで模式的に**図 15** に示した．抗精神病薬の

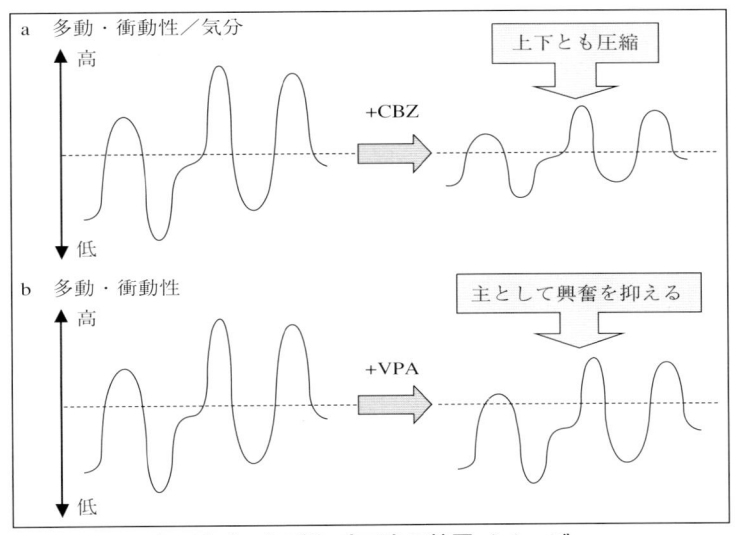

図 15　カルバマゼピンとバルプロ酸の効果イメージ

効き方(→132ページ：**図13**・ハロペリドールとリスペリドンの効果イメージ参照)とは，また異なる印象を持つ．ハロペリドールとVPAとがやや類似するが，ハロペリドールでは無気力に見えることがあるが，VPAでは眠気の副作用さえなければ無気力になることはない．

また，CBZでは，ハロペリドールと異なり，気分の高揚／低迷ともに抑える印象がある．

気分安定薬のなかで，私が頻用しているのは，自閉症児で，抑うつ的な気分があって，時に感情的爆発がみられる症例である．このような症例には，SSRI(フルボキサミン)＋VPAが奏功することが多い．

b 用 量

CBZであれば，10〜15 mg/kg(最大400〜600 mg)，VPAであれば，10〜20 mg/kg(最大600 mg)で十分である．

ただし，十分な効果発現には，少なくとも，3週間を要することを心得ておく必要がある．

c 副 作 用

小児神経科医にとって，なじみの薬剤であり，本書では省略する．

▶ 症例11 高機能自閉症，反応性うつ病(10歳，女児) ◀ ─── ◀

通常学級在籍．もともと，おとなしい子であり，成績は中の下程度．4年生の後半から，友だちと仲良く遊んでいたと思うと，急に泣きじゃくってしまうことが増えた．4年の3学期になり，泣きじゃくりながら，友だちに手を出してしまうことが増えた．某医を受診し，広汎性発達障害の診断で，メチルフェニデート，ハロペリドールの投与を受けたが，症状はむしろ悪化し，薬物療法を自己中止した．

5年生の夏休み前ごろから，チックが出現した．夏休み明けから，チックを気にして，学校に行きたがらなくなった．チックの発作が頻発していたときに，顔を見られたことを理由に，クラスメートの頭をはたいてしまった．頭をはたかれたクラスメートは，窓にぶつかり，外科的な処置を要した．この事件を契機に，当科を受診した．

WISC-IIIにて，VIQ＝98, PIQ＝74, FIQ＝83であった．言語性では，類似，

動作性では，符号，絵画配列の低さが目立った．CDI（小児うつ病尺度）は32点．当科診断は，①高機能自閉症，②反応性うつ病である．

行動上の問題点は，衝動的な行動であることから，保護者と学級担任に行動上の変化を，記録・報告いただくことをお願いした上で，フルボキサミン 50 mg/day から開始した．

投薬を始めて，およそ3週間で，朝の登校しぶりは消失したが，学校での友人との言い争いは，むしろ激烈となった．このため，バルプロ酸 400 mg/day（分2）を追加したところ，翌日から，周囲との言い争いはなくなり，およそ3週間の経過で，3年生のころが戻ってきたような安定した状況（母親の談）が得られた．チックに関しては，次第に軽快したので，対処を必要としなかった．

バルプロ酸投与後，1年ほどしてから，フルボキサミンを減量中止を試みた．しかし，再度，登校をいやがるようになったため，減量中止を余儀なくされた．バルプロ酸も同様に減量・中止できなかった．中学校入学時に特殊学級に転籍した後に，再度，減量中止を試みたところ，今度は薬物療法を中止し得た．

C 抗うつ病薬

うつ病治療薬は，SSRI/SNRI の発売後，新時代を迎えたといっても過言ではない．SSRI/SNRI は，うつのみならず，強迫性障害，不安社会性障害，パニック障害，注意欠陥など，様々な障害で，たくさんの標的症状に用いられている．

従来の三環系抗うつ剤（TCAs）は，心血管系を含めた，様々な副作用があり使用しにくかった．たとえば，思春期前後で，起立性調節障害がある場合に TCAs を用いると，ふらつき，朝の不定愁訴を招く．そのため，十分な用量を与えることが難かしかった．また，朝方の不定愁訴が，うつ病や起立性調節障害の症状なのか，TCAs の副作用なのかの判別が難しい．さらに，LD_{50}（半数致死量）が低いため，事故・故意を問わず，大量に服薬した場合，死を招く危険があることも，問題になり得た．

その点，SSRI/SNRI は，消化器症状を除くと，副作用が極めて少ないた

め，十分な用量を安心して投与することができる．フルボキサミンが利用可能になったことで，私は，抗うつ病薬の利用を見直すことになった．

1　フルボキサミン

a　概　　要

現在，私が最も頻用している抗うつ病薬である．小児に対する安全性試験もすでに行われており，安心して使える薬剤である．$T_{1/2}$ が比較的長いため，分 1 投与も可能である．

比較的早期から効果が出ることもあるが，基本的には，効果発現に少なくとも 3 週間程度かかることを念頭に置くこと．即効性がないので，効果発現に時間がかかることを保護者に説明しておかないと，自己中止されることがある．

また，フルボキサミンは，自覚的な効果に乏しいことが少なくない．第三者からみると明らかに改善しているのに，自覚的には変わっていないと考えることがよくある．効果判断の際には，必ず保護者・教師・保育士といった第三者からの情報を得ておくことが大切である．

b　用　　量

副作用が少ないため，2～3 mg/kg/day（最大 150 mg／通常の用量）を最初から投与しても良い．夕食直後の分 1 投与であれば，消化管障害の副作用を減少させることができる．

なお，自閉症の他害・興奮などに用いる場合は，2～3 mg/kg/day から始めて，1～2 mg/kg ずつ増量し，最終的に 5～6 mg/kg/day（最大 300 mg）まで使用してみなければ，効果判定を誤る可能性がある．

なお，非常に弱いながら，離脱症候群が存在するので，投与の中止を考えるときには，漸減中止とする．また，効果発現に時間がかかるのと同様に，投与の漸減中止の影響が行動面で現れるのにも，時間がかかることを熟知しておくこと．投与中止して，2～3 か月後に行動面で悪化がみられ，投与再開にて行動が従前同様となることもある．

c 副作用
1）消化器症状（嘔吐，食欲不振など）
　一番頻度が高い副作用である．夕一回，食直後の症状とすることで，かなり消化器症状の副作用を抑えられ，また，消化管運動賦活剤を用いることで，副作用を回避できることもある．
　　① イトプリド（ガナトン®）
　　② モサプリド（ガスモチン®）
　なお，奥の手の副作用回避手段として，低用量のフルボキサミン＋低容量のタンドスピロン（セディール®）併用（→ 141 ページ：d・副作用対策奥の手参照）という手段もある．

2）睡眠障害
　眠気，途中覚醒，早朝覚醒などがあり得る．午前 4 時に覚醒してしまい，日中の眠気を誘うことがあり，中止せざるを得ないこともある．なお，用量依存性であるため，タンドスピロン併用にてフルボキサミンを減量して，この副作用を回避することも可能である．

3）その他
　併用禁止薬剤にチザニジン（テルネリン®）や，チオリダジン（メレリル®）がある．前者は筋緊張性頭痛，肩こりなどで，後者は多動などで用いることがあり，要注意である．
　向精神病薬と同様の副作用（悪性症候群など）を起こすことがある．また，フルボキサミン特有の副作用として，セロトニン症候群を引き起こすことが，まれながらあることを知っておく必要がある．

d 副作用対策の奥の手
　フルボキサミンが有用であることは確認できたが，食欲不振などの副作用のために，使用し続けられない場合には，次のような逃げ道がある．
　　　　例）フルボキサミン 150 mg（分 3）
　　　　　　　　　⇕ほぼ同等
　　　　　　フルボキサミン 50 mg
　　　　　　タンドスピロン 10 mg（分 1，夕のみ）
　タンドスピロンは，$5HT_{1A}$ 受容体作動薬である．これまで，自閉症，

AD/HDの症例など，十数例で上述の奥の手が有用であった．同様の報告は，フルボキサミン＋buspiron（日本未発売）でもなされている．

▶ **症例12　AD/HD（多動性―衝動優勢型），反応性うつ病（8歳，男児）** ◀‑◀

　幼小児期より，多動性―衝動性が強く，家庭内は兄弟げんか，保育園でも同級生・上級生とのけんかが絶えなかった．WISC-III では，VIQ＝118，PIQ＝120，FIQ＝119 とバランスも良く，AD/HD 多動性―衝動優勢型と診断した．中等症の通年型アトピー性皮膚炎，食事アレルギーもあり．

　メチルフェニデートにて治療を開始したところ，多動性―衝動性に対する効果はみられるが，およそ 3.5 時間しか効果が持続しないため，1 日 4 回投与でも，家庭内での不慮の事故・外科的治療を要する兄弟げんかを抑止できなかった．CDI でも 29〜30 点を推移した．

　ハロペリドールの併用を試みたが，眠気・もうろう状態の副作用のため利用できなかった．カルバマゼピンは発疹出現のため使用できなかった．バルプロ酸は無効で，クロニジンは，ふらつきの副作用が出現した．

　その折りに，フルボキサミンが発売され，使用したところ，用量を増加するについて，行動が安定した．下記処方で，行動が安定し，トラブルはなくなった．

　　　　処方1）メチルフェニデート 30 mg（10-10-5-5）分 4（1.0 mg/kg/day）
　　　　　　　フルボキサミン 150 mg　分 3（5 mg/kg/day）

　ところが，この服薬内容では，食欲不振の副作用があり，体重が，1 kg/month の割合で減少した．保護者の希望があり，消化管運動賦活剤を使用して，上記治療を継続したが，結局 5 kg/6 months の体重減少があり，保護者の希望に反するが，上記治療を断念せざるを得なくなった．

　インフォームドコンセントのもと，タンドスピロン併用療法を試みた．上記処方 1）から，下記処方 2）へと変更した．

　　　　処分2）メチルフェニデート 30 mg（10-10-5-5）分 4（1.0 mg/kg/day）
　　　　　　　フルボキサミン 50 mg　分 1（1.6 mg/kg/day）
　　　　　　　タンドスピロン 10 mg　分 1（0.3 mg/kg/day）

　この処方変更で，行動上の変化はなく，食欲は明らかに増加した．しかし，体重増加は，1.5 kg/6 months 程度で，十分とはなかったので，エンシュア・リキッド®250 ml/day の補助栄養を行い，なんとか 3 kg/6 months の体

重増加を得た．

　フルボキサミンによる治療を開始してから，友人とのトラブルがないわけではないが，ご両親が相手方にお詫びに行かねばならないようなトラブルの頻度は，激減(2～3回／月→2～3回／年)しており，治療は有効であったと考えている．

　処方2)開始1年半後に，タンドスピロンを中止したところ，中止して1か月たたないうちに，久しぶりに大きな友人とのトラブルが生じたため，タンドスピロンを再開せざるを得なかった．その後，フルボキサミン，タンドスピロンについては，そのまま続行とし，メチルフェニデートの減量を少しずつ行っているところである．

2　その他の抗うつ病薬

a　概　　要

　フルボキサミンが無効であった場合の二次選択薬は，ミルナシプラン(トレドミン®)である．用量は1 mg/kg/dayで開始し，2 mg/kg/day程度までとしている．

　また，クロミプラミン(アナフラニール®)を以前は用いていたが，最近2年ほどは，遺尿症以外には，使用していない．スルピリド(ドグマチール®)は，抗うつ薬としては，比較的即効性が期待できるので，その意味で使用することがある．用量は，1 mg/kg/day(分2)から用いる．ただし，スルピリドは多幸感があることや，高プロラクチン血症などの副作用があるため，小児期では長期間の連用はしにくい．なお，パロキセチン(パキシル®)は小児に対して使用禁忌になっている．

D　漢方薬

　軽度発達障害の子どもたちは，様々な不定愁訴を訴える場合が多い．これらの不定愁訴に対して，筆者が良く用いているのは，代替医療ともいうべき漢方薬である．基本的に，西洋薬を試して無効な例に用いる．西洋薬の適応がないが，患者／保護者が投薬を希望する場合(チックの場合に非常に多い)も漢方薬を選択する．

表6 漢方薬を用いる利点と欠点

利　点	
① どんな症状があっても，対応できる．	
② どれだけ症状が増えようとも，漢方薬はひとつだけですみ，多剤併用にならない．	
③ 漢方医学の常識がわかれば，副作用を気にする必要がない(→○ページ：a・概要参照)	
④ ほとんど薬剤相互作用を気にする必要がない．	
⑤ 投薬に対して，症状が不変であった場合，柔軟に薬剤を変更可能．症状が変わらないのに，同じ薬で様子をみなさいといわなくてよい．よって，信頼関係を保ちやすい．	

欠　点	
① 基本的には散剤しかない(本来は煎じ薬で，散剤を熱湯に溶かして飲む方がよいので，錠剤は効果が薄いといわれる)．	
② 味が悪いのでコンプライアンスが悪くなりやすい．	
ただし，おもしろいことに，良く効く例では，おいしく感じるという．酸っぱいレモンが，山登りの最中には甘く感じるのと同じである．つまり，「苦くて飲めない」という場合は，より良いほかの処方があることを医師に示している可能性がある．	

表6に，漢方薬を用いる利点と欠点を示す．

a　概　要

漢方薬使用にあたって，気をつけるべきは，

> 診断名から，薬剤が決定されるわけではない．

症状と患者さんの雰囲気(証)により，薬剤が選択される．決して，診断名ではない．

かつて慢性肝炎に対して，小柴胡湯が頻用され，間質性肺炎の副作用が問題になったことがある．小柴胡湯は，柴胡剤であるから，比較的体力が保たれている人に使用する薬剤である．入院が必要な「虚弱な」状況の人には向かない．それにも関わらず，入院患者に小柴胡湯を用いるから，問題が起こる…というふうに漢方医は考える．

同じ症状でも，患者さんの雰囲気で，使用する薬剤が，はっきり異なる．逆に，患者さんの雰囲気で，様々な症状に対して，同じ薬剤を利用することがあり得る．

念のために申し添えるが，明確に西洋薬の適応がある場合に，漢方薬で

お茶を濁してはならない．たとえば，片頭痛には，スマトリプタン（イミグラン®）などが一次選択薬である．漢方薬は西洋薬が無効であったときや，保護者や患児が漢方薬を希望するときに，初めて適応になり得る．

▶ **症例 13　AD/HD（混合型），言語性 LD（17 歳，女児）** ◀　　◀

小学校より治療的介入がなされている症例で，WISC–III では，VIQ＝79，PIQ＝90，FIQ 82（10 歳時）．薬物療法としては，小学校のころは，メチルフェニデートを他院で処方されていた．転居により，中学校 2 年より当科にて経過観察していた．

高校 1 年生の 10 月頃より，学校やアルバイト先の友人関係で悩むことが多く，不眠や食欲不振などの身体症状がみられた．Zung 自己評価式抑うつ尺度では 54 点，BDI テスト 35 点であり抑うつ状態と考えた．フルボキサミン 50 mg/day の投与を開始した．およそ 2 か月の経過で，改善がみられた．フルボキサミンは，高校 2 年の初めに自己中止したが，そのまま経過を見た．

高校 3 年の 6 月に，進路の問題で悩み，1 年生のころと同じような症状が出現した．BDI テストを行ったところ，36 点であり，本人の希望もあり，フルボキサミンの投与を再開した．しかし，症状は増悪するため，フルボキサミン 100 mg/day に増量した．

その後，腹部不快感，食事後に眠くなる，食欲不振，肩こり，眠った気がしない（早朝覚醒はなし），月経時のふらつき，朝にふらふらするなどの不定愁訴を訴えた．BDI テストは 36 点と変化がなかった．本人の表情，話しぶりにはあまり変化がなく，フルボキサミンの増量にもかかわらず，不定愁訴が増加していくので，漢方薬の投与に切り換えることにした．

　　　処方）六君子湯 3 包　　　　（分 3）

フルボキサミンの減量にもかかわらず，症状の改善をみたので，翌月にフルボキサミンを中止した．中止後間もなくから，朝の眠気・食欲不振が改善した．フルボキサミンによる眠気や消化器症状が，不定愁訴を悪化させていた可能性がある．

その後，症状としては，月経時のふらつき，体調不良のみが残ったので，六君子湯を中止し，加味逍遙散に変更した．

　　　処方）加味逍遙散 3 包　　　（分 3）

表7　筆者がよく用いる漢方薬

1	葛根湯	9	小柴胡湯	10	柴胡桂枝湯	11	柴胡桂枝乾姜湯
12	柴胡加竜骨牡蠣湯	14	半夏瀉心湯	16	半夏厚朴湯	17	五苓散
19	小青竜湯	23	当帰芍薬散	24	加味逍遥散	26	桂枝加竜骨牡蠣湯
27	麻黄湯	29	麦門冬湯	30	真武湯	31	呉茱萸湯
41	補中益気湯	43	六君子湯	45	桂枝湯	47	釣藤散
54	抑肝散	55	麻杏甘石湯	60	桂枝加芍薬湯	68	芍薬甘草湯
75	四君子湯	83	抑肝散加陳皮半夏	90	清肺湯	92	滋陰至宝湯
93	滋陰降火湯	96	柴朴湯	98	黄耆建中湯	99	小建中湯
100	大建中湯	103	酸棗仁湯	108	人参養栄湯	114	柴苓湯

数字はツムラ(株)による整理番号

　この投薬変更して，翌月から，月経の前後での症状も消失した．症状消失後，半年後に，廃薬(薬物治療中止の漢方医学的表現)とした．

───────────────────────────

　本症例は，示唆的な内容を含んでいる．そのひとつは，うつ病を調べるためのテストが，あくまでテストに過ぎないということだ．高校3年の時のエピソードは，うつという私の判断が間違っていることを示している．

　もうひとつの示唆は，抗うつ病薬の副作用が，より強く出ていると想像されることだ．代替医療である漢方薬の「六君子湯」は，抗うつ的な役割を示す半夏や茯苓を含むにもかかわらず，胃腸障害が存在するときにこそ，使用すべき薬剤という，抗うつ薬にはない特性を持つ．

　西洋における漢方薬ともいうべき，St. John's Wort が，現在では，弱いMAO inhibitor であることが判明するなど，代替医療にも科学の光が当たり始めている．

　筆者の頻用処方は，**表7** の通りだが，詳細は紙面の関係で省略せざるを得ない．

第4章 子どもをどう育むか

自分の考えを著すから，「自著」という．ただのひとりよがりかもしれない．読者のご批正を請う．

A 「教育」こそ，軽度発達障害の子どもへの治療である

> 診断は，子どもを育むため手段であってほしい．

　診断をつけることが，ただのレッテル張りで終わってしまうことを，私は許せない．もちろん，子どもを育む手段を提示しても，ただのレッテル張りをされたと，保護者が感じ取ってしまう現実はあるが．

　大学病院は敷居が高い病院なので，なおさら助長されているのだと思うが，来院するほとんどの症例は，ほかの相談機関・医療機関への相談歴・受診歴を持っている．

　○○に行って，色々検査をしてもらい，診断をつけてもらったけど，それでおしまい…「様子をみなさい」と言われたと聞かない日はない．自然経過で良くなるから「様子をみなさい」なら，わかる．しかし，良くならないのに，「様子をみなさい」という言葉はない．

1 障害にどう立ち向かうか

　軽度発達障害は，「障害」であるから，自然経過では良くならない．むしろ，本著の第1章に書いたように，自然経過が良くないから「障害」と言う名前がついているのである．

　AD/HD，LD，高機能自閉症，アスペルガー症候群といった軽度発達障害は，おそらく生物学的な要因が大きな位置をしめる疾患であるから，生

物学的には治癒することはない．しかし，生物学的に治癒しなくても，患者さんが十分に社会適応し，自立していければ，何ら問題がない．

医療の世界であれば，リハビリテーションの世界が，軽度発達障害の療育に一番近いと思われる．しかし，軽度発達障害の療育で必要なのは，<u>病院</u>で行われるリハビリテーションだけではない．なぜなら，軽度発達障害の療育で必要なのは，<u>社会で</u>生きていくための手だてであるから，社会の中でしか，獲得できないし，獲得したことを確認できないのである．

たとえば，AD/HD 研究の第一人者の Dr. Prof. Barkley は，AD/HD 患者において，病院での SST（ソーシャルスキルトレーニング）は，あまり効果を期待できないことを示した．むしろ，教師に SST の仕方を教えたり，保護者への指導（ペアレントトレーニング）をしたりするほうが，有効なのだという．

この意味で，病院のリハビリテーション室で行われる，肢体不自由や脳性麻痺の療育におけるリハビリテーションとは異なることも必要なのだ．もちろん，必要があれば，病院のリハビリテーション室で個別指導を行うのも必要である．しかし，それだけでは十分とはいえないということだ．

2　臨界期があるからこそ，適切に教え育みたい

小児には，大人にはない側面がある．「発達」である．近年の脳科学の発達により，発達には臨界期があることを，科学の目でみつめなおすことができるようになりつつある．

たとえば，生まれてしばらくした子猫に眼帯をかけて数週間片目を覆うと，弱視になってしまうという．また，縦縞いりのゴーグルをかけて，常に縦縞しか見えない環境で育てた子猫は，縦線は見えるが横線が見えなくなる．その理由は，一次視覚野で，横線を認知する神経細胞がなくなってしまうという．横線に反応する神経細胞が，感覚器を通して刺激されることがないので，アポトーシスが生じるのだと推測されている．

臨界期が存在するということは，教育の現場では，経験則として理解されていたことだ．たとえば，中学生で，1桁の足し算はできるが，3桁の足し算ができないのなら，計算機の使い方を教えたほうが，その子どもの生活力をつけることにつながるといったことである．

表1　古川市子育て支援センターの武川裕子氏の主張

> 発達障害児の療育に一番必要なことは，普通の子育ての知恵を，手を替え，品を替え使っていくことだ．「あたりまえのことが，あたりまえにできる」ことを目指すことが，軽度発達障害児の療育で，最も大切だ．

> しかるべき時に，しかるべきことを教える．

　このことこそ，何よりも大切なことであって，診断をつけて「様子をみなさい」では困る．その発達年齢，その発達段階なりに，ぜひとも気をつけるべきこと，必ず教えるべきことがあるはずなのだ．

　気をつけるべきことや教えるべきことを，明確に保護者に伝えられないなら，それは自分の勉強不足だと思った方が良い．そして，そのヒントは，普通の子育て・教育のなかに必ず存在しているのである．

　古川市子育て支援センターの武川裕子氏は，**表1**のように主張している．**表1**の主張は，まさに，「しかるべきときに，しかるべきことを教える」という私の主張の裏返しの表現にほかならない．

　「しかるべきときに，しかるべきことを教える」ことが担えるところは，たくさんある．「家庭」であり，「幼稚園・保育園や母子通園施設」であり，「学校」である．そして，それらを支える「子育て支援」もあれば，「相談機関（保健所や児童相談所など）」もあり，「医療機関」もある．上記のどこでも行われていることは，子どもを「教え，育む(はぐくむ)」ことである．この意味で，

> 「教育」こそ，軽度発達障害の子どもへの治療である．

と私は考えている．

B　医教連携は，なぜ必要なのか

> 診断は，子どもを育むため手段であってほしい．

と前節の冒頭に書いた．なぜなら，実際にはそうなっていないからである．

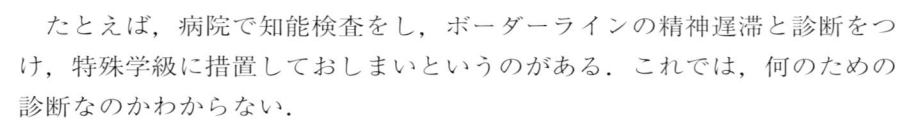

たとえば，病院で知能検査をし，ボーダーラインの精神遅滞と診断をつけ，特殊学級に措置しておしまいというのがある．これでは，何のための診断なのかわからない．

　大切なのは，特殊学級に措置した後に「何を教えるか」である．それは，教育の問題であって，医療の問題ではないと考える方もあろう．私の考えでは，これこそ医療の問題なのである．

1　教育になぜ医師が手を出すのか

　なぜ「何を教えるか」に私が手を出すのか？その理由は教師の経験不足である．もちろん，この経験不足は，教師が悪いわけではない．

　精神遅滞の場合，第1章15ページに示したように，教育のレディネスについて把握すればよいだけだ．発達障害の臨床としては，最も基本的で，単純なことである．精神年齢や習得度を決定するにあたり誰が適役なのか？発達障害に関わる医師ほど適切な役割の人はいない．少なくとも教師ではないと私は考える．

　本書の読者なら，精神年齢や習得度を判定するには，WISC-III や，K-ABC などの知能検査や，NRT/CRT などの標準学力検査を用いることを知っていよう．私たち医師は，これらの結果判定を，日常茶飯のように行っている．私の場合でも，年間 200 事例を下回ることはないだろう．

　ところが，特別支援教育コーディネータや，特殊教育センターの指導主事であって，そのような仕事に慣れている教師であっても，年間 20 例もみていれば，かなり多いほうである．小中学校にいる教師の半数以上は，それらを見たことさえない．

　すなわち，知能検査ひとつとっても，発達障害に関わる医師は，教師の 10 倍以上の経験を積むことが運命づけられている．発達障害に関わって 10 年もたてば，教師が一生かかっても経験できないほどの量を，すでに経験していることになる．だからこそ，発達障害に関わる医師ほど精神年齢や習得度判定に適切な役割の人はいないと私は考えるのである．

2　発達障害に関わる医師は，教師の知恵袋でありたい

　軽度発達障害児への対処の方法でも，医師の果たすべき役割は変わらない．通常学級の教師は，これらの子どもを年間 2〜3 人担任している．しか

し，発達障害に関わる医師は，誰もがあっという間に百人は抱えてしまうだろう．

つまり，発達障害に関わる医師は，教師のおよそ数十年分に相当するトラブルを，たった1年で経験してしまうことになる．この経験の差は，当然大きい．

だからこそ，教師にとっては非常に大変な相談ごとであっても，発達障害に関わる医師にとってはFAQ（Frequently Asking Question：よくある質問）でしかないことがよくある．発達障害に関わる医師は，教師の知恵袋になれる可能性がある．あくまで，<u>可能性</u>である．教育の現場の様子をよく知ろうと努力しなければ，教師の知恵袋になることはできない．

私も，かつては，全然駄目な医師であった．病気のことだけを，担任に伝え続けた．その結果は，「熱心であればあるほど，疲弊してしまう担任とクラスから排除された子ども」を得ただけであった．何度，このようなことを繰り返したであろうか．当時のことを思うと，慚愧に堪えない．無駄な努力をさせた教師と当時の患者さん・保護者の方々にお詫び申し上げたい．

> 子ども集団がもつグループダイナミクスの大切さを知ること

が，当時の私に欠けていたのであった．

通常学級のなかで育っている軽度発達障害の子どもたちであるからこそ，障害がある子への個別的配慮と，子ども集団への配慮との，バランスをうまくとらねばならないのである．詳細は，教育論に関することであり，『横山浩之：ADHD/LD指導の基礎基本－知って欲しい・出来て欲しい50の原則．明治図書，2004』に記した．

C　戦略的診断のすすめ

> 診断は，子どもを育むため手段であってほしい．

診断が，子どもを教え育むための指針として，共通理解のための"め

あて"になって欲しいというのが，私の主張である．このことを，田中康夫氏は，「戦略的診断」という言葉で示しているように思う（田中康夫：ADHDの明日に向かって．p.80，星和書店，2001）．

現時点では，必ずしも，診断が子どもを育むための手段にはなっていないことがあるように思う．田中康夫氏が，DSM-IVなどの分類診断の欠点を述べている．私の周りでは，同じことは，DSM-IVなどの分類診断のみならず，スペクトル診断(→153ページ：コラム・スペクトル診断の大切さと戦略的診断参照)でも起きている．

たとえば，「米マイクロソフト社のビル・ゲイツ氏がアスペルガー症候群ではないか？」という記事を読んで，目の前の自閉症児に，どうやってコンピュータを教えて，ビル・ゲイツ氏のように育てるかを私に質問する保護者は決して少なくない．

このような混乱は，LDにおいて最も顕著である．田中康夫氏が，『学習障害：様々な視点』のp.66〜67で示したように，様々な考え方が示されている．しかし，私自身はそれらのどれにも不満である．なぜなら，診断名が対策と対応していないからである．

1 読み障害の場合でさえ…

現在の脳科学の進展は，「読み」という行為ひとつとっても，多数の脳の部位が活性化されることを示した．たとえば，音読が脳イメージング研究の中で，最も多くの脳領域を活性化させる課題であるという（川島隆太：高次機能のブレインイメージング．p.111，医学書院，2002）．活性化された脳領域のどこかが障害を受ければ，「読み障害」の状況が生まれても何ら不思議はない．

実際，DSM-IVでいう読み障害では，私の乏しい経験でさえ，①文字情報の空間認知的な入力に問題がある症例，②空間認知的な入力は高いが，文字としての認知に問題がある症例，③文字のつながりとしての単語の意味理解に問題がある症例と，④単語の音声出力（音声構築）に問題がある症例とに分類できるように思われる．①の場合には，フロスティッグの視知覚能力促進法の学習ブックが良い対策になり得るが，②〜④の場合は，役に立たない．一方，②の場合は，絵本の読み聞かせ後の復唱が非常に有用である．③の場合には，わかち書きされた文章のなぞり書き（教科書をトレースさせる）が有用であり，④では，構音訓練も有効な対策である．

残念なことに，私の上記の対策は，まだ evidence based とは言い難い．症例数が足りないことや，どのようにして上記の4つを区別していくかという方法論上の問題を解決できていないからだ．戦略的診断という考え方では，その子どもにどのような働きかけが必要なのかを示すコンパス―指針である．すなわち，指針が決まりさえすれば，診断名はなくなってもいっこうに困らない．また，指針が不要になれば，治癒と考えて良い．

コラム　スペクトル診断の大切さと戦略的診断

自閉症スペクトル診断の考え方は，非常に大切である．

ローナ・ウィング氏は，知能検査上の言語性発達の遅れがないにも関わらず，質的な障害によるコミュニケーションの奇妙さを示す多数の症例に着目した．そして，これらの症例が，Asperger の原著によく似た特性を持つが，DSM-IV におけるアスペルガー障害に分類されないことを示した．

表2 にローナ・ウィングによるアスペルガー症候群の規定を，**表3** に DSM-IV による自閉症の3主徴を示した．

表2　ローナ・ウィングによるアスペルガー症候群の規定

① 社会相互反応における質的な障害
② 意思伝達の質的な障害
③ 想像力の障害

表3　DSM-IV による自閉症3主徴

① 社会相互反応における質的な障害
② 意思伝達の質的な障害
③ こだわり行動

DSM-IV における自閉症で，知的水準が高い症例（高機能自閉症）と，ローナ・ウィングによるアスペルガー症候群との区分が難しいことから，スペクトル診断という考え方を提案した．

スペクトルとは「連続体」という意味だ．スペクトル診断では，上記の三つ組みの症状が存在すれば，自閉症スペクトルと考え，DSM-IV でいう Autistic Disorder, Asperger Disorder, Pervasive Developmental Disorder, Not Otherwise Specified（PDD-NOS）を区別しない．

そればかりか，自閉症スペクトルは，下記のDSM-IVにおける自閉症の3つの症状を置き換えることになるので，自閉症スペクトルは，DSM-IVでいうPervasive Developmental Disorder（広汎性発達障害）より，広範囲の方々を含むことになる．一部の研究者は，いわゆる"コンピューターおたく"も，自閉症スペクトルに入ると考えているらしい．この意味なら，私も自閉症スペクトルである．

　スペクトル診断の利点は，何といっても，知的水準の高い広汎性発達障害（DSM-IV）を見逃さないことにある．幼小児期に発見されてくる自閉症スペクトルの方々は，知的水準の高低を問わず，生涯にわたる支援が必要であるが，自閉症スペクトルの診断名は支援の必要性を周囲に伝えてくれる．

　また，栗田広氏は，成人における自閉症スペクトルの方々の実態を知らなければ，それらの方々を統合失調症と見誤る可能性があると述べている．私自身，ある関わりの中で，そのような症例を経験している．その症例が発達障害が原因であることの決め手になったのは，小学校・中学校に保存されていた指導要録（通信簿の保存版のようなもの）であった．

　戦略的診断の考え方は，自閉症スペクトルの考え方により，一層，発展しえる．自閉症スペクトルの方々には，生涯にわたる，自閉症としての支援の必要性が明確だからである．

　ビル・ゲイツ氏が，自閉症スペクトルなのかどうかは，私は知る必要がない．なぜなら，ビル・ゲイツ氏は，青少年期から起業して，大きな会社を作り上げた．社会相互反応における質的な障害があって，困窮しているわけではないので，ビル・ゲイツ氏に治療介入する必要がない．よって，戦略的診断の考え方では，診断する意味がないのである．

　一方，発明家王エジソンは，興味があることに熱中し，多動があって，小学校を退学させられている．AD/HDとしての治療的介入を要すると思われる幼小児期を示した点で，明らかに異なることになる．

D　自閉症と非自閉症を見分ける

　自閉症スペクトルの考え方でいう3つ組の症状の有無を，問診などでチェックするのは，やはり難しい．操作的な診断の仕方が求められるのは無理もない．

　戦略的診断の観点から，自閉症を特徴づける中核症状を，私は言語発達，社会的発達における「質的な障害」であると考えている．「質的な障害」

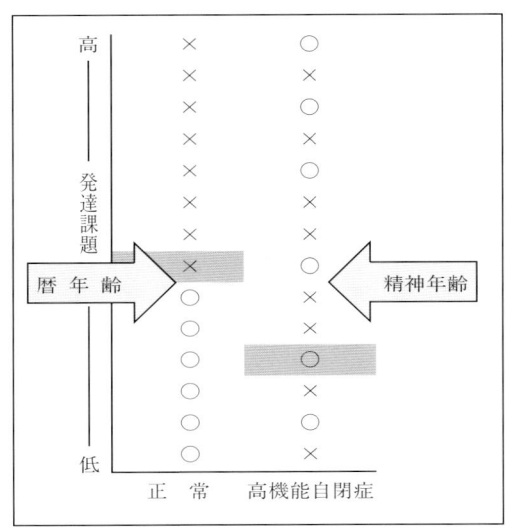

図1　正常と高機能自閉症の発達の違い
○：成功課題，×：失敗課題

とは，第1章で示した発達の歪み(**図1**)のことである．

　ゲゼルは，40年間にわたり乳幼児の発達を観察し，発達には個人差はあるが，その順序には個人差がなく，普遍的であることを見出した．

　正常発達では，次に発達するのは，**図1**「正常」で，斜線の枠で示された課題である．この項目が×から○に変わる．このことを，教育心理学者のゲゼルは，教育のレディネスと呼んだのである．つまり，正常発達では，**図1**で○が下から6個そろうと，次に，斜線の枠で示されたところが○になる．よって○が下から6個そろうことを，斜線の枠で示された課題のレディネスと呼んだのである．

　高機能自閉症の場合は，発達そのものが障害されている．**図1**の「正常」も「高機能自閉症」も○の数は6個なので，知能検査の上では，数値は変わらない．しかし，次にどのような発達をみせるかは，予測できない．また，斜線をひいた○が×に変わることもある．すなわち，以前，習得できていたことが，本当にできなくなることも，よくある．

　質的な障害の有無を判断するためには，発達の様子を見守る作業が必要になる．経過を追うことで自閉症であることが判明することもある．

1 自閉症を見間違えてはいけない

▶ **症例1　自閉症（9歳，女児）** ◀

　幼児期より，発達の遅れがあり，相談機関などで，<u>軽度の精神遅滞</u>であると判断・診断されていた．5歳時の田中ビネー式では，IQ＝63であったが，文字の読み書きは良好にできたので，普通学級に入学した．

　小学2年生になって，家庭内で母親や祖父母を殴る，けるといった症状がみられた．学校内では，いつもにこにこしていたが，突然友人に殴りかかるなどの行動がみられるようになった．近医にて，<u>AD/HDおよび軽度の精神遅滞</u>として，カウンセリングを受けた．メチルフェニデートによる薬物治療も受けたという．しかし，メチルフェニデートは，全く無効であったという．

　そのうちに，母親や祖父母を殴る，けるといった行動が改善しないばかりかエスカレートした．母親が負傷したことを契機に，知人の紹介で当科を受診した．

　外来では，にこにこ笑っていて，医師との受け答えも良好である．ところが，医師が部屋を出た途端に，母に殴りかかろうとした．母親によれば，2人になると，いつもこのように目つきが変わるという．暴力的な行動の理由は不明であり，どうしてそのようなことをしたのかを問いただしても要領を得ないという．

　学級担任からの聞き取りによれば，算数では，計算問題は得意だが，文章題はほとんど解けない．国語では，漢字は得意だが，読み取り問題は苦手で，特に登場人物の気持ちを問う問題はほとんどわからないという．

　友人とのトラブルは，相手に何かをされたから…という理由で殴りかかることが多い．相手の子に聞くと，その理由となったことは数か月前のことであり，患児もそのときには笑っていたという．

　当科で行ったWISC-IIIでは，VIQ＝79，PIQ＝69，FIQ＝71であった．VIQ＞＞PIQであり，神経心理の立場で，非言語性LDを呈するパターン（→31ページ：第1章参照）である．下位のプロフィールは**図2**の通り．下位プロフィールの解析をすると，<u>なんらかの機能の</u>ひとつが，落ち込んでいるとは思えないパターンを呈している（縦軸の10＝年齢相応であることを示す）．

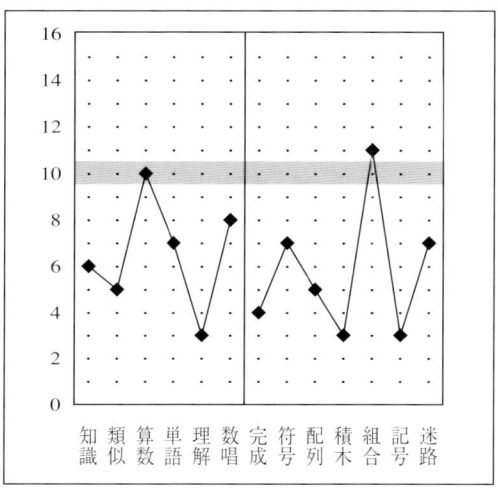

図2　症例1：WISC-III 下位項目

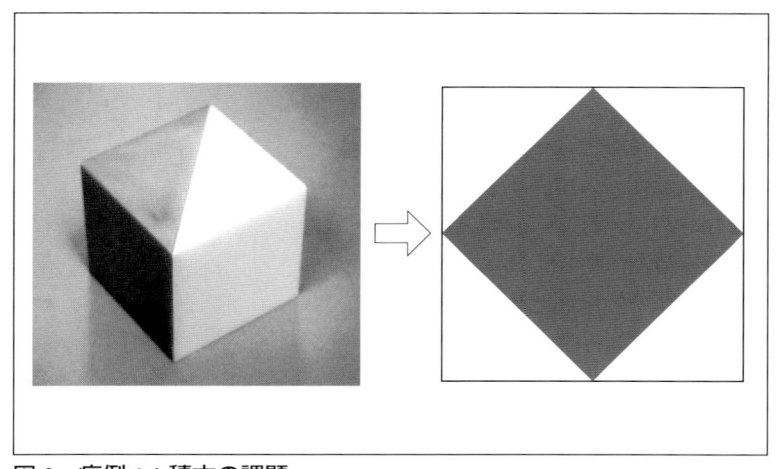

図3　症例1：積木の課題
左のさいころを4個与えられ，それらを組合せて，上面を右側のように，できるだけ早く配置する課題．

　たとえば，空間認知を主たる問題とする代表的な課題としては，積木，組合せを取り上げることができる．これらの課題は，下に示すとおり（**図3，4**）．
　本症例では，空間認知能力を測定する積木・組合せの成績が著しく乖離している．組合せは年齢相当以上であるが，積木は著しく劣る（重度の遅

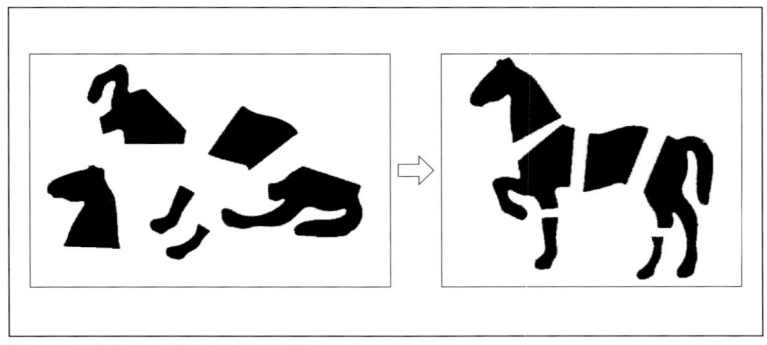

図4　症例1：組合せの課題
左側のパーツを，右側のように並べ替える課題．できる限り，時間をかけずに行えると，得点が高い．

れを呈する）状況である．このようなことは，空間認知能力の遅れでは考えられない．

　しかし，そのような障害があり得る．自閉症である．質的な障害（→17ページ：1・自閉症とは参照）があれば，そのようなことは，当然あり得る．本児が自閉症であると考えて，これまでの経過を見直すと，自閉症特有の症状が見え隠れする（**表4**）．**表4**下線部が自閉症を思わせる症状だ．

① 通常，5歳児で，IQ＝63であれば，文字の読み書きは通常できない．それにも関わらず，それが可能であったのは，hyperlexia（dyslexia の逆で，読めすぎると言う意味）であり，質的な障害がある自閉症なら，あり得ることである．

② この症状は，フラッシュバックである．突然，昔のことを，ビデオのように思い出し，現在と過去との区別ができなくなった状態と思っていただきたい．

　以上の経過から，本児が自閉症であると考えて，学校・保護者に対応の仕方（→19ページ：3・質的な障害で何が起こるか参照）を変えていただいた．

　なかなか衝動性が抑えられず，薬物療法としてハロペリドールやリスペリドンの助けを借りたが，2か月後には家族への，1年後には学校での暴力行為を抑制できた．

表4 症例1：自閉症であると考えて，経過を見なおした結果

　幼児期より発達の遅れがあり，相談機関などで軽度の精神遅滞であると判断・診断されていた．5歳時の田中ビネー式では，①IQ＝63であったが，文字の読み書きは良好にできたので，普通学級に入学した．

　小学2年生になって，家庭内で母親や祖父母を殴る・けるといった症状がみられた．学校内では，いつもにこにこしていたが，突然，友人に殴りかかるなどの行動がみられるようになった．近医にて，AD/HDおよび軽度の精神遅滞として，カウンセリングを受けた．メチルフェニデートによる薬物治療も受けたという．しかし，メチルフェニデートは，全く無効であったという．

　そのうちに，母親や祖父母を殴る・けるといった行動が改善しないばかりかエスカレートした．母親が負傷したことを契機に，知人の紹介で，当科を受診した．

　外来では，にこにこ笑っていて，医師との受け答えも良好である．ところが，医師が部屋を出た途端に，母に殴りかかろうとした．母親によれば，2人になると，いつも，このように目つきが変わるという．暴力的な行動の理由は不明であり，どうしてそのようなことをしたのかを問いただしても，要領を得ないという．

　学級担任からの聞き取りによれば，算数では，計算問題は得意だが，文章題はほとんど解けない．国語では，漢字は得意だが，読み取り問題は苦手で，特に登場人物の気持ちを問う問題はほとんどわからないという．

　友人とのトラブルは，②相手に何かをされたから…という理由で殴りかかることが多い．相手の子に聞くと，その理由となったことは，数か月前のことであり，患児もそのときには笑っていたという．

下線部は，自閉症と思わせる症状（①・②は156ページ参照）．

　大学病院は，敷居が高いという性質もあると思われるが，発達障害の子どもが不適切に扱われ，他者に危害を加える行動や自傷行為などをしてしまう**強度行動障害**の子どもに出会うことは非常に多い．強度行動障害になりやすいのは，自閉症児が自閉症児として認知されなかった場合や，不適切に扱われた場合が挙げられる．

　見逃した「医師」にならないように気をつけたいと，自戒を持ちたい．情報が増えて，自分が下した診断が誤りであることがわかることが，よくある．躊躇なく，診断変更を行いたい．恥ずかしいことだが，私自身も，そのようなことがよくある．このような症例の大多数は，情報が足りないうちに診断を下したことが原因になっている．また年齢が上がるにつれ，症状が変容することもあるようだ．

> **コラム　強度行動障害**
>
> 　強度行動障害とは，医学的な概念ではない．強度行動障害児(者)とは，直接的他害(噛みつき，頭突き等)や，間接的他害(睡眠の乱れ，同一性の保持：場所・プログラム・人への拘り・多動・うなり・飛び出し・器物破損等)や自傷行為等が，通常考えられない頻度と形式で出現し，その養育環境では著しく処遇の困難な者をいう．

2　自閉症と見間違えてもいけない

　前項で，自閉症を見間違えてはいけないと書いたが，自閉症でない子を自閉症と見間違えると，まずいことが起こる．

> 自閉症でない子どもに，自閉症の扱いをしてはならない．

　なぜなら，自閉症としての扱いは，自閉症でない子どもには，非常な苦痛になるからである．自閉症の子どもには，後で示す(→ 180 ページ：3・empathy(共感)参照)ように，他人の心の動きを読めないことを配慮したやりとりを行う．このことが，自閉症でない子どもには心的外傷になりかねない．自分を無視されたと思うからである．

　たとえば，自閉症の子どもは「ちょっと待って」というのがわかりにくい．「ちょっと」ということばが，どれぐらいなのかわからないからである．そのかわりに，「5 分待って」という言い方のほうがわかりやすいのは，類書にもよく書かれている．

　実際に，この指導をしてみるとよくわかるが，今度は「1 分待ったよ」「3 分待ったよ」と自閉症の子どもに言われる羽目になる．確かに，5 分待てといわれて，自閉症児はその言いつけを守って，がんばっていることを報告しに来てくれるのである．

　すなわち，「5 分待って」の言葉の裏にある「5 分間の間，忙しいから，あなたの相手をその間はできません．」は，自閉症児には理解が難しいのである．だから，「5 分待って」だけではなく，その5 分間に何をすべきか，指定してあげると，自閉症児は安心して待っていられる．たとえば，「5 分間待って．」「その間，あそこで本を読んでいてね．」など．

ところで，自閉症でない，心の読み取りが可能な子どもに，このような指示が適切であろうか．子どもは，相手に何らかの要求をしているのに，5分間待つことを命じられ，さらに，その間にやるべきことまで指示されるのである．もちろん，指示されたやるべきことは，子どもの欲求とははっきり異なることになる．この二重の押しつけの指示と，「ちょっと待って」と，どちらがよいのかはよくわかるだろう．

　子どもから見れば，「5分間待って」「その間，あそこで本を読んでいてね」という二重の指示は，やぶ蛇の押しつけにしか思えない．バカにされたと思うか，反発することになるか，どちらかであろう．

3　戦略的診断としての自閉症と非自閉症児を見分けるために

　見間違えないためには，数多くの自閉症を経験し，自閉症特有の発達の様子を知ることが大切である．この意味で，**表5**の2冊の本は，自閉症を扱う医師にとって，バイブルと言うべき本である．

　白眉と言うべきは，「太田のステージ」である．「太田のステージ」は，簡略かつ実践的に，自閉症児のおおよその発達していく様子を示したものであり，自閉症を知る必須の知識である．ぜひとも，**表5**の本を熟読しておきたい．

表5　自閉症についてのバイブル的文献

太田昌孝・永井洋子（編著）：自閉症治療の到達点．日本文化科学社，1992
太田昌孝・永井洋子（編著）：認知発達治療の実践マニュアル　自閉症のStage別発達課題　自閉症治療の到達点2．日本文化科学社，1992

コラム　太田の分類

　太田のステージは，自閉症の認知発達の水準を示すものである（**表6**）．認知発達の低いほうから，Stage I，Stage II，Stage III-1，Stage III-2，Stage IVの5段階に分けられる．これらのうち，Stage Iのみは，特にI-1，I-2，I-3の下位段階に分けられる．

表6 自閉症の認知発症水準：太田の分類

Stage I	：シンボル機能が認められない段階
I-1	：手段と目的の分化ができていない段階 人への基本的要求手段がほとんどない
I-2	：手段と目的の分化の芽生えの段階 人への要求手段が単一手段しかない （たとえば，クレーン現象のみ）
I-3	：手段と目的の分化がはっきり認められる段階 人への要求手段が複数ある （クレーン現象が減少）
Stage II	：シンボル機能の芽生えの段階
Stage III-1	：シンボル機能がはっきり認められる段階
Stage III-2	：概念形成の芽生えの段階
Stage IV	：基本的な関係の概念が形成された段階

症例2は，私が太田の分類を学んでいたおかげで，自閉症と間違わずに済んだ症例である．

▶ 症例2　AD/HD（混合型），言語性 LD（3歳，男児）◀━━━◀

- **主訴**：自閉症の療育の仕方を教えてほしい
- **家族歴**：両親，本人，2歳年下の妹の4人家族．父親は神経内科医で，母親は教師．

❶ 現病歴

落ち着きがなく，目が合わないことや，言葉の遅れを健診で指摘された．相談機関を紹介され，自閉症と診断されていた．3歳であるが，単語文がやっと．オウム返しの言葉もあり．自閉症の療育の仕方を求めて，当科を受診した．

❷ 初診時の様子

来院した当時，ピストル遊びが大好きで，手でピストルを作って，「バン・バン」といいあうのが大好きであった．通園施設では，周囲の自閉症児たちを相手に，「バン・バン」と遊んでいたという．

来院時も，確かに，あまり目が合わない．いつものごとく，「バン・バン」と遊んでいた．私が名前を呼ぶと，患児はこちらを見るが，その時間は実に短い．数秒あるかないか．そこで，私が手でピストルをつくって，名前を呼び，「バーン」と声を上げると，患児は，倒れてみせた．

D　自閉症と非自閉症を見分ける

　この時点で,「この患児は自閉症ではない」と考えた．なぜなら,単語文がやっとの言語発達段階であるのに,私が手で作ったピストルを認識して,「バーン」のかけ声で,患児が倒れたのである．このことは,手で作ったピストルを用いた「象徴遊び」が可能であり,シンボル機能がはっきり認められること示している．すなわち,太田のステージで,Stage III-1 に達していることを意味する．

　言語発達段階として,1歳6か月相当であるのに,「象徴遊び」が可能であると言うことは,発達段階に相応しただけの対人関係の発達やコミュニケーションの発達が得られていることを意味している．すなわち,自閉症を疑う証拠は,「目が合わない」ように見えることだけである．

　患児が興味を持っている,ピストルごっこを,数分続けたところ,患児は私の言うことを聞き,しっかり目を合わせてきた．自分と,たっぷり遊んでくれという要求を,身振り・手振りで行う．また,遊びの内容も様々であった．このこともまた,本児が自閉症ではないことを示している．

　仮診断は,AD/HD＋言語性LD(特に聴覚性言語障害を疑う)である．AD/HD診断基準で,多動・衝動性の全項目を満たす．注意欠陥については,その時点では評価不能である．先に示したように,聴覚性言語(音声言語)でのやりとりはむずかしいが,視覚性言語(身振り・手振り)は,優れていた．

❸ 診断確定までの経過

　身振り・手振りを多用して,やりとりすることを中心とし,言葉がけは,単語文で行うことを保護者にお願いした．また,**第2章**で示した生活習慣やしつけについても,チェックをいれていただいた．なお,「お手伝い」と,本人の興味にそった「絵本の読み聞かせ」とを,毎日欠かさないように,指導した．

　およそ1年の経過で,診察室では非常に静かにしていられるようになったので,AD/HDの診断は誤りかと思われたが,保育園・家庭での様子は全く異なっていた．保護者の努力により,診察室での短い時間なら,がまんできるようになっていただけであった．事実,診察室でも一度だけ,興奮した状態となり,手をつけられなくなってしまった．保護者によれば,毎日このような状況が数回あって,友人との殴りあいのけんかになってしまうとのことで,メチルフェニデートの投与を開始することにした．

　5歳より,微細運動障害のトレーニングとして,フィンガーペィンティ

表7　症例2：ITPA検査結果

	PLA	表象水準		自動水準	
		聴覚-音声	視覚-運動	聴覚-音声	視覚-運動
入　力	ことばの理解	7 − 5			
	絵の理解		7 − 11		
情報の統合	形の記憶				7 − 2
	ことばの類推	5 − 3			
	数の記憶			4 − 10	
	絵の類推		6 − 2		
出　力	絵さがし				6 − 9
	ことばの表現	4 − 4			
	文の構成			7 − 3	
	動作の表現		5 − 6		

暦年齢6歳7か月，全検査PLA6歳4か月(8-3は，8歳3か月相当であることを示す)

ングの手法で，お絵かきをさせた．このお絵かきは，患児のお気に入りになったので，『酒井臣吾：学年別・酒井式描画のシナリオ1年．明治図書』などを用いて，指導を続けた．本書の表紙の絵は，この症例が描いたものである．

　また，手先の不器用さの問題をトレーニングした後なので，字を書く練習も開始した．ひらがな・カタカナの読み書き，指を使った足し算を習得させてから，小学校に入学させた．

❹ **診断：** AD/HD(混合型)および言語性LD

　6歳の時点での，WISC-III知能検査では，VIQとPIQの差は10に満たなかった．このことは，WISC-IIIの検査から，機械的に判定すると，言語性LDとはいえないことになるが，ITPAの結果は**表7**の通り．

　着目すべきは，聴覚性出力の著しい弱さ(4歳4か月相当)である．当人の平均的な言語能力(6歳4か月相当)から見ても2年分の落ち込みを示している．これほどの落ち込みがあると，何らかの援助がなければ，学習上の困難さを生じるのは必須である．

　文部省による「学習障害児に対する指導について(報告)」にも，国語等の評価の観点の中に，著しい遅れが存在することを確認し…とあり，その著しい遅れとは，小学2，3年：1学年以上の遅れ，小学4年以上：2学年

以上の遅れと記載がある．6歳で，話す能力に2学年以上の遅れが存在している本児を，言語性LDといわずに放置して良いとはとてもいえない．

本児は，現在，通常学級に在籍する小学2年生である．担任教師が，本児のどこに発達障害があるのか，わからないと評している．

3歳代の母子通園施設のころには，（低機能）自閉症と，傍目には同じような行動しかとれなかった子どもで，保育園時代は統合保育枠（障害児枠）での入園であった．この患児の保育園時代から現在までを支えているのは，保護者の献身的な患児への働きかけと適切な時期に適切な教育技術での手だてがあったからである．

本児を育んだ教育技術については，紙面の関係で割愛せざるを得ない．私の教育実践を示すために，本書の姉妹編として，『横山浩之：診察室でする治療・教育〜医者が使うスキル大公開〜．明治図書，2005』を著すので，そちらをご覧いただきたい．

E　自閉症に対するアプローチ

自閉症に対するアプローチの基本は，「質的な障害」の理解から引き出せる．

1　質的な障害がない場合（非自閉症児）

質的な障害がない場合は，**図5**のように，ゲゼルの原則のとおり，子どもは，易しい課題から，難しい課題へと習得していく（→15ページ：コラム・教育のレディネスとは参照）．**図5**で，次に習得される課題は，おおむね精神年齢の矢印で示された，すぐ直上の発達課題である．そして，中心として行わせるべき課題は，Cのレベルの応用（意味理解）である．

2　質的な障害がある場合（自閉症児）

質的な障害がある場合，ゲゼルの原則は成立しない（**図5**）．したがって，色々な方法が試みられているのが現状であるが，その教育学的意味での理論的根拠は成立していないように思われる．

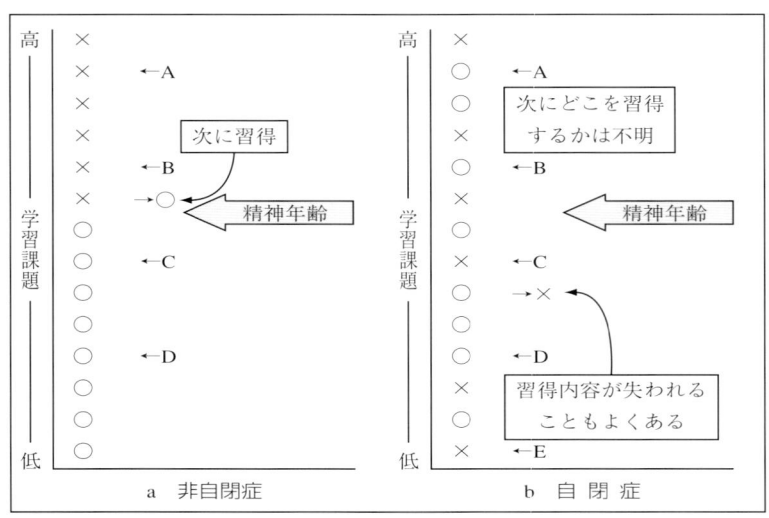

図5 ゲゼルの法則
a) 非自閉症の場合と b) 自閉症の場合，○は成功課題，×は失敗課題

　以下に示す認知発達治療も感覚統合療法も，どれも立派な治療的介入である．ところが，おのおのの本を読むと，行動異常に対する対応方法が逆転することも少なくない．

　なぜ，研究者・治療者によって，逆の対応を必要とすると述べることになるのか．それは，質的な障害があるからである．<u>質的な障害がある以上，発達の仕方は一定しない</u>．

> 自閉症では，ひとりひとりの患児によって，発達の仕方が異なる．それゆえに，色々な対処法があり得る．

3　認知発達治療

　自閉症の問題点を認知発達と考え，その認知発達に対して治療的介入を行う優れた考え方がある．このような認知発達治療として，代表的なものには，TEACCH（Treatment and Education of Autistic and related Communication handicapped Children）の治療プログラムと太田の認知発達治療が挙げられる．

表 8　認知発達治療についての文献

エリック・ショプラーほか(著)，佐々木正美(監訳)：自閉症の治療教育プログラム．ぶどう社，1985
エリック・ショプラー(編著)，佐々木正美，青山均(監訳)：自閉症児の発達単元 267 ──個別指導のアイデアと方法．岩崎学術出版社，1988

表 9　著者が経験した最も厳しい強度行動障害児

　私自身が経験した，最も厳しい強度行動障害児は，TEACCH のプログラムそれ自体がこだわり行動になってしまった症例である．
　母親を見るなり，TEACCH プログラムを始めようとし，応じないと母親に対する他害行為が始まる．母親が数回の骨折など，家庭内で生活不能になり，いくつかの病院を転々とした後，某病院にて入院加療となったが，転居のため当科へ．
　知的障害児施設への入所措置をお願いして，母親から切り離し，前医での薬物療法を調節し，知的障害児施設での安定した生活が可能になるまで，5 年かかっている．

　TEACCH では，幼小児期から個人の発達のレベルにあった適応行動の獲得を治療の目標にしている(**表 8**)．

　太田の認知発達治療では，発達の障害に働きかけて，自閉症児自身に少しでも柔軟にできる力をつけていくことが重要であると考える(**表 5**)．表 5 の太田らの本でも取り上げられているが，TEACCH では，環境側の調整に力点を置くことの必要性に重点を置いている．このことの是非について，色々な意見があることを，あえて付け加えておきたい(**表 9**)．

4　感覚統合療法

　質的な障害の存在の意味するものとして，**図 5・自閉症児の場合** でいう下の方の失敗課題に注目しようという考え方もある．ここでいう失敗課題の例としては，聴覚過敏などの感覚過敏や，逆に鈍感すぎたりすることが挙げられる．

　これらの失敗課題を修正しようというアプローチは，情報の入力レベルでの歪みによる失敗を取り戻すための取り組みと言い換えても良い．このような治療が，感覚統合療法的アプローチである．感覚統合療法(すべての感覚と運動との統合など)，音楽療法(聴覚に関連する取り組み)，動物介在療法(触覚など)が，これらに該当する．少々強引だが，抱っこ療法も同様のアプローチではないかと思われる．当方が指示したわけではないが，抱っこ療法で，行動異常を是正したという症例を経験している．

このほかにも，行動療法的アプローチや，受容的交流療法など，様々な取り組みがある．それぞれの方法の良いところを知り，患児の状態に会わせて，うまく適用させたい．

この意味で，獨協医大小児科の海野健氏が作成した，ママがする自閉症児の家庭療育〜HACプログラム〜をよく利用する．このプログラムは，母子通園施設で行われる母と子のやりとりといった感覚統合療法的プログラムに始まり，小学校で行われる認知発達治療的なプログラムに終わる．いわば，架け橋のような役割を持つプログラムである．わずか15課題であるが，それぞれの課題にいくつかのチェック事項があり，完全にできるようになるのは，自閉症児にはなかなか難しい．それが，訓練になっている．何よりの特徴は，実際に保護者が訓練することが可能なように作成してあることである．

海野健氏の連絡先は，e-mail：hac2001@nifty.com あるいは，〒107-0062 東京都港区南青山2-2-15-1402「HACの会」（手紙）である．実費（およそ2,000円強）で冊子をわけていただける．

コラム　質的な障害を身体発達に当てはめると…

質的な障害（自閉症）を身体発達にあてはめると，それは痙性麻痺である．よって，放置すれば，可動域制限が生じ，関節拘縮が生じてしまう．痙性がひどければ，股関節などの関節が亜脱臼・脱臼していくこともあり得る．このような発達の仕方は，通常の発達ではみられない．

痙性麻痺への治療的アプローチ（リハビリテーション）は，Vojta法，Bobath法，Rood法，高木法…色々ある．それぞれの方法に長所があって，一つに統一されることはない．自閉症の療育に，色々な方法があるのと，よく似ているように思える．

逆に，量的な障害とは，Down症候群がある子の運動発達遅滞である．この子たちの場合は，発達の遅れであって，時期は遅れるが発達の仕方は正常児童によく似ている．

Down症候群がある子の運動発達遅滞では，その発達段階に合わせて，適度な運動させておけば良い（もちろん，頸椎の形成異常や，筋肉のトーヌスの弱さに配慮はいるが）．このような考え方は，精神遅滞の教育によく似ているではないか．

実に乱暴なコラムで申し訳ない…

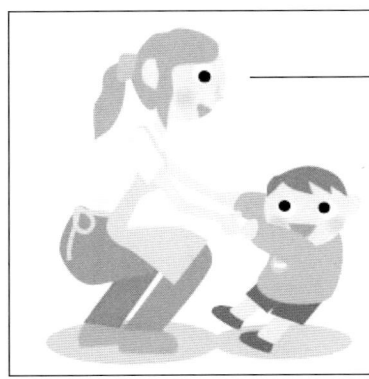

身長差があるために、保育士の視線が園児を見下ろすようになっている

…保育士は、園児の視線の高さにあわせたつもりでいる

図6　大人と子どもの視点の高さ

F　自閉症・アスペルガー症候群への治療的介入の第一歩

　どんな治療的介入を行うにせよ，最初の悩みは，自閉症がある子どもが，治療者（保護者も含む）をみてくれないことにある．子どもが，治療者を視界に入れてくれないことには，何をやっても，治療者の一人遊びになってしまう．

　前節で触れた認知発達治療を考えるにせよ，HACプログラムを考えるにせよ，最初にやっていただくのは，患児の視界に入る練習である．

> 患児を見つめあげる視線を心がけること．

が，基本である．

　よく，「子どもの視線の高さで話をしましょう」という．ところが，実際には，身長差があるので，**図6**のように，視線の高さは，大人のほうが，はるかに高いことがほとんどである．効果的に，子どもの視界にはいるためには，目の高さが同じでは，まだ足りない．

　治療者（保護者も含む）のほうが，子どもの目の高さより，低いところから，見つめあげるようにすれば，必ず，子どもの視界の中に入る（**図7**）．このことを実感してもらうために，保護者に，以下の体験をしてもらう．

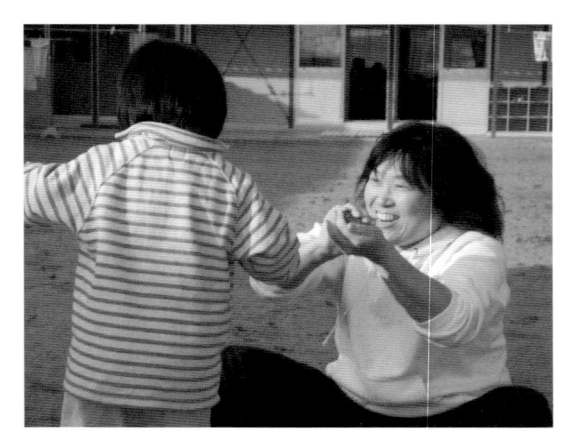

図7　子どもの目の高さより低い視点

　保護者には，座ってもらい，自分の目の高さのものを，何か指定して見つめていてもらう．医師は，保護者に立ったまま，近づく．そして，上から見下ろす形で，目を近づける．およそ 40 cm（手を広げて，親指から小指の先まで長さの両手分）まで近づく．上から見下ろす形だと，保護者は，見つめているものが，主として視界に入るので，近づいてきたことはわかる程度である．もしも，医師の側に目を動かしたときには，指定したものを見るように，お願いする．

　次に，同じように，保護者の目の高さで近づく．大概の場合，目の高さで 40 cm まで近づくと，かなり違和感がある（恋人同士ならうれしいが，他人だと威圧的な，不快さを感じる）距離である．

　最後に，見つめあげる形で，近づく．この場合，40 cm まで近づくことは，かなり難しい．大概の場合，60 cm 程度で保護者のほうが逃げ出すことがほとんどである．

　自分の目の高さより，低いものを自然に見ていることが，ほとんどなのである．だから，低いところに位置すれば，自然に目に入ることになる．

　子どもを見つめあげることで，子どもの視線の中に入ることを覚えたら，子どもとのコンタクトをとることに成功したも同じだ．

子どもがこちらに視線を合わせてきた瞬間に反応する．

表10 情報認知の3段階

① 適切に取り入れる
② 分析・統合する
③ 適切に意味・理解をしていく

　脳科学は，①を主として，感覚器の一次皮質野・連合野が司っていることを示している．おもしろいのは，聴覚による認知や，各種の感覚統合に，小脳が計算機のごとく使用されていることである．
　②以降については，諸説あるようだ．言語野を中心とした連合野，側頭葉，および，前頭葉(特に前頭前野)が司っているらしい．

　反応は，声をかける，ジェスチャー，子どもがわかることなら，何でも良い．にこっと笑いかけるでも良い．最初は反応が鈍いが，毎日少しずつ訓練することで，だんだん子どもが反応してくれるようになる．
　上記の方法を使うにあたり，気をつけるべきことがある．子どもがこちらに視線を合わせてくる瞬間まで，<u>しっかり待ち続けること</u>だ．それまでの間に声がけをしてはならない．「こっちを見て！」なんて，声をかけたら，せっかくの手だてが台無しである．
　ちなみに，この手だては，少なくとも1～2か月は続ける必要がある．一日数回でもかまわないので，毎日やってもらうことが肝要である．この手だてで，こっちをみてくれるようになれば，しめたものである．前節で説明したTEACCH，太田の認知発達治療，感覚統合療法系アプローチ，HACプログラムのどれであっても，やりはじめられる．

G　高機能自閉症・アスペルガー症候群の性質理解

1　自閉症と認知の偏り・歪み

　情報(刺激)を認知するとは，認知心理学的には，**表10**の三段階を経るといわれている．
　自閉症では，<u>認知の発達に大きな偏り・歪み</u>があり，学習・行動面に影響を与える．認知の偏り・歪みは，情報認知の3段階(**表10**)のどこでも起こりうる．
　知的に高い能力を持つ高機能の広汎性発達障害であっても，状況は同じである．むしろ，知的能力の高さゆえに，奇異な感じを与える．

a 「①適切に取り入れる」取り入れる段階での偏り・歪み

視覚，聴覚，触覚，嗅覚，味覚の五感のどれでも，「過敏さ」や「鈍感さ」が問題になることがある．

たとえば，特定の音が苦手で，耳ふさぎ行動をしてしまうことが挙げられる．このような場合に，無理矢理我慢させるのは得策ではない．かえって，過剰な反応を引き起こすことがある．しかしながら，やみくもに，感覚刺激から遠ざけることも，良くないことが多い．感覚統合療法を併用する，手順書を作成するなど，慎重な配慮をしながら，患児の行動上の手助けをしていく必要がある．

▶ **症例3　高機能自閉症（9歳，女児）** ◀

バスの音が苦手で，バスに乗れなくなってしまった高機能自閉症児（田中ビネー式でIQ＝97）．教師および保護者が，慣れれば大丈夫だろうと，バスにやみくもに乗せる練習をしたところ，バスをみるだけでパニックを起こすようになってしまった．

ある相談施設で，耳栓をすることを勧められた．この勧めに従い，耳栓をしてバスに乗る練習を行ったところ，うまくいったので，そのまま練習を重ねたとのこと．

ところが，単に耳栓をすることだけを教えたため，外出する際に耳栓をすることが，習慣（こだわり行動）になってしまった．クラクションなどの危険を知らせる音に反応できなくなり，交通事故に遭ってしまった．また，外出しているときは会話も難しいため，社会生活上の困難さを増す結果となり，当科を受診した．

高機能自閉症という診断に加えて，うつ病を合併していることが判明した．問診により，早朝覚醒，入眠障害を認めた．また，ここ半年ほど体重増加がなかった．

うつ病の合併に対して，フルボキサミン 50 mg/day から初めて，1か月おきに増量し，2か月後から，150 mg/day（5.3 mg/kg/day）とした．

薬物療法と並行して，最初に，静かな公園で，耳栓をはずす練習からはじめた．次第に，耳栓なしで外出できるようになったが，バスには拒否反応を示した．結局，バスに乗ることができないので，**表11**の手順書を作成し，約束とした．この手順書をポケットに忍ばせ，いつでも見られる状

表11　症例3：バスに乗るときの手順書

① バスが来たら耳栓をする．
② バスに乗っている間は，耳栓をしても良い．
③ バスから降りたら，必ず耳栓をはずす．

態にすることで，安全にバスに乗ることができるようになった．

なお，フルボキサミンを減量・中止すると，家族へ他害行動が出現するため，現在なお，継続中である．

---

b 「②分析・統合する」，「③適切に意味・理解をしていく」段階での偏り・歪み

情報の「分析・統合」や「適切に意味理解をしていく」段階での偏り・歪みとしては，言葉の意味を字句通りに理解してしまい，混乱してしまうことが挙げられる．

遠足で交通渋滞に巻き込まれ，学校着が遅くなった．「今日は遅くなったので，まっすぐ家に帰ろうね．」と担任に言われて，アスペルガー症候群がある女の子は，泣き出してしまった．

女の子の言い分はこうだ．「私の家に帰るには，何か所も，道を曲がらなければならないから，まっすぐ帰れと言われても無理．先生は，私をいじめているんだ．」

おわかりのように，「まっすぐ」という字句の意味の取り違えである．本人にとっては，笑い事ではない．このような場合には，比喩の意味を，すぐに教えてあげなければならない．

同様に，健常児にはわかりやすいが，高機能自閉症やアスペルガー症候群がある児童・正当に分かりにくい表現には，「ちょっと待って」や「○○君の後ろに並んで」がある．

「ちょっと待って」では，どれぐらい待てばよいのかがわからずに，不安になってしまうらしい．「5分待って．」のように，明確に判断基準がわかる指示がよいのである．

「○○君の後ろに並んで」では，○○君が休んでしまったらどうしよう…○○君を見失ったらどうしよう…と不安でいっぱいになるらしい．明確に位置が決定する「前から5番目，左から2番目に並びなさい．」のほうが，わかりやすいのだ．

2 社会性やコミュニケーションの質的な障害から何が起こるか

　知的に高い高機能自閉症・アスペルガー症候群がある子どもであってさえ，対人関係などの社会性，コミュニケーション上の<u>質的な障害</u>が存在する．発達課題としては，知的に高い行動様式を取れることもあるのだが，その行動様式を取る意味がわかっているとは限らない．

　周囲のできごとや他者の行動の意味を状況に応じて解釈しなおしたり，自分の行動が他者に与える影響を予測したりすることができない．相手に悪気があるように受け取られる，不適切な行動を取ってしまう．当然ながら，結果として，周囲から誤解されてしまうのである．

> 他人の感じ方や考えを，相手の立場で認知するのが難しい．

　自分の発言が，相手の気持ちを傷つけるかどうかを予測・判断できない．他人をからかったり，皮肉を言ったりするつもりはないのだが，そうとしか受け取られないことを言ってしまう．

　たとえば，友達のお気に入りのピン止めを，「変色したピン止め」と言ってしまう．実際に，使い古した結果，そう見えるのだろう．見知らぬ薄毛の人に「髪の毛がない」と言ってしまう．これも，事実を言って何が悪い…というのが，自閉症・アスペルガー症候群の子どもの感覚であろう．

> 社会的で感情的な概念を認知するのが難しい．

　たとえ知的水準が高くとも，自閉症・アスペルガー症候群がある子どもは，社会的で感情的な概念(たとえば，恥ずかしい，建て前と本音の区別，迷惑，秘密，恋愛感情など)を理解するのは非常に難しい．

　ある程度の理解を得ることはできる．しかし，直感的な判断はできない．極めて限定された状況でしか，応用できないと考えておいたほうが良い．つまり，何をしてはいけないかを，周囲からの経験である程度学習はするが，表面的な理解の段階に止まってしまう．

　たとえば，好きな人に(お母さんにやるように)キスする．好きな大人の女性のおっぱいを(お母さんにやるように)いじる．それらの行為が，相手に好意を伝える手段である考えていると理解すると，わかりやすい．

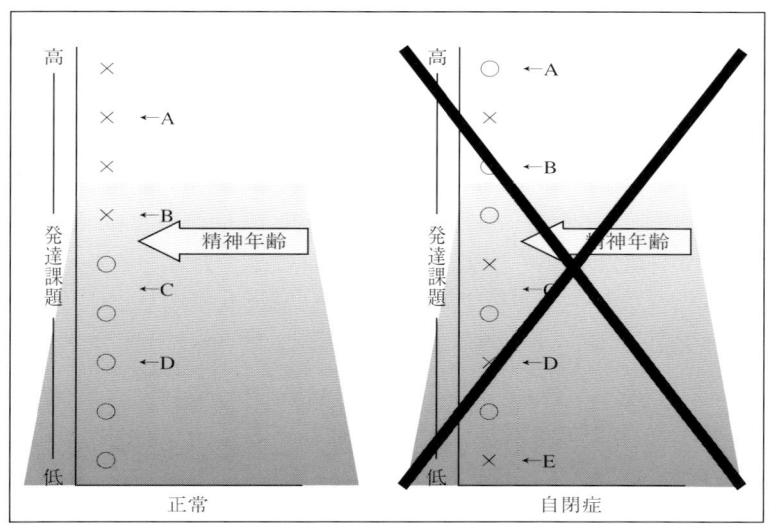

図8 IQ は同じ100でも…
正常では，ひとつわかれば，その下もわかっている．拡がりがある．
自閉症では，ひとつわかっても，その下はわからないかもしれない．拡がりを期待してはいけない．

　小学校低学年ぐらいの子どもであれば，家庭内で，母親と二人きりなら，不安なときやべそをかいたときに，この程度のことはしている．しかし，みんなの前では，絶対にしない．ここが正常な子どもとの分岐点である．
　女性の担任で，お子さんをお持ちであれば，この点を理解しておいてもらうと，自閉症・アスペルガー症候群の症状をわかってもらいやすい．

> 暗黙の了解を理解するのが難しい．

　相手の言外の意図を読み取ることができない．同じ言葉を使っていても，非言語性のやりとりによって，意味が逆になることがわからない．たとえば，やるべきことをしないで怒られているときに，「勝手にしなさい！もう，やらなくていい！」と怒鳴られたとする．もちろん，相手の本当の意図は，「やめろ」ということではない．ところが，この逆説的な表現であることがわからないので，自閉症・アスペルガー症候群の子どもは，やめてしまうのだ．当然，いっそう怒られてしまう．

さらに困ったことに，このような行き違いを繰り返すと，自閉症・アスペルガー症候群の子どもは，情報を含んでいる声のトーンや表情を，紋切り型に解釈してしまうこともある．たとえば，「大きな声＝叱られる」「笑い声＝ばかにされた」といった具合である．このような解釈をしてしまった自閉症・アスペルガー症候群の子どもは，運動会や学習発表会は，みんなに叱られる場所なので，怖くて出られないということにもなる．

　以上示してきたように，質的な障害の存在は，教育・社会適応を考える上で非常に大きな問題となり得る．生涯にわたるサポートが叫ばれるのは当然といえる．IQの数字が高くても，問題は極めて大きいのである(**図8**)．

3　心理学的な理解，心の理論

　他人の信念(事実だと思うこと)や欲求(そうしたいと願うこと)といった心の状態を推測し，他人の行動を理解したり予測したりするために用いる認知能力を，「心の理論(theory of mind)」と呼ぶ．

　自閉症は，この「心の理論」を獲得できない状態であるという心理学的な仮説がある．**図9**が，「心の理論」を調べる課題のひとつで，「サリーとアンの課題」と呼ばれている．

　「サリーとアンの課題」は，おおむね4歳で獲得されるという．言語性精神年齢が平均5歳以上の自閉症児の80％が，「サリーとアンの課題」に失敗する．それに対し，精神年齢が自閉症児群より低い，ダウン症児群は，85％以上が成功した．

　すなわち，自閉症児には，「サリーとアンの課題」を修得しにくいのだ．高機能自閉症・アスペルガー症候群がある子どもは，「心の理論」の課題が極めて苦手なのだ．彼らは，他者の心の動きを，ある程度読み取ることができるようにはなるが，正常児が無意識に行うことを，かなりの努力をして，意識的に行わねばならないのである．

　心の理論については，自閉症と発達障害研究の進歩 1997/Vol. 1(日本文化科学社)を参考にされたい．

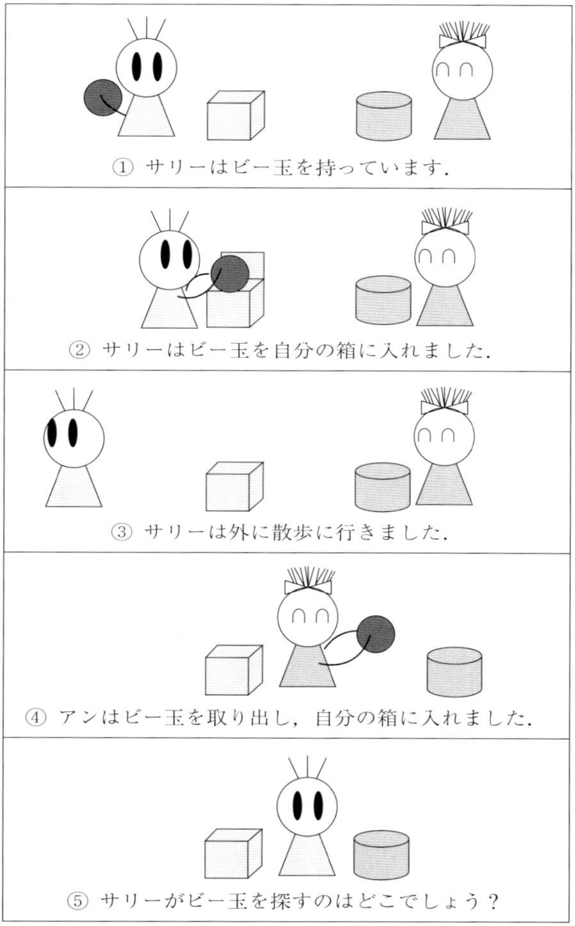

G 高機能自閉症・アスペルガー症候群の性質理解　　**177**

① サリーはビー玉を持っています．

② サリーはビー玉を自分の箱に入れました．

③ サリーは外に散歩に行きました．

④ アンはビー玉を取り出し，自分の箱に入れました．

⑤ サリーがビー玉を探すのはどこでしょう？

図9　心の理論：サリーとアンの課題

H　SPELLの法則

① Structure（構造化）
② Positive（ほめる）
③ Empathy（共感）
④ Low arousal（低刺激）
⑤ Links（連帯）

の頭文字をとって，SPELLの法則と呼ぶ．イギリス自閉症協会が提唱している自閉症やアスペルガー症候群への対処である．

1　Structure（構造化）

　Structure（構造化）とは，状況を認知しやすいように，明確に伝わりやすいように，要点をはっきりさせることだ．

　高機能自閉症やアスペルガー症候群では，認知のプロセス：①適切に取り入れ，②分析・統合して，③その情報の意味を適切に理解していくに，偏りや歪みがある．この意味で，構造化とは，認知プロセスへの援助にほかならない．たとえば，認知プロセスの適切な取り入れを援助するために，得意な入力手段（ほとんどの症例では視覚）を介して，情報が得られるようにするのもよい．また，情報の分析・統合・意味理解が容易であるように，可能な限り，単純化を試みるのもよい．

　たとえば，**図 10** をみて，普通は外国の建物（博物館）の写真だと理解してもらえる．しかし，高機能自閉症・アスペルガー症候群がある子どもは，左下にわずかに写っている車に，興味関心を持ってしまい，建物に興味をもってもらえないかもしれない．また，右下に写し込んだ日付の数字に興味をもち，そっちに話題が飛んでいってしまうかもしれない．差しつかえがないのであれば，左側の車と，日付をトリミングして，写真を提示した方が良いことになる．

　構造化するのは，提示の方法だけではない．構造化することで，何が起こるかを明示してあげることも大切である．たとえば，ソーシャルスキル

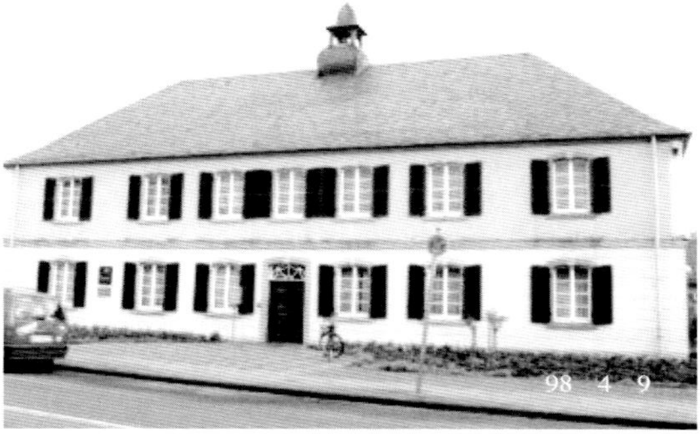

図 10　外国の建物

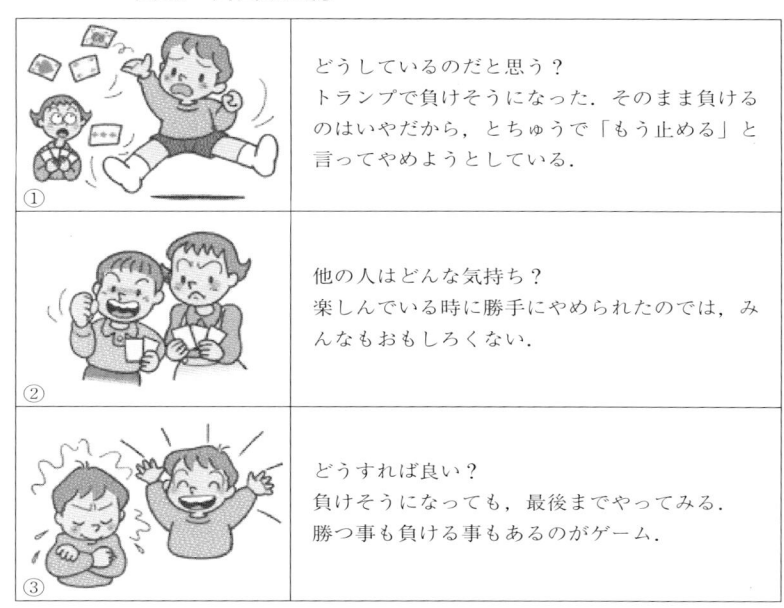

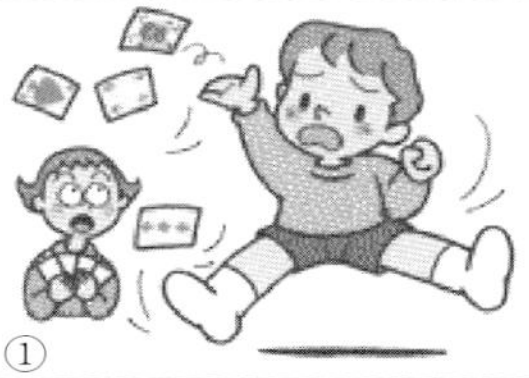 ①	どうしているのだと思う？ トランプで負けそうになった．そのまま負けるのはいやだから，とちゅうで「もう止める」と言ってやめようとしている．
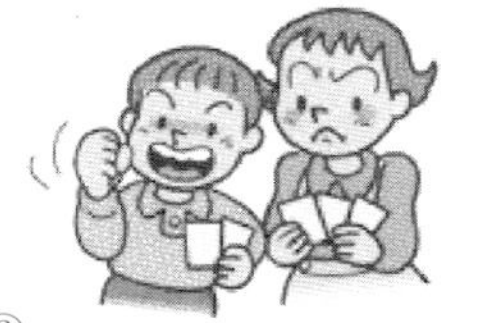 ②	他の人はどんな気持ち？ 楽しんでいる時に勝手にやめられたのでは，みんなもおもしろくない．
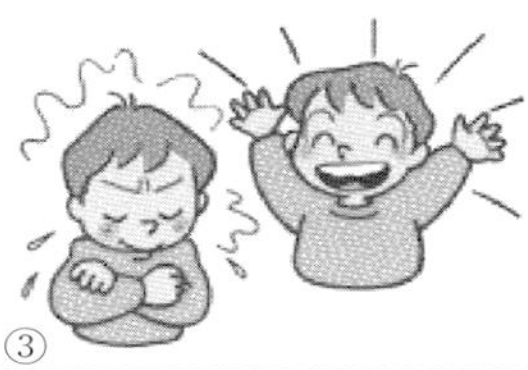 ③	どうすれば良い？ 負けそうになっても，最後までやってみる．勝つ事も負ける事もあるのがゲーム．

図 11　ソーシャルスキルトレーニング絵カード
（軽度発達障害の子ども以外にも使える）

　トレーニング絵カード（エスコアール社：http：//www.escor.co.jp/）を使用すれば，勝ち負けにこだわる子への指導もしやすい（**図 11**）．
　もちろん，この絵カードで即効的に解決するわけではない．対人関係の質的な障害があるから，すぐには理解できない．しかし，このような関係（ルール）なのだと教え込むことはできる．その点が大切なのである．

2 Positive（ほめる）

　Positive とは，詩のかけことばのごとく，たくさんの意味が込められている．ひとつは，「ほめる」ということだ．もうひとつは，自閉症児に対して周囲が<u>積極的</u>な態度をとることや，適切な行動を自閉症児に<u>期待する</u>ことも含まれている．この子だって，いつかはできると考え，様々な手だてを周囲が試行錯誤していく<u>積極的</u>な姿勢である．もちろん，適切な行動を期待するといっても，過剰な期待は禁物である．

　たとえば，陸上競技の記録会で良い応援ができたならば，次の陸上競技の記録会でも良い応援を期待し得る．しかし，水泳記録会の応援では，事前指導がなければ，高機能自閉症児は応援行動をとれない．なぜなら，陸上記録会と水泳記録会では，見た目の状況が異なるからだ．

　通常，児童や精神遅滞児など「質的な」障害を持たない子どもにとって，陸上競技であろうが，水泳であろうが，「応援に変わりがない」というのは，暗黙の了解で理解できる．ところが，高機能自閉症児には，見た目の状況が異なるので，了解できない．「陸上競技の記録会と，同じことをすれば良い」ことを，明確に，事前指導すればよい．この事前指導さえあれば，高機能自閉症児は，安心して，応援行動が取れることであろう．

3 Empathy（共感）

　誰もが間違いやすいのが，empathy（共感）である．日本語の「共感」は「感情移入をして同感している」意味だ．相応する英語は，sympathy であり，empathy ではない．

　empathy と sympathy はどう違うか．語源までさかのぼると，empathy は同情，sympathy は共感の意味なのである（英和中辞典．研究社，による）．すなわち，empathy とは，理解しがたい行動を取る自閉症児（者）の行動特性を見取ることである．看取ると言い方が，実態に近いかもしれない．

　高機能自閉症・アスペルガー症候群がある子どもたちには，彼らなりの心の持ちようがある．その心のあり方をそのままの形でわかってあげようというのが，empathy である．だから，看護の「看」の字を使った看取るなのだ．

　高機能自閉症・アスペルガー症候群がある子どもの気持ちを，周囲が，

正常な人たちの気持ちと同じやり方（規範）で，読み取ろうとしても，徒労に終わることだろう．また，高機能自閉症児に，周囲の気持ちを，同じような形で理解してもらおうとしても，これまた無駄だ．なぜなら，彼らは，気持ちの読み取りが一番苦手（→ 177 ページ：**図 9** 心の理論参照）なのである．

質的な障害があるので，漢字テストが 100 点でも，詩の暗唱がすらすらとできても，気持ちの読み取りは苦手なのである．このことは，周囲の人たちに，よく理解してもらう必要がある．さもないと，周囲の人たちの気持ちがつぶれてしまう．特に，長子が自閉症がある保護者には，このことに気をつけてあげる必要がある．

母親は，子どもの反応を見ながら，母性を作り上げる．決して，母性は本能ではないというのは，周知の通りである．父性も同じである．子どもの反応を見ながら，父性を作り上げる．

したがって，「対人関係の質的な障害がある子ども」を相手に，母性や父性を作り上げてきた保護者に，望ましい母性や父性を説明・要求しても，かなり難しいのだ．このような保護者は，自分が母や父にどうされたかを原体験にして，母性や父性を作り上げるしかないのである．このことを，医師や周囲の援助者がよく知っている必要がある．

▶ 症例 4　高機能自閉症の男児と（反応性）うつ病の母親 ◀

4 歳時に，周囲からの苦情が絶えないことを保健師に相談し，某所にて「異常がない」と言われたが，マスコミ報道などを参考にして，当科を受診した．

本をすらすら読める．しかし，その内容を質問すると，扁桃はオウム返し（hyperlexia）である．心の理論の 1 次課題（→ 177 ページ：**図 9** 心の理論参照）は，即刻解答して間違う．妹が泣くと，「泣いてはいけない」といって，妹の頭をはたく．幼稚園でも，周囲に対して，同様の行動を繰り返していた．

高機能自閉症の診断のもとで支援を開始したが，ここで一番問題になったのは，患児の行動のひとつひとつに対して，母親がその意味づけを考えて行動することであった．

たとえば，妹が泣くと，「泣いてはいけない」と言いながら，患児が妹の頭をはたくことに対して，母親が次のように考えるのである．以前に，母親が患児に「泣いてはいけない」と言ったから，それを患児が覚えてい

て，忠実に守っている．「泣いてはいけない」と言った母親が，悪い育児を患児にしてしまった…といった具合である．母親は，妹が泣くたびに，妹を抱きかかえて，家の外に飛び出していたそうだ．

　高機能自閉症がある患児の行動を中心に，家庭が回っている状態である．患児が何か行動を始めると，必ず，それに対して母親がその行動の意味づけを考えないではいられない．言ってみれば，家族の多大な犠牲を払って，患児のこだわり行動を強化しているようにみえる．

　母親自身のことを聞くと，不眠があることがわかった．近くの内科医より睡眠薬をもらっているが，それでも眠りにつくことが難しく，その上，朝早く起きてしまうという（→55ページ：F・うつ病参照）．

　母親が疲れ果てているので，患児への対処法を教えてくれ…というのが，父親からの話のすべてであった．私からのお願いは，

> ① 妹を中心にした生活を営むこと（患児の相手をしすぎない）．
> ② 母親を精神科に連れて行って欲しい．

の2点に集約される．

　①の指導には，父母共に驚いたようだ．「患児への対処法を教えて欲しい」という訴えに対して，「患児の相手をしないこと」が対策であるからだ．

　妹が泣くと，「泣いてはいけない」と言いながら，患児が妹の頭をはたいてしまう．この場合の対策は，正しい行動の仕方を教えることが対策になる（→91ページ：7・行動のレパートリー参照）．正しい行動とは，泣いた妹をいたわることである．患児に，このような行動をとらせるためには，妹を中心にした生活を送ってもらい，それを患児に模倣してもらえばよい．

　このご家族の場合，うつ状態にある母親が自己を励ましながら，無理して必死で，患児に真っ正面から対峙して行動しようとしていた．そのことが，患児のこだわり行動を助長していると考えた．したがって，この母親の行動を変えなければ，患児の行動をコントロールできない．

　うつ病状態の母親に，「○○をしなさい」という指導は，本来好ましくない．無理をしないでいてもらうことが「うつ」治療の基本である．この意味で，患児に対する行動を積極的に指導することが，母親の「うつ」状態を悪化させることもあり得る．

以上を考慮し，母親への負担が少なく，なおかつ，患児に有用な指導が，「①妹を中心にした生活を営むこと（患児の相手をしすぎない）」である．正常な妹の相手を，母親に積極的に行ってもらうことで，母親の母性発達をうながすことも期待できる．

　ちなみに，本症例はおよそ1年の経過で，母親が「うつ状態」から脱却し，それと前後して，患児の行動異常も減少している．

4　Low arousal（低刺激）

　低刺激とは，自閉症がある子どもに情報が入りやすいように，余計な情報が入りにくい環境を整えることをいっている．

　これは，情報認知のプロセス（①適切に取り入れ，②分析・統合して，③その情報の意味を適切に理解していく）の偏りや歪みへの対策でもある．たとえば，ざわざわした教室では，その雑音に気がとられて，肝心要の声を聞き取れない．よって，静かな環境を整えるのである．

　自閉症がある子どもに情報を与えるときには，情報を明確に提示するのはもちろん，情報提示の量も質も，通常以上に，限定して与えることも大切になる．

　自閉症がある子どもは，コミュニケーションの質的な障害が存在するので，言葉の語義理解が間違っていることが，よくある．例を挙げると，興奮して私にかみついた高機能自閉症がある子どもがいた．驚いた母親が謝りなさいと諭したところ，その子どもは，「ごめんなさい．この人何とかしてよ．はたいてあげて．」と騒いだ．

　この子どもは，「ごめんなさい」という言葉を「謝りなさい」と言われたときに使うことは知っている．しかし，言葉の意味がわかっていないのであろう．なぜなら，後に続く言葉が謝罪からほど遠いからだ．このように，「高機能」の自閉症であっても，使用している言葉の意味が，実はわかっていないかもしれないのである．

　情報を認知する際の偏りや歪みは，ことばのみならず，絵やシンボル，ジェスチャーでも存在している．一般に，情報提示は，視覚に訴えると同時に，聴覚にも訴えると効率がよい．

　しかし，自閉症がある子どもには，視覚のみ，あるいは聴覚のみで情報

を与えてみることからはじめる．情報に対する反応を確かめ，誤りがある場合に，ほかの刺激を与える．そうすることで，情報認知の誤りを発見し，是正指導が可能になる．

5　Links（連携）

周囲との連携をいう．ここでいう連携とは，単なる協力関係を表わしているだけではない．「汎化」をすすめるために，周囲との連携が必要なのである．

自閉症がある子どもにとって，家庭でできることが，学校でできるとは限らない．逆も，あり得る．どこでもできるように，指導していくのが大切なことは論を待たない．このことを「汎化」の問題という．

たとえば，家で「おはようございます」「こんにちは」のあいさつが，自発的にできるようになったと仮定しよう．通常児童であれば，学校でも，自発的にあいさつできることが期待できる．ところが，高機能自閉症児では，できないほうが多いだろうと考えていた方がよい．なぜなら，言うべきタイミングを認知できないからだ．学校と家庭は環境が異なるからである．

上記の例なら，保護者は子どもの「あいさつ」は完璧だと思うだろう．学校でしないのは，「学校の対応が悪いから」「先生を信用していないから」「友人と折り合いが悪いから」と考えることであろう．当然ながら，保護者と学校側とがぎくしゃくしかねない．

真実は，「自閉症がある子どもが，学校で，あいさつをするべき状況を把握できていないから」「家でのあいさつは，実はこだわり行動のひとつ」といった場合が少なくない．

自閉症のある子どもの行動特性への理解が十分でなければ，情報の共有が，連携を損ないかねない．通常以上に「連携」を大切にすべきだと，SPELL の法則は教えているのである．

I　就労を目指して〜望ましい告知の試行錯誤〜

高機能自閉症・アスペルガー症候群がある子どもへの病名の告知は，大切な治療ステップである．私は，やみくもに告知することを避け，**表 12**

表 12　自閉症がある子どもへの告知の条件

① 患児が，自分の行動異常を自覚し始めている．たとえば，自分の考え方が，ほかの人たちと違うことが多いことに，疑問を感じ始めている．
② 保護者の病状理解がすすんでいる（子どもの行動異常で，あきらかに自閉症の症状と思われることがわかり，それに対する基本的な対処法がわかる）．
③ 学校生活において，患児を支えてくれる人が存在する．たとえば，患児の行動異常に対して，どう指導すべきかがわかる教師・カウンセラーなど．

の条件が整ったときに告知している．

　告知についても，診断と同様に「戦略的」な考えをとっている．本人の病識を高め，社会適応を得るためにこそ告知する．病名を告げることが大切であるとはいわないが，症例に示すように，患児から問われることもある．

　これまでに示したように，自閉症・アスペルガー症候群がある子どもは，対人関係やコミュニケーションの質的な障害をもつ．よって，こちらが言葉で説明しても，相手の理解が深まるかどうかは，相手がそれに対応する体験があるかどうかが決め手になる．それが，**表12**の条件①である．

　本人が告知を受け，どんなことが苦手なのかわかり，自分の行動に自信が持てないときに相談できる相手が周りにいなければ，患児への援助ができない．それゆえに，**表12**の②，③をつけている．③の条件は，告知する前後の数か月は，特に大切である．

　印象でしかないが，WISC-III にて，IQ＝90 以上あって，小学校高学年，外来通院してから 3 年ぐらいたつと，**表12**の条件①が整うことが多いように思う．しかし，IQ＝70 ぎりぎりだと，条件①が整わず，告知できない（もちろん，保護者と相談するが）ことも少なくない．

1　望ましい告知ができると

　望ましい告知ができたことで，本人・保護者，医師あるいは教師といった三者面談を安定して行うことができる．本人が，自分の障害を，曲がりなりにも自覚しているので，これから取るべき道を明示しやすい．

　また，本人自身が，信頼し得る周囲に対して，自分の病気のことを説明することもあり得る．誰に，どこまで話すかは，保護者や治療者が検討することも必要であろう．

　告知の是非は，患児が成長してみないとわからない．しかし，私が丁寧に告知し得た子どもは数名にすぎないが，いまのところ全員が，少なくと

表 13　就労についての文献

上岡一世（編著）：自閉症の理解とその支援──子どもが成長・発達するかかわり方．明治図書，2004
上岡一世（編著）：自閉症の子どもが地域で自立する生活作り．明治図書，2004
上岡一世（編著）：自閉症の子どもが職場で自立する生活作り．明治図書，2004

も1年以上にわたる長期就労が可能であった．いずれも，高等養護学校の利用などの<u>就労対策を取った</u>子どもたちばかりである．

2　就労への道

ポイントは，<u>事前に就労先での研修を積むこと</u>につきる．患児が希望していた職種であっても，実際にやってみなければ，うまくいくかどうかはわからない．患児の期待と実情とが全く異なり，数日で止めてしまうことも少なくない．

就労にあたって必要なことは，生活習慣の保持につきる．知的発達の程度にかかわらず，同じようなことが大切になるように思われる．**表 13**の上岡一世氏の著作を参照されたい．最新作の3冊シリーズは必読書だと思われる．

自閉症がある子どもの就業への対策は，医者が考えている対策と異なる部分があることにも留意したい．たとえば，「指示，構造化はなくすのが目標」（自閉症の理解とその支援．明治図書，p.238）というのは，目から鱗が落ちる思いであった．

▶ 症例5　高機能自閉症,告知後反応性うつ状態を合併(告知時12歳,男児) ◀ ─ ◀

保護者によれば，はじめての有意語は1歳半ごろの「ドラえもん」であり，人見知りをしない子であったとのこと．保育園に入園した際に，ことばの発達の遅れを指摘されたが，3歳半健診では，心配ないといわれたという．

保育園・小学校時代ともに，友人とのトラブルが絶えない．そのほとんどが，相手の欠点をあからさまに，平然と言ってしまうことによる．そして，患児は，そのことのどこが悪いのかわからず，謝らない．それゆえに，トラブルが悪化してしまう．

上記の症状が，衝動性の高さによると思われ，AD/HDを疑われて，8

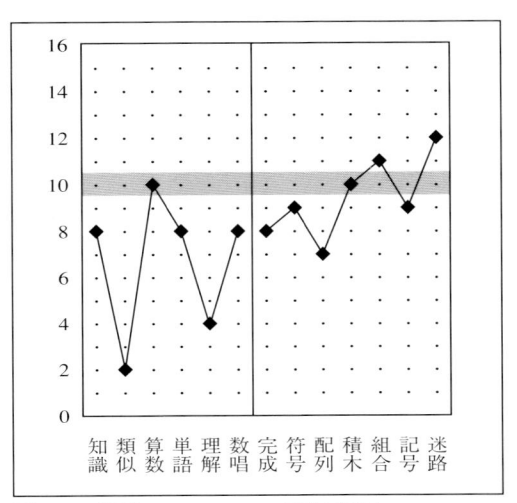

図12 症例5：WISC-III 下位項目

歳のときに来院した．

WISC-III にて，VIQ＝79，PIQ＝96，FIQ＝85 で，下位プロフィールは**図12**の通りであった．言語性の下位検査のうち，類似・理解が異様に低いわりには，算数が高い．また，動作性の下位検査では，機械的な図形に関するものが高く，配列が低めで，自閉症がある子どもによくあるパターンといえる．

心の理論「一次の理論」：サリーとアンの課題（→ 177 ページ：**図9** 参照）は，数分悩んだあげく，失敗した．

見かけ上は，保護者がいうように，AD/HD の診断基準の多動・衝動性を満たす．しかし，本症例の問題点は，対人関係およびコミュニケーションの問題のように思われたため，保護者に高機能自閉症についての説明を行い，情報収集に努めたところ，いくつかのこだわり行動の存在があきらかになった（あるマークが大好きで，学級内で，他人のものと自分のものとの区別がつかなくなり，すべて自分のものにしてしまう…など）．

高機能自閉症の診断のもとで，保護者や学級担任のご理解とご協力をいただくこと3年で，告知可能な状態が得られた．その3年間には，保護者と保護者以外の親族（祖父母）の障害への無理解（というより，障害として認めたくないという気持ち）から生じた家族内のあつれきの問題の解決や，学級内で患児が孤立しないように，担任の努力があった．

表14　告知時の会話

```
私　：「どうして，病院に通っているか，わかる？」
患児：「ときどき，友だちと，けんかしてしまうから．」
私　：「どんなけんかになってしまうの？」
患児：「たとえば…」
                    （中　略）
患児：「周りから，俺が悪いって言われるけど，わかんない．」
私　：アスペルガー症候群の特性について示した用紙（診断基準に準じる）に赤線を引き
　　　ながら，「そうだよね．それがわからなくて，お友だちとうまくいかないことが
　　　あるんだよね．だから，病院に通っているんだよ．」
患児：「やっぱり，ぼくは病気なの．」
私　：「うん．自閉症っていう病気だよ．だから，病院に通っているんだよ．」
患児：「自閉症って，なおるの？」
私　：「きみが，苦手なことを，先生やお父さん，お母さんに聞いていけばいいんだよ．
　　　人付き合いでうまくいかないことがあったら，わからないから教えて欲しいって，
　　　ちゃんと言えればいいんだよ．」
患児：「そうか．わからないときには，わからないって言っていいんだね．」
私　：「そうだよ．先生にもよく聞いてね．」
患児：「この間もね…」
　　（中略：保護者が知らないトラブルについて語り，担任から援助を得た）
私　：「そうだよ．そういうふうにがんばればいいんだよ．」
患児：「先生(私)や○●先生(担任)，お母さんにも，お父さんも，聞けばいいのか．わかっ
　　　た．がんばるね．」
私　：「先生は，いつもきみのことを応援しているからね．」
患児：「わかった．ありがとう．」
```

● **告知の様子**

告知の様子を**表14**に示す．

● **その後の経過**

自閉症であることを告知された後，ときおりめそめそすることもあり，母親や担任に甘えることが多くなった．しかし，その一方で，周囲の子どもたちとのトラブルで，「自分は悪くない」と突っぱねることは激減した．担任も，保護者にも，そのことを大いにほめてもらった．およそ1年ほどで，治療的退行というべき時期を乗り越えた．

中学進学後，新しい環境でのトラブルが多く，抑うつ状態に陥った．これに対しては，薬物療法を要した（フルボキサミン 100 mg/day：現在なお続行中）．

中学2年になり，進路を決める際に，近くの高等養護学校を両親と共に見学した．患児が大好きな木工作業の多さに目を輝かせ，同校への進学を決意した．その進学準備のために，中学3年より特殊学級へ入級し，希望通りに進学できた．

　高校時代は寮生活であるが，慣れるまでの数か月は大変であったらしいが，その後は，大きなトラブルはない．その場の職場実習を経て，希望通りの職種に福祉的就労が決定している．

J　自閉症でない子どもたちでは，指導が積み上がる

　戦略的診断として，自閉症でない軽度発達障害がある子どもにとって，大切なポイントは，

① 就労に必要な基礎基本の学力を身につけること
② 就労に必要な生活習慣を身につけること

の2点に集約される．

　一般就労に必要な基礎基本の学力とは，小学4年生修了程度の「読み・書き・算」である（福祉的就労ではないことに留意）．

　ある学習発表会で，某校長が，「みなさんが練習した成果をご発表いただき，ありがたく思います．」と話した．私は耳を疑ったが，この校長は，自校の児童の動作に対して，何度も謙譲語を使用していた．敬語の使い方としては，明らかに誤用である．

　正しい敬語の使い方は，「みなさんが練習した成果を，いらしてくださったご父兄にごらんいただきたく思います．」である．

　これらの敬語の使い方は何年生程度であろうか？実は，小学5～6年生である．なんと，先の某校長は，小学5～6年の国語を習得できていない．しかし，驚くにはあたらない．私の経験では，保護者が子どもに自信を持って，間違いなく，国語・算数を教えられるのは，おおむね小学4年生ぐらいである．実を言うと，小学4年生の国語であると，保護者は10%程度を間違う．5年生・6年生となると，かなり間違いが多くなるのである．

そして，中学生の国語になると，一般に，保護者は歯が立たない．

　考えてみて欲しい．中学校で勉強した連立方程式や，化学方程式を現在なお使っているのは，仕事でそれを必要とする保護者だけであろう．つまり，4年生の「読み・書き・算」さえ十分なら，一般就労に必要な基礎基本の学力といえるのである．根拠は，実際に社会生活を送っている保護者が，そのレベルの能力を使いこなして暮らしているからである．

　大切なのは，「読み・書き・算」のみでよい．ほかは捨てて良いのである．読者も下記の問題を試してみて欲しい．

問題：「三角形とはどんな形ですか？」

　「内角の和が180度で…」「角が三つあって…」いずれも誤答である．小学校2年生の教科書に正解が書いてある．

　　　　　　　➡ 正解：三本の直線で囲まれた形を三角形といいます．

K　基礎学力の保障に何が必要か？

自閉症でない子どもたちの特徴は，

> 指導が積み上がること．

である．

　すなわち，学習していく際に，ゲゼルがいう「レディネス」の概念が成立するのである．このことは，子どもの発達状態を，しっかり把握して，それに相応する指導をすることが何より大切になる（→ 15ページ：コラム・教育のレディネスとは参照）．

　そのために必要なのが知能検査である．知能検査には，たくさんの種類がある．下記の検査に習熟しておかねばならない．なお，優れた個別教育計画（individualized education program：IEP）を立案する援助ができるようになるには，ご自身で問診した症例を100例以上，自分で検査してみなければ，実感として把握できないであろう．

　筆者らの施設で頻用しているのは，以下の通り．

1 WISC-III：Wechsler Intelligence Scale for Children-Third Edition

- 対象年齢：5歳0か月～16歳11か月
- 知的発達状態を，言語性，動作性の2種類に分けて調査・測定する
  ▶ 動作性下位検査
    ①絵画完成，③符号，⑤絵画配列，⑦積木模様，⑨組合せ，⑪記号探し，⑬迷路
  ▶ 言語性下位検査
    ②知識，④類似，⑥算数，⑧単語，⑩理解，⑫数唱
- 知的発達の状態を評価点(SS)の下位プロフィールで示すことで，「個人内差」を分析し得る．
- 因子分析から得られた4つの群指数(言語理解，知覚統合，注意記憶，処理速度)により，子どもの指導上の留意点を把握できる．

2 WPPSI：Wechsler Preschool and Primary Scale of Intelligence

- 対象年齢：3歳10か月～7歳1か月
- 知的発達状態を，言語性，動作性の2種類に分けて調査・測定する
  ▶ 言語性下位検査
    ①知識，③単語，⑤算数，⑧類似，⑩理解
  ▶ 動作性下位検査
    ②動物の家，④絵画完成，⑥迷路，⑦幾何図形，⑨積木模様
- 知的発達の状態を評価点(SS)の下位プロフィールで示すことで，「個人内差」を分析し得る．

3 K-ABC：Kaufman Assessment Battery for Children

- 対象年齢：2歳6か月～12歳11か月
- 知的発達状態を，認知処理過程尺度(心理尺度：情報を処理する力をとらえる)と習得度尺度(教育尺度：年齢に応じた知識，技能の習得度をとらえる)とに分けて測定する．
- 認知処理過程尺度については，情報を1つずつ順番に行っていく能力をとらえる継次処理尺度と，情報の全体像を把握する能力をとらえる同時処理尺度に分けてとらえる．

- ▶ 認知処理過程尺度－継次処理尺度
  ③手の動作，⑤数唱，⑦語の配列
- ▶ 認知処理過程尺度－同時処理尺度
  ①魔法の窓，②顔さがし，④絵の統合，⑥模様の構成，⑧視覚類推，⑨位置さがし
- ▶ 習得度尺度
  ⑩表現ごい，⑪算数，⑫なぞなぞ，⑬ことばの読み，⑭文の理解
- 知的発達の状態を評価点(SS)の下位プロフィールで示すことで，「個人内差」を分析し得る

4　田中ビネー式知能検査

- わが国における代表的な個別式知能検査．2歳から成人までの一般知能を測定できる．
- 平成15年9月に新版(田中ビネー知能検査Ⅴ)発売され，成人領域においては，「結晶性領域」「流動性領域」「記憶領域」「論理推理領域」の4領域に分類して検査できる．
- 精神遅滞を疑わせる場合には，すべての年齢で，最も安定して検査が可能である(8歳で，IQ＝65ぐらいの児童では，WISC-Ⅲでは測定範囲下限を超え，測定不能となるが，WPPSIでは適応年齢を超えて数値を出せないことがある)．
- ほかの検査に比べて，短時間で検査が可能であることも特色のひとつ．ただし，下位領域にわたる客観的検討はできない(ほかの検査を併用する必要がある)．

5　ITPA言語学習能力診断検査：Illinois Test of Psycholinguistic Abilities

(→38ページ：コラム参照)
- 3歳0か月～9歳11か月が適応年齢であるが，10歳以上の子どもでも粗点を言語学習年齢(PLA)に換算してプロフィール表示可能．
- 情報を受け取り，それを解釈して，他人に伝えるというコミュニケーションの過程から10の要素を選び，それぞれの機能を測定．
- 全体的な言語発達のレベルを知るのみならず，言語に関する能力の「個人内差」を測定する．

- ▶ ①ことばの理解，②絵の理解，③ことばの類推，④絵の類推，⑤ことばの表現，⑥動作の表現，⑦文の構成，⑧絵さがし，⑨数の記憶，⑩形の記憶
- ● 学習障害やことばの発達に遅れがある子どもの診断と治療教育に必須．
- ● 平均児（average children）を標準化の対象とし，評価点（SS）は平均値36，標準偏差6の値に換算していて表示．

　これらの検査を組み合わせて使用することで，教育的な援助の仕方を，ある程度決定し得る．自分で検査をしてみることで，何が教育的な援助になるのか，自分で教材を作ってみれば自ずとわかるだろう．

　当科では，発達年齢や暦年齢に応じた宿題を出すが，それらを<u>毎日</u>続けられるかどうかが，学業不振に陥るかどうかの境目である．

6　学業不振に陥らないために，時間・場所・教材を保障する

　一般に言われていることであるが，

> 望ましい家庭学習の時間：学年×20分

　最低の時間は，学年×10分であるが，最低時間でなんとかなるのは，頭の良い子どもたちだけだ．私の感覚としては，小学1年生だけはもう少し必要で，30分という感じである．

　軽度発達障害がある子どもたちで，これだけの家庭学習時間をしっかり取れている子どもがどれだけいるだろうか？よく保護者から「宿題がたくさんあって，それ以外の勉強ができません…」と言われるが，実際には上記の時間の半分にも達していないことがよくある．軽度発達障害があり，家庭学習の時間が足りないのなら，学習不振が起こるのは当然である．

　本書の第2章で生活習慣のことを大切にしているのは，まさにこのことである．

表15　グレーゾーンの子どもに対応した作文ワークの使い方

① 拡大コピーすることも考慮すること(不器用さへの配慮).
② 時間を決めて，1ページずつ，できる限り，ていねいに(時間を競わせてはいけない).
③ 調子の良い時間に行うこと(学校であれば，朝のスキルタイムなど).
④ 視写と併用すること(毎日10分だが，作文ワークと交互でも良い).
⑤ 視写がむずかしい子には，なぞり書き教材を準備して併用(教科書を拡大コピーして，トレッシングペーパーをはりつけるだけ).
⑥ 視写したものを，必ず読ませること.

学業不振に陥らないために，気をつけねばならないことがある．それは，軽度発達障害を持つ子どもたちに共通していることで，

① 微細運動障害があり，手先が不器用．
② 作業記憶(Working memory)に乏しく，理解に時間かかる．
③ 記憶保持に乏しい傾向があり，面倒なことはやろうとしない．

の3点である．

　これらのポイントを考慮した教材が必要である．「書く」力を育むワークブックを，大森修氏(新潟市立中野山小学校校長)の編集のもと，私が監修した．『医学と教育の連携で生まれたグレーゾーンの子どもに対応した作文ワーク』初級・中級・上級1・上級2の各編(明治図書)である．どのページも上記のことを配慮してあり，少なくとも3回以上の作り直しがなされている．

　このワークブックの使用上の注意は表15の通り(なお，このワークブックは，自閉症の子どもたちにも有用な工夫がされている)．

　表15以外にも具体的な課題はたくさんあるが，紙面の関係で，姉妹書の『横山浩之：診察室でする治療・教育—医者が使うスキル大公開—．明治図書，2005刊行予定』に譲る．

L　就労に必要な生活習慣を身につけるために

　自閉症でない子どもたちに，就労に必要な生活習慣を身につけるために大切なのは，「自律」である．自律とは，自分の努力で，自分や自分の周囲をコントロールしている感覚である．決して，周囲の援助や保護者の援

助ではない．

　周囲の援助や保護者の援助ではなく，<u>自分自身の努力が大切</u>であることを<u>保護者</u>が良く認識していないと，「大きな，大きな，大きな子ども」ができあがってしまう．保護者は，軽度発達障害への配慮をしているつもりなのだが，実は<u>ただの過保護</u>ということがあり得る．男児では中学校入学以降，女児では小学校5年生以降になると，<u>ただの過保護</u>ということになりやすい．

　AD/HDがあり，注意欠陥や衝動性があって危ないからといって，包丁や火を自分ひとりで扱えない中学生では，将来，生活していけないのである．

　さて，就労に必要な生活習慣を身につけるために，指導できることはどんなことか？意外に思われるかもしれないが，子どもが小さいときから，日常生活の中で，保護者が毎日，子どもを鍛えることができることだ．

> お手伝いをさせる．

という，とても簡単なことである．もちろん，発達段階によって，やらせることは異なる．

1　自閉症でない子どもへの「お手伝い」実践

　<u>自閉症でない</u>子どもに，お手伝いをさせ始めるのは，いつが良いか？発達年齢で1歳6か月である．その根拠は，遠城寺式乳幼児分析的発達検査（→22ページ：**図6**参照）にある．

　1歳6か月レベルでさせたいお手伝いは，ゴミ捨てである．近くにあるものを持ってこさせるのも良い．もちろん，この時期のお手伝いは，親がやった方が，著しく効率がよいが，あえて子どもにさせるのである．

　3歳6か月レベルであれば，洗濯物の取り入れをさせたい．食事の際の茶碗や箸を配膳することや，食べ終わった食器を台所まで運ぶ後かたづけ，自分の分を運ぶのはもちろん，家族の分も運ばせることもさせたい．

　もちろん，割れる食器を使って運ばせる．割れない食器では，食器を落としても大丈夫だと教えるようなものだ．慎重にやらないと割れてしまうことを教えたいのである．念のために，申し添えるが，幼児にお手伝いを

させるには，安全に対する配慮がいる．熱いものを運ばせるのは，十分に習熟してからでなければならないし，目を離してはならない．

割ってしまったときには，「ごめんなさい」のことばが，素直に出てくる子どもであることが大切だ．言えないようなら，指導の良い機会だととらえよう．もちろん，<u>意図的に</u>失敗させているのであるから，失敗しても叱ってはならない．

小学校にはいれば，家族としての仕事をあたえたい．体力に応じて，ふとんの上げ下ろし，お風呂の掃除・準備，食事の準備・食器の洗い方，せんたく，掃除…保護者がしている家事なら，何でも良い．

小学6年までに，毎日の習慣にならなくても良いから，一通りは経験させておきたい．中学生になる前がよい．中学生になると，第二次反抗期が到来するので，親の指示を聞かないからだ．

親がいなければ，ご飯を作って食べられない中学生では困る．念のために申し添えるが，上記のお手伝いをさせる時期的な根拠は，おおむねS－M式社会生活能力検査にある．つまり，統計学的な根拠はあるのだ．ご確認願いたい．

2　就労に向けて

自律とは，

<u>自分の努力</u>で，自分や自分の周囲をコントロールしている感覚．

である．決して，<u>保護者や，周囲の方々の努力</u>ではないのである．

精神的な意味での自律への旅立ちは，いうまでもなく思春期である．第二次反抗期が，旅立ち始めた証拠である．第二次性徴がくると，子どもたちは，見た目が大人と同じになる．そして，大人と同じように行動できると錯覚する．その錯覚によって，大人と同じように行動しようと努力するのが第二次反抗期である．

実際には，思春期の子どもが大人と同じように行動できるわけがない．しかし，思春期の子どもはできると誤解しているので，自分の意志を突き通し，失敗する．実は，その失敗を保証することこそ，軽度発達障害の子どもにも，大切なのである．

失敗の保証は，セルフエスティームを下げると考える方もいるかもしれない．セルフエスティームを下げるのは，（周囲によって保証された）失敗をそしる人（＝保護者や周囲の方々）がいるからである．

周囲によって保証された失敗をそしられることなく，自律に向けて行動したことや，自律に向けた努力をほめたたえられば，子どものセルフエスティームは著しくあがるのだ．

> 失敗を糧にした経験の有無が，自律を支えるのである．

第二次反抗期も，第一次反抗期と同様に，本人は反抗したいと思っているわけではない．次なる発達を得るために模索している時期であり，その模索を人がみると，反抗しているように見えてしまうだけだ．このことも良く理解しておく必要がある．

3 自閉症でない子を持つ親指導について

上に示した自律をさせるためには，親指導（ペアレントトレーニング）は極めて大切な役割を占める．親指導において，一番大切にするべき12の原則は**表16**の通り．

われわれは，自分が想像した以上に，**表16**の12の原則を守れない．どちらかというと唖然とする毎日である．よく考えてみるとわかるが，原則のうち⑨以外は，障害がない子どもにも有効な手段ばかりである．

表16の原則は，2002年日本小児神経学会公開シンポジウムで，Barkley教授が講演された内容である．この話を聞いて，大森修氏（現，新潟市立中野山小学校校長）や，武川裕子氏（古川市子育て支援センター，現，桜保育園長）は，ごくごく当たり前の保育・教育を，丁寧に行うだけで，十分なのだと理解できたと述べた．

ごくごく当たり前の保育・教育こそ，この子たちに必要であるというのが，彼らの主張である．このことは，AD/HDのペアレントトレーニングを行う上で，基本的なポイントがAD/HD対策ではなく，子育て支援であることを示していると，私自身，実感している．

表16 What Are the 12 Touchstone Ideas?（何が12の大切な原則か？）

① Externalize the important information
　重要な情報を，明確に表わす．
② Eliminate or reduce time delays
　時間の遅れをなくす，減らす．
③ Externalize time periods（timers）
　時間を，明確に表わす（タイマーの使用）．
④ Externalize the motivation（win/win）
　動機付けを，明確に表わす（お互いに勝者の関係）．
⑤ Immediate, frequent, salient feedback
　すぐその場で，頻繁に，的確なフィードバック．
⑥ Plan ahead（bring the future into the now）
　計画をたてさせる（未来を，現在にひっぱる）．
⑦ Positives before negatives
　否定的な考え方より，肯定的な考え方を先にしよう．
⑧ More touch, not talk（two-handed time in）
　説明するより，行動で示す（手を差し伸べる）．
⑨ Keep a disability perspective
　常に障害を見据える．
⑩ Be mindful of moments
　ひとときを大事にする（一期一会を大切に）．
⑪ Practice forgiveness
　許すことを覚える（自分を，周りを）．
⑫ Achieve acceptance
　ありのままを受容する．

和訳文責は横山．Dr. Barkleyより横山が使用許可を得た．（Prof. Dr. R. A. Barkley：第44回日本小児神経学会，公開シンポジウム講演，2002より引用）

コラム　AD/HDと遺伝〜生物学的疾患として〜

　近年，AD/HDは，ドパミン神経系などの生体アミン神経系の何らかの異常である可能性が示唆されている．たとえば，ドパミントランスポーター遺伝子などがあげられる．

　トランスジェニックマウスを用いた検討では，ドパミントランスポーター欠損マウスは，行動薬理学的に，コントロールに比べて，多動である．そして，その多動がメチルフェニデートによって抑制される．

　メチルフェニデートは，正常人が使用（乱用）では多動を引き起こす（ハイになる）のに対し，AD/HD患児では多動が抑制される．動物でも，一般に，メチルフェニデートは多動を引き起こすが，ドパミントランスポーター欠損

マウスの多動は，メチルフェニデートによって抑制される．よって，ドパミントランスポーター欠損マウスは，AD/HD のモデル動物になりうる可能性がある．

AD/HD では，疾患の家族内集積性の存在が知られている．第 44 回日本小児神経学会(2002)での Prof. Barkley, R.A. の講演によれば，AD/HD 患児の兄弟が 25〜35％，双生児が 75〜92％，母親が 15〜20％，父親が 20〜30％ の確率で AD/HD であるという．また，(片)親が AD/HD の場合である場合，その子どもの 27〜54％ が，AD/HD であるという．

疾患の遺伝形式は不明であるが，遺伝的性質が明らかになったからといって，AD/HD が遺伝形質だけによる疾患だとは言い難い側面もある．

たとえば，周産期の異常により，AD/HD の頻度を増やすことが，疫学的に示されている．また，実験動物モデルでも，6-hydroxydopamine を新生児期に脳室内注入されたマウス・ラットが，行動薬理学的に，AD/HD と同様の多動を示す．

加えて，遺伝形式が明らかになっている疾患であっても，遺伝形質と表現型の違い(浸透度の違い)が問題になりうることも挙げられる．たとえば，優性遺伝形式をとる口蓋裂の 1 つとして Van der Woude 症候群があり，その遺伝子もある程度確定している．実際に患児の両親の遺伝子検査を行い，片親に遺伝子異常が見つかることが多い．

しかし，遺伝子異常が確認された親が，臨床的に口蓋裂があるかどうかは，全く別のことである．そのような症例で，口蓋垂(uvula)の先端が二つに分かれている程度の口蓋裂(？)が発見されることがある．もちろん，uvula の先端が分かれている程度では，臨床的に，口蓋裂と診断されることはないし，治療も不要である．このようなことが起こるのは，遺伝形質の浸透度の違いによるといわれている．

AD/HD の場合は，現時点で，遺伝形式も明確とは言い難い状況と思われる．先の口蓋裂の症例でも明らかなように，AD/HD の場合でも，たとえ遺伝子異常を検出できるようになっても，AD/HD の診断・治療的な意味があるかどうかは，また別途の問題と考えておいたほうが良いだろうと思われる．

現時点で日常診療に役立つことは，AD/HD がかなりの頻度で家族内集積性を持つことである．つまり，

> AD/HD の患児を見つけた場合，保護者もまた，AD/HD である可能性が珍しくない．

ということである．親教育(ペアレントトレーニング)の際に，このことを意識しておく必要があるのだ．つまり，注意欠陥の症状を保護者が持っているかもしれないことに留意する必要がある．加えて，成人の ADD で，ADD 症

状が前面に出ている場合には，気分障害（うつ病など）や人格障害の診断基準を満たす場合が少なくないことも考慮しておかねばならない（→ 68 ページ：**表 18**・International Consensus Statement on AD/HD）．

なお，多因子遺伝について，保護者に正確に伝えることは非常に難しいので，保護者には，AD/HD は家族内発症が多いが，遺伝についてはよくわからないという説明をしていることを申し添える．

4 バークレー博士の 12 の原則を子育ての知恵へ

① 重要な情報を明確に示す

誰でも，やるべきことを忘れてしまうことがある．何をすべきなのかを，明確に示し，やろうとしたらほめてあげることが大切である．

必要なら，繰り返し言う / 思い出せるように掲示するなど，指示する工夫も必要である．

② 時間の遅れをなくす・減らす，③ 時間を明確に表わす

誰でも，時間を守ることはなかなか難しい．時間に遅れないようにするには，必要ならタイマーを使うのもよい．逆に言えば，必要な場所には，タイマーを備え付けておけばよい．

ちなみに，わが家の子ども用コンピュータは，居間にある．勉強が終われば，タイマーをかけて利用するルールになっている．このルールは，子どもがコンピュータを使い始めたときに決めたルールである．「使い始めたときに」決めたルールであるというのが，ルールをうまく守ってもらうコツである．

④ 動機付けを明確に表わす

動機付けを明確に示すことが有効な子どもは，一次反抗期が終了した子どもである．反抗挑戦性障害の子どもにも，動機付けを示すことが，有効でない子がいることを知っておく必要がある．

動機付けを示すことで，子どもが素直に行動できるためには，ご褒美を準備することも有効な手段である．誰でも，社会的なご褒美・誉め言葉に

反応するとは限らない．より現実的な，わかりやすいご褒美が良い子もいる．

たとえば，愛情を示すだけではなく，(サービスチケットのような)ポイントをあげる，バッジをあげるといったこともよい．このようなご褒美は，保護者が「惜しげもなく」与えることができるものを選ぶ必要があることに留意したい．

⑤ すぐその場で，頻繁に，的確なフィードバック

誰しも自分の行動をいつまでも覚えているとは限らない．その意味で，すぐに，その場で的確なフィードバックをあげることが良い．

問題は，的確さである．良いフィードバックは「ほめる」形になっているのが特徴である．フィードバックも，行動の良し悪しを含めて，頻繁に，的確に与える必要がある．ここでいう的確なフィードバックを知るために，「読んで学べるAD/HDのペアレントトレーニング―むずかしい子にやさしい子育て(明石書店)」のご一読をお勧めしたい．

⑥ 計画を立てさせる(未来を，現在にひっぱる)

時間的な感覚を養うためにも，先を見通すことも大切である．計画を立てることの意味を，現実の生活の中で見せてあげることも大切だ．保護者が生活の中で…というのが，大切である．周囲が暖かく見守りながら，あえて失敗すると予測できる計画でも，実行させてみることも大切である．

⑦ 否定的な考え方ではなくて，肯定的な考え方を

怒られたり，罰を与えられることばかりであると，投げやりな気持ちが育ちやすい．そうではなく，子どもが努力することで，子ども自身やその周囲をコントロールしているという気持ち(自律心)を育てたいのである．

そのために大切なのは，「ほめる」ことである．良い行動をしようと努力し始めたときに，周囲が「ほめる」ことができるかどうかが，何よりのポイントである．

「後かたづけをしなさい」と言っても動かない子どもがいたとしよう．このようなとき，私は自分で片づけ始める．片づけながら，子どもの様子を観察する．タイミングを見て，片づけるものを子どもに渡し，片づける

場所を指し示すことで，後かたづけをさせることができる．

　ほめるのは，どのポイントであるかわかっただろうか？読者も考えてみて欲しい．

　　　　　　　　➡　正解：片づけるものを子どもが受け取ったとき．

⑧ 説明するより，行動で示す（手を差しのべる）

　話をして，言い聞かすことが大切なのではない．それより，もっと具体的に示す必要がある．すなわち，「子供に触れ，子供の目を見て，そして最低限必要な，簡単な短い指示を与える」ことが必要だ．すなわち，非言語的なアプローチが大切であることを忘れてはならない．

　先の後かたづけの例でも，私が「やってみせる」なかで，簡単な指示しか与えていないことがわかるであろう．

⑨ 常に障害を見据える（この項目は，障害がある子どものみ）

　問題を抱えていることを，常に忘れてはいけないと，（保護者を含めて）周囲に，しっかり認知させることが大切である．軽度発達障害がある子どもの将来は，成長時にどれくらい周囲から，自立・自律のために，教え育んでもらえたかにかかっている．

⑩ ひとときを大事にする（一期一会を大切に）

　「まぁ，いいや．」が，次の大切な機会での大きな失敗につながることを忘れてはならない．先に示した，否定的な考え方ではなくて，肯定的な考え方をしながら，ひとつひとつを大切にする必要がある．

⑪ 許すことを覚える（自分を，周りを）

　先に挙げたことを実行するためにも，周囲（教師）は大人であって，子どもは子どもであるといったことを，絶対に忘れてならない．周囲が子どものような行動をとってはならない．子どもの間違いを許すことを，よくできるようにならなくてはならない．

　この「許す」というのは，軽度発達障害に対して充分知識を持っていない人達も受容することも含んでいる．さらにいうならば，保護者が自分の

行動の愚かさも許すことが大切だ．誰もが，自分自身の間違いも許すことが大切である．よりよい明日にむかって努力するために．

⑫(ありのままを)受容する

子育てにあたって，子どものありようをそのままの姿で受け入れてあげなくてはならない．実行不可能な目標や期待を抱いて，それを子どもに押しつけてはいけない．

M　学習障害(LD)をとらえなおす

第1章の学習障害の項でも触れたが，LDほど混乱している概念はない．精神医学の立場(DSM－IV)，神経心理の立場，教育の立場があるが，私自身は，それらのどれにも満足していない．なぜなら，

> 診断と治療が対応していない．

からである．

第1章のLDの項目でとりあげた症例(→24ページ：**症例6**参照)は，医学的立場では，表出性言語障害と考える．治療的な手だてとして，「なぞり書き」をさせ，それを音読させた．

同じ表出性言語障害でも，**図13**のように，表象水準の聴覚性出力が一番苦手である症例なら，手だてが異なることが予測される．**図13**のような症例でも，何かを書き，それを読むという対策は同じである．しかし，**図13**の症例では，「なぞり書き」ではなく，「視写」が十分に可能であろうと思われる．なぜなら，視覚性出力が第1章の症例より得意だからだ．

しかし，「視写」したものを音読するところは，簡単にはいかない．聴覚性出力が苦手であるからである．当然ながら，より強力な「手だて」が必要である．

音読の場合には，**図14**のように，視覚的入力から情報入力され，聴覚＝視覚連合を経て，聴覚性出力に情報出力される．したがって，その援助は，具体的には，聴覚的入力を使うしかない．

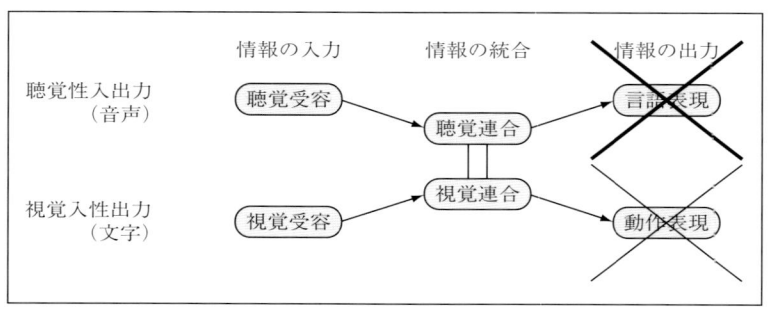

図13 ITPA 言語学習能力診断検査結果
×印は，苦手なところを指し示す．太い×は，より苦手であることを示している．

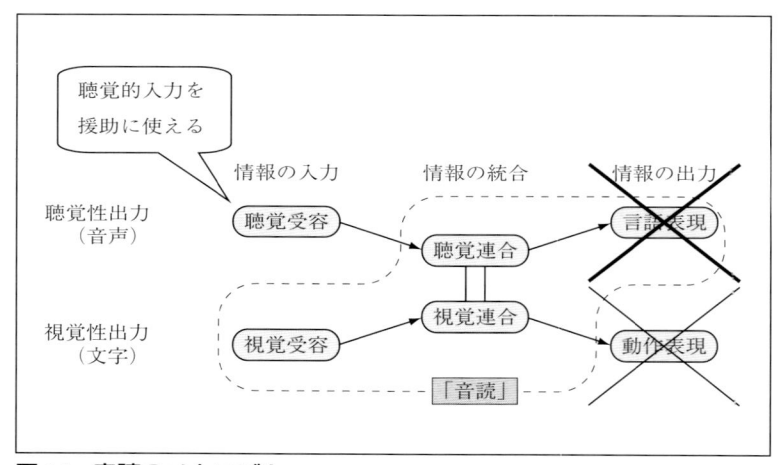

図14 音読のメカニズム

よって，視写したものを音読させる際に，指導者が一文ずつ読み聞かせた後に，同じところを音読させること(追い読み)や，指導者と学習者が一文ずつ交代しながら音読させること(一文読み)が大切な手だてになる．

このように，現在は，LD 教育の手だて探しは，勘に頼らざるを得ない側面が存在している．よりよい方法を探す努力をしていきたいと考えている．

コラム　医学的立場を生物学的にとらえなおす

❶ 読み障害の背後にある脳領域は文化によって異なる

　fMRIを使用した観察結果から，アルファベット圏と漢字圏では，文字が認識出来ない原因になっている脳の障害部位が異なっていることが示唆されている（Chinese dyslexics have problems of their own. *Nature*, 2004）．

　脳の障害部位が異なっていることから，異なる機能が障害されている可能性が高い．つまり，異なる対応手段が必要になる可能性が大きい．異なる対応手段が必要ならば，異なる疾患概念である可能性があると言うことを意味している．

　つまり，DSM-IVの「読み障害」自体が，単一疾患ではない可能性があることを示している．

❷ 新生児でさえ，母国語を理解している

　近赤外光トポグラフィー法を用いた検討では，生後5日以内の新生児を用いた検討で，聴覚野の近傍が母国語に特異的な反応を示していることが分かった．

　刺激課題として，①母国語の朗読（通常スピード）による聴覚刺激，②同じ母国語のテープの逆回しに相当する聴覚刺激を用いている．両者は音響特性が同等であるが，言語として成立するのは前者のみになる．なお，参照課題は，③聴覚刺激のない状態である．

　①の母国語の聴覚刺激に対して，左の側頭葉が顕著に活性化している．しかし，②テープの逆回しの，母国語ではない聴覚刺激に関しては，音響特性が同等にありながら，側頭葉の活性化は母国語に比較して，弱くなっている．③聴覚刺激のない状態で，側頭葉はほとんど活性化していない．

　このことから，生後5日以内の新生児でさえ，聴覚野の近傍が母国語に特異的な反応を示している（Pena M *et al*：*Proc Natl Acad Sci*, USA. **100**：11702-5, 2003）．

　上述した2研究は，言語構造が違う英語（表音文字がない）と日本語（表音文字がある）で，学習障害が同じ診断基準・同じ考え方でよいかは疑問と言わざるを得ない．事実，日本では，dysrexia（読み障害）が少ないと，ずっと言われ続けていたが，その根拠となる生物学的な根拠は知られていない．

　そればかりか，言語性コミュニケーションの発達は，生後6か月を超えた乳幼児期以降を主たる研究対象としてきたが，それでは不十分であることを指し示す生物学的な所見である．

　このように，教育の立場から物差し派と揶揄される，医学的立場（DSM-IV）の読字障害でさえ，疾患概念の独立性が生物学的な立場からみると，万全からほど遠いといわざるを得ないように思われる．

表 17　様々な立場における考え方，関わり方

	医学的立場	神経心理的立場	教育的立場
用語の背景	医学用語としての Learning Disorder 機能不全？	教育用語としての Learning Disabilities 能力を欠く，機能不全	学習の仕方の相違 Learning Differences
今後の課題	疾患単位の確立	心理機能・心理法則の確立	教育的措置の重視
利点	器質的原因の究明と医学的治療法（薬物療法など）の解明	神経心理学的な原因の究明・対応策の確立	特別支援教育の教育の必要性を社会的に是認
診断基準あるいは分類基準	DSM-IV, ICD-10 など	森永の分類など	文部科学省による定義など
治療上の問題点	神経心理的・教育的立場で，同じ対応が必要な子どもに，違う診断名がつく 同じ診断名でも，異なる手だて（教育技術）が必要	診断基準が標準化されていない 同じ診断名でも，異なる手だて（教育技術）が必要	診断基準から，手だてが全く明確化されていない
診断基準運用上の問題	鑑別の困難さ 特異的発達障害全般まで拡大する立場	疾患単位の曖昧さ	概念の曖昧さ
自閉症を含むか？	合併を認める（並列表記する）	表記していないが，含んでいる（NLD）	あいまい
実際的関与	診断・検査から，教育現場への援助 医療的対応 二次的な混乱の予防 家族などへの支援	検査・判断から，教育現場への援助	指導の向上 教員の資質の向上 保護者の理解と協力 校内システム（特別支援コーディネータ）

1 様々な立場はそれぞれ意味を持つ

医学的な立場(DSM-IV)で,「読み・書き・算」という初等教育における基礎基本の3要素が入っているのは,実に興味深い.

ところが,教育の立場からみると,「読み・書き」の障害と同様の問題点を生じるのは,「話す」能力のみが落ちている子も同じであり,対処方法は「読み・書き」の障害がある子どもに似た部分がある.このような理由で,教育の立場では,医学的な立場のLDの定義を,対処の方法という観点から,拡大して捉えてきたのだろう.

一方,神経心理の立場は,教育の立場と医学の立場を結びつける知能検査・心理検査などの結果を有効に活用して,心理学的な理論の裏付けで,解決を図ろうとしているのだろう.

しかしながら,神経心理の立場は,教育の立場と同様に,病気に関する知識がないがために,心理判断では太刀打ちできない,上位の疾患を見逃すことがある.

よくあるのは,高機能自閉症が,判断されることなくLDと勘違いされていることがある.また,甲状腺機能亢進症の子どもが,AD/HDの疑いとして,カウンセリングを受けていたこともある.

このように,どの立場も,一長一短があることを現時点では,理解しておかねばならない(**表17**).

◆ 障害に関連した，保護者・教師向け参考書 ◆

『のび太・ジャイアン症候群—いじめっ子,いじめられっ子は同じ心の病が原因だった』
司馬理英子(著)，主婦の友社，1997

　　AD/HD を保護者に告知するときに勧めている．続刊が多数あるが，第 1 作目のこの本を繰り返し読んで，理解してもらうように努めている．

『読んで学べる ADHD のペアレントトレーニング—むずかしい子にやさしい子育て』
シンシア・ウィッタム(著)，上林靖子，中田洋二郎，藤井和子，井潤知美，北道子(訳)，明石書店，2002

　　日々の子育てをうまく行う道しるべとなる本．非自閉なら，どんな子どもにも有用．最初の 1/3(ほめる)さえできれば，かなりの改善がみられることを，あらかじめ保護者に教えておく．

『きみもきっとうまくいく—子どものための ADHD ワークブック』
キャスリーン・ナドー，エレン・ディクソン(著)，水野薫，内山登紀夫，吉田友子(監訳)，東京書籍，2001

　　AD/HD について，自覚が育ってきた時期に，患児に与える本．この本の内容を受容し，乗り越える強さを持てた子は，治療的介入の終結が近い．

『高機能自閉症・アスペルガー症候群入門—正しい理解と対応のために』
内山登紀夫，吉田 友子，水野薫(編集)，中央法規出版，2002

　　高機能自閉症がある子どもの保護者・教師に，最も多く勧めている本．第 3 章から最後までを、最初に読んでもらうと，内容を理解しやすいので，その旨を保護者に伝えるようにしている．

『高機能自閉症・アスペルガー症候群「その子らしさ」を生かす子育て』
吉田友子(著)，中央法規出版，2003

　　「高機能自閉症・アスペルガー症候群入門—正しい理解と対応のために」で，自閉症についての基礎知識を持てた保護者・教師に読んでもらう．

『家庭との連携で就労＝自立を実現する教育』
上岡一世(著)，明治図書，1998

　　自閉症児・者の自立に何が必要なのかを示した好著．保護者，教師など関連する方にお勧めしている．

第5章 教育との連携にあたって

A 医療側が教育を知ることが，連携を広げる

　教育と医学との連携といえば，一般には，**表1**のように考えられているようだ．

　表1のレベル③は，なかなか実施しにくい側面もある．レベル③を実現するには，行政を含んだシステムの構築が必要になるからだ．通常学級に在籍するおよそ6％の児童・生徒が特別支援教育の対象になる（通常の学級に在籍する特別な教育的支援を必要とする児童生徒に関する全国実態調査．文部科学省，2003 より）ことを考えてみれば，どれだけのマンパワーが必要になるか，考えてみて欲しい．少なくとも，一医師，一教師の努力で，どうこうなる性格のものではない．

　ところで，**表1**の連携では，「一般的な理解」が，医師の側から教師の側への一方通行であることに，読者は気がついただろうか？

　「2・発達障害に関わる医師は，教師の知恵袋でありたい」（→ 150 ページ参照）」の項でも触れたように，教育現場についての一般的な理解がなければ，個々の症例へのスーパービジョンが，無駄になることも，よくある．

表1　一般的な教育と医学の連携

レベル①	教師に対して障害の一般的な理解を促すことを目的とした医療側からの支援．
レベル②	医学的な知識を，教師が教育に応用する．障害の一般的な理解に止まらず，個々の事例に対する個別的な理解を深める．個々の症例へのスーパービジョン．
レベル③	医療と教育が複数の症例を常に共有してコミュニケーションを取る（同じ地域における医療と教育のスタッフが定期的なカンファランスを行うなど）．

（上林靖子, 斉藤万比古, 北道子：注意欠陥／多動性障害—AD/HD—の診断・治療ガイドライン．p.214，じほう社，2003 より引用．）

一般的に，医師は教育現場を知らない．よって，教師側にお願いした個別的な対策を取ることが，教育現場で実行可能性があるかどうかを判断できないことがある．よくある間違いは，個別指導教室なら可能であっても，通常学級ではできない配慮を要求してしまうことだ．

　たとえば，学習上の困難さがある子ども（M児）に対して，そのM児がわからないときには，通常学級での指導の中で，「個別的に指導して欲しい」というお願いをしたとしよう．通常学級での授業時間中に，何度もM児のところに，教師が足を運べば，周囲が足を運べばどういうことが起こるか，読者はおわかりだろうか？よく考えればわかると思うが，これは「教師がM児は馬鹿だ」と周囲に対して公言しているのと同じである．周囲の児童からえこひいきだと言われ，いじめの対象になりやすくなるのも，よく考えれば，おわかりになるだろう．

　ほかの例を挙げよう．M児がわからないかどうかを，教師がわかるように，一番前の席が適切だと助言したとしよう．この助言は正しいように思える．私の考えでは，残念ながら，必ずしも正しいとは言えない．

　第一に，40人学級なら，個別的な配慮を必要とする子は，たいがい4～5人はいるはずなのだ．およそ2～3人は軽度発達障害の子どもであり，同じぐらい心理的な問題（たとえば，虐待や保護者が離婚しているなど）を抱えた子どもがいる．どの子どもを一番前の子どもにするかは，そのクラス全体の状況を考えなければ，何とも言えないのである．

　第二に，教師が，一番目にかけてあげられる席は，教師の癖によって異なるのだ．黒板に向かって，右側のほうを向く癖がある教師もいれば左側を向く教師もいる．個別的な指導のしやすさも，教師の動線（動き方）の癖で異なる．

　以上のような誤った助言を，保護者を通して伝えた場合，助言を実行してもらえないことで，教師と保護者との関係を，医師が悪化させてしまうことさえある．

> 医療側が教育を知ることが，連携を広げる．

　これが，私なりの解答である．**表1**のレベル①・②であっても，医療側が教育を知ることで，よりよい助言を与えることができる．

B　教師との連携にあたって知っておきたいこと

医療側と教育側とで，習性の違いがあることを，最初に挙げておきたい．

> 教師は症例で学ぶ．

ということだ．医療側も，症例で学ぶことには，違いがない．しかし，医療側は，症例報告ではなく原著論文で，よりよく学ぶ習性がある．

つまり，医療側は，一般化された形で情報を整理している．症例報告より，二重盲検法を用いた原著論文のほうが，はるかに有用性があることは，医療側のわれわれにとっては，常識である．ところが，教師側が，ある方法Aで教えることと，異なる方法Bとで教えることとの優劣について，有意差検定を行うことは，ほとんどない．私が嘘を言っていると思うのなら，すぐに書店に行って，教育雑誌を読みあさってみて欲しい．最近，一世を風靡した「百マス計算」にしても，統計学的な検討を行った記事は皆無である．ちなみに，私自身の検討では，「百マス計算」は，軽度発達障害の子どもたちに良いことはない（日本小児神経学会にて発表：2004年）．

ある論に対して，賛成側も反対側も，たくさんの症例報告だけで，水掛け論をしている．逆に言うと，このような教師の習性を理解しておくことで，連携がうまくすすむのである．

たとえば，「AD/HDの子どもへの言葉がけは，短く，わかりやすく」と伝えたいとしよう．この言葉を伝えただけでは，残念ながら，教師には伝わらない．教師との連携のさいに，模擬的にやっていただき，実際に短く，わかりやすく修正することで，やっとわかってもらえる．

授業に対する具体的な指導例は，『横山浩之：ADHD/LD指導の基礎基本－知って欲しい・出来て欲しい50の原則．明治図書，2004』の講座IIにある．

> 保護者の希望をかなえることがよいと勘違いしている．

保護者の要望をかなえるために，努力することで，子どもをノイローゼ

に追い込むことになっても，それをやり続けてしまうことが良くある．たとえば，IQ＝60程度の軽度精神遅滞の子どもが，適切な指導を受けられずに，小学1年生2学期前半程度の学習進度でいるとする．それにも関わらず，小学4年生の学習内容を必死でやらせられるのは，困るのだ．内容を理解できないので，ただひたすら暗記する羽目になる．暗記するだけでも，直後のテストでは，ある程度の点数が取れる．それをみて，保護者はもっとがんばらせようとする．丸暗記でがんばっているのだから，当然ながら，その知識の応用はできないし，次の単元を理解する手助けにもならない．よって，どんどん落ちこぼれていくのである．子どもは，毎日，学校で泣きそうになりながら，がんばっているのだ．ついに子どもががんばりきれなくなると，色々な行動異常をきたすことになる．このような場合でも，教師の側が，やれているから大丈夫だと判断することも多い．

　子どものために良くないことなら，保護者にそのことを指摘し，指導することに，われわれ医師は慣れている．ところが，教師は，そういう指導にはあまり慣れていないのかもしれない．

> 教師自身が困らなければ，問題がないと勘違いをしている．

　注意欠陥型のAD/HDや，学習障害(LD)，ボーダーラインの精神遅滞の症例では，教師は問題がないと考えている症例がよく見受けられる．

▶ 症例1　言語性LD（10歳，女児）◀

　1歳半健診で，言葉の遅れを指摘されていたが，3歳頃には意思疎通には苦労しなくなっていた．3歳半健診は受けていない．幼稚園時代も，周囲の子どもと比べると，言葉が幼く，周囲と遊ぶときにも，馬鹿にされたり，いじめられたりしていた．小学校入学の前夜までかかって，自分の名前の読み書きを保護者が必死に教えたという．

　小学1年生では，1学期から，授業についていくのが大変だった．字の読み書きも，足し算・引き算も四苦八苦した．保護者が必死で教えた．しかし，担任に相談したところ，この程度の子どもはよくいるから大丈夫だといわれたという．

　小学2年生では，アナログ時計の読みを習得できず，苦労した．九九が

あやしい．足し算・引き算とかけ算の使い分けができない．しかし，担任に相談したところ，友人関係も良好でいいところがあるから大丈夫だと言われた．

小学3年時には，保護者から見ても，国語も算数も内容理解があやしくなった．担任に相談したら，様子を見るように言われた．もう一度，言葉の教室などへの通級を保護者が相談を持ちかけたところ，（詳細は不明であるが）検査をしたという．その結果として，特殊学級への編入をいわれたので，保護者が拒否し，通常学級での指導をお願いしたという．

小学4年時には，漢字の書き取り以外は理解ができない状況になった．夏頃から，不登校傾向になり，朝は遅刻し，保護者が無理やり連れて行く形になった．

小学5年生では，完全に不登校の状態になり，当科を受診した．WISC-III 知能検査では，VIQ＝74, PIQ＝88, FIQ＝81 で，言語性 LD と考えられた．繰り上がりの足し算も着実性がないことから，1年生レベルの学力と考えられた．

もしも本症例が，就学前に指導開始ができたならば，学力不振に陥らずに済む可能性がある．具体的には，就学前から，学習する習慣をつけさせ，小学校入学の時点で，五十音の読み書きと指を使った足し算を可能としておく．

家庭にも協力を求め，一日十数分の特別な課題を行わせる．この課題は，たとえば，教科書の視写といった教師にも負担のかからない宿題で十分である．絵日記の指導も有用である．小学1年生の夏休みの時期から，繰り上がりの足し算を課題として，「数の固まり」の操作に習熟させる．

実を言うと，本症例の場合，ここまでの対策で，中学年までは乗り切れるだろうと想像する．そして，小学4・5年ぐらいから，国語・算数については，特別支援教室への通級も必要になるだろうが，これほどの学習不振に陥ることはなかったことだろう．

これらの診察室で行う学習指導の実際については，本書の姉妹編『横山浩之：診察室でする治療・教育．明治図書，2005 刊行予定』を参照されたい．

C 教師と会うときに，私がお願いしていること

> クラス運営の大切さ．

である．このことを話すと，たいがいの教師は大丈夫だと答える．ところが，色々詳しく聞くと，亀裂が生じており，学級崩壊寸前である場合も珍しくない．

より具体的に言うと，軽度発達障害がある子どもへの教育に慣れていない教師であれば，軽度発達障害がある子どもたちへの個別支援が可能になるのは，早くて6月であると思われる．それまでの間は，クラスのルール作りを勧めていただくことが，軽度発達障害がある子どもへの最大の支援になることを，どうか知っていてほしい．

軽度発達障害がある子どもを，通常学級で教育する最大の理由は，これらの子どもに，子ども社会のルールを学ぶことを通して，社会人としての常識を身につけてもらいたいからである．学級崩壊を起こしそうな／起こしてしまった学級で，教育されることは，これらの子どもたちにとって，最大の危機である．

なお，クラス運営の具体的な方法論については，『伊藤雅亮：グレーゾーンの子を救う学級づくり．明治図書，2004』をお勧めしたい．

> 信頼と尊敬を勝ち取ること．

クラスのルール作りをしながらお願いしたいことは，患児の信頼と尊敬を勝ち取ることだ．教師は，よく信頼さえあれば大丈夫だと勘違いしやすい．よくある失敗は，患児とただのお友だちになってしまう例である．

▶ **症例2　AD/HD（混合型），言語性LD（男児）** ◀─────────◀

本児は，X年生時に診断がつき，薬物療法と親指導とを開始した．X+1年生時には，友人とのトラブルも激減し，学習上の遅れを取り戻し始め，順調な経過をたどりはじめていた．

X+2年生時に,「子どもと友達になる」方針の教師に担任された.患児は始業式の日から掃除をさぼったが,教師は黙認した.授業中の私語に対しても教師は,相手をしたり,患児を遊びに誘ったとのことだ.およそ2週間後から,およそ2年ぶりに授業中の立ち歩きがみられた.その2か月後には,授業をボイコットして,校舎内を徘徊した.担任は,毎日彼と遊ぶことで授業に誘おうとしたが,成功しなかった.

保護者によれば,夏休み明けからは学級全体も騒然となり,臨時の保護者会が何度も持たれたとのことだ(担任自身は,私には大丈夫だとずっといいはっていたが).

翌年度は,保護者の協力を得ながら,新担任には,最初の1週間に特に注意を払っていただいた.患児は,初日から掃除をさぼったが,担任は許さず,居残りをさせて掃除をさせた.翌日,患児は立ち歩きをしたが,その立ち歩き中の授業内容を,居残りの個別指導で,学習させられた.色々トラブルは絶えなかったが,5月の連休頃には,以前の落ち着きを取り戻すことができた.

▶ **症例3　AD/HD(混合型),言語性LD,ODD(小学4年,男児)**

低学年時は,AD/HDのため,授業時間内のたち歩きや私語,遊びが目立っていた.低学年時の担任は,授業時間内の行動異常を叱責し続けた.「いくら言ってもいうことを聞かないから,遊び道具を全部取り上げてやりました.そうしたら,教科書・ノートをかじって,粘土状にして遊び始めました.私は教科書もノートも取り上げてやりました.」と,低学年時の担任[*1]は,自慢げに関係者(親を含む)に供述している.

母親が対策に困り,某大学病院精神神経科を受診し,AD/HD,言語性LDと診断された.診断と配慮事項の連絡が,主治医から学校になされた.新規担任[*2]は,AD/HDの参考書を読んで,試せる対策はすべて試みたが,何一つうまくいかないという.主治医は,どんなことをしたのか,面談にて問い合わせたところ,新規担任[*2]が行ったことは,朝の会で,静かに座っていなさい.と声がけをしたこと以外,なにひとつないことが判明した.次第に,患児は担任[*2]の顔を見ると,教室から逃げ出すようになり,1学期が終わっても担任[*2]の名前すら覚えていなかった.

夏休み中に家庭訪問を行うように，主治医は担任[*2]に促したが「行なう時間がない」との理由で，家庭訪問は実施されなかった．2学期に入り，患児は，保健室登校を行うようになった．保健室の養護教諭[*3]は，患児のあるがままの姿を受け入れ，患児は養護教諭[*3]の名前を覚え，保健室登校を楽しみにするようになった．

しかし，保健室では，患児は，ゲーム三昧の時間を過ごしていた．次第に，養護教諭[*3]に，新しいゲームカセットを要求するに至った．養護教諭[*3]は，親からゲームカセットを受け取り，患児に渡していたが，要求がエスカレートするばかりであった．養護教諭がもうゲームカセットを渡さないことを，患児に話した翌日から，患児は登校をしなくなった．担任[*2]・養護教諭[*3]が家庭訪問をすると，患児は窓を打ち壊して，逃げ回った．相談機関をへて，当科紹介となった．現在，当科紹介後1年になるが，不登校状態から脱却できていない．

症例3の教師[*1]は，AD/HDという病気を知らないばかりに，まったく無駄な対応をしているばかりか，授業に必要なはずの教科書やノートを取り上げるという暴挙に出ている．教師としての資格問題を抱えているように思えてならない（不適格教師の問題）．

教師[*2]は，AD/HD，LDという病気を生半可に理解した．実行した対策も，ひとりよがりな，自己満足にすぎない．いわゆる，子どもを自分に合わせさせる教師なのだろうと推測できる．このような教師は，患児から名前すら覚えてもらえなくて当然である．「5時まで教師」の典型とも言うべき，怠慢さもあいまって，患児からの信頼を完全に失った．「覆水盆に返らず」，失われた「教師[*2]への信頼・尊敬」は，もう戻ることはない．

養護教諭[*3]は，患児からの信頼を勝ち得た点では，教師[*2]より，良いように思えるところもある．少なくとも，信頼されはじめていた．しかしながら，その後に続くべき尊敬は得られていないし，社会のルールを教えることをしなかったため，破綻をきたした．

> 信頼と尊敬を勝ち取ること．

この両方を勝ち取ることが，何より大切なのである．

1 授業で気をつけてもらいたいことは…

　通常学級のクラスには，読者の患者さん以外に，必ず軽度発達障害がある子どもがいる．だから，どんなタイプの軽度発達障害がいても，役に立つ指導方法が可能であることが，最低限の条件になる．一斉指導の中で，個別指導をやりすぎれば，教師の疲弊を招くばかりだ．

　注目すべきポイントは，**作業記憶**である．作業記憶の乏しさは，どんな軽度発達障害にも共通している．したがって，作業記憶の乏しさに対する配慮は，クラスの一斉指導の際に絶対に配慮してもらわねばならない大切なポイントになる．

> ことばを削ること．
> 一目で分かる工夫をすること．

の2点が，作業記憶の乏しさに対する手だてになる．

　もしも熱心な教師がいるようなら，授業をビデオテープに撮り，教師の言葉を書き出してみると，「ことばを削ること」がいかに難しいことかがよくわかる．ちなみに，私の経験では，およそ9割方のことばが不要な言葉がけである．

　一目でわかる工夫もなかなか難しい．肝心要のことから，興味関心が移動してしまいやすい軽度発達障害がある子どもが，たまたま授業に興味が移ったときに何をすればよいのかが明確なら，授業に再度集中できる．

　軽度発達障害のそれぞれの病気に応じた配慮は，前記の配慮のうえに重ねられるべきものだ．実際には，個別指導の時間（たとえば，通級教室や放課後の学習など）でなければ，実行することはむずかしいかもしれない．

2 社会のルールを少しずつ教えていくこと

> 小さな努力をほめること．
> 良いことをすれば良いことが起こる，悪いことをすれば良いことは絶対起こらない．

の2点は，どちらかというと，クラス運営に関わる助言かもしれない．

表2 忘れ物が多い子への対応

```
一 日 目
聡子：「先生，忘れました．」
先生：「そうか，忘れちゃったのか．明日持ってくればいいよ．」
二 日 目
聡子：「先生，また忘れてきました．」
先生：「そうか，そういうこともあるさ．　大丈夫．　明日持ってくればいいよ．」
三 日 目
聡子：「先生，すみません．　また忘れました．」
先生：「そうか，聡子さんなら大丈夫．明日は大丈夫．」
四 日 目
聡子：「先生，また忘れました．」
先生：「そうか，今度は持ってこようって思っているんだよな，でも，つい忘れちゃう
　　　んだよな．大丈夫．明日はきっとランドセルに入っているよ．大丈夫．」
```

（竹川訓由：明るいトーンの個が育つ学級づくり．p.79-80，明治図書，1995より引用）

　軽度発達障害に関わる教師も保護者も，ほめることが上手になって欲しい．ほめることがうまくできてこそ，叱ることが生きる．しかし，その実行はなかなか難しい．ともすれば，「何回言ったらわかるの！」「いったい，何をやっているの！」と叱ることだけで，対処してしまいがちになる．

　それでは，良い対応とはどういうことか一例を挙げる．『竹川訓由：明るいトーンの個が育つ学級づくり．p.79-80，明治図書，1995』には，忘れ物が多い聡子さんに対する対応として，次のように書かれている（**表2**）．

　表2のようなやりとりを経て，五日目です．彼女はちゃんと持ってきました．聡子さんには，このようにして対応していきました．彼女の忘れ物はどんどん減っていきました．そして，「忘れました．」というときの落ち込んだような暗い雰囲気が消えていきました．

　彼女はどんどん明るくなってきました．そして，忘れ物が激減していったのです．振り返ると，「不安を廃して安心を与えたこと」がとても大きかったと思います．

　表2の対応が，バークレー博士の12の原則（→198ページ：**表16**参照）に根ざしているかを検討してみると，**表3**のようにほとんどすべてを満たしていることがわかる．

　もちろん，聡子さんが軽度発達障害かどうかはわからないが，上記の対応は，私にはとても真似ができない．偉大な教師はすごいものだと驚かされる．

表 3　表 2 の対応とバークレー博士の 12 原則

① Externalize the important information
　重要な情報を，明確に表わす
④ Externalize the motivation（win/win）
　動機付けを，明確に表わす（お互いに勝者の関係）
⑤ Immediate, frequent, salient feedback
　すぐその場で，頻繁に，的確なフィードバック
⑥ Plan ahead（bring the future into the now）
　計画をたてさせる（未来を，現在にひっぱる）
⑦ Positives before negatives
　否定的な考え方より，肯定的な考え方を先にしよう
⑧ More touch, not talk（two-handed time in）
　説明するより，行動で示す（手を差し伸べる）
⑪ Practice forgiveness
　許すことを覚える（自分を，周りを）
⑫ Achieve acceptance
　ありのままを受容する

D　特殊学級や養護学校の利用も考えよう

　AD/HD，LD，高機能自閉症，アスペルガー症候群といった，軽度発達障害の病名を聞いただけで，通常学級で指導しなければならないと考える教師や保護者がいることには，驚かざるを得ない．

　Dr. Barkley によれば，特別支援教育がすすんだアメリカでも，現在なお，個別支援を受けることに反対する動きがあるという．「周囲と同じであることが良い」という民族性を持つ日本では，保護者が特殊学級などに対して抵抗感を持つのは無理もないのかもしれない．

　しかし，不適正な就学指導がなされたツケは，子どもが払うことになることを，良く覚えておかねばならない．時おり，高校を卒業してから，来院する子どもたちがいる．学力的には小学校 1～2 年生程度しかないので，就労できないのである．アルバイトに行けば，翌日から来なくて良いと言われてしまう子どもである．

　保護者も，子どもも「手遅れ」であることへの自覚はない．病院に来ることで治してもらえるという期待だけでやってくる．このような保護者や

子どもを就労まで持ちこむには，少なくとも5年を要する．特殊学級や養護学校の代わりを，親との二人三脚で行うのである．

1 就学指導の実際

地域によって，養護学校の整備状況が異なるので，一様に下記のようにできるわけではないが，おおむね以下のようにしている．なお，自閉症については下記の数字よりも厳しめに，精神遅滞については若干甘めに，考える．

a 小学校入学前から準備ができる場合
- IQ≧85：通常学級のみでの支援で大丈夫
- 85＞IQ≧75：何らかの支援をもらいながら通常学級に入学し，問題が生じれば，通級や特殊学級も利用していく．
- IQ＜75：基本的には特殊学級をおすすめする（特に不登校に留意すること！）．

b 小学校入学以降の場合

aのIQによる基準に加えて，「読み・書き・算」における学力面での判断を行う．ここでいう学力面での判断とは，「暗記」しているだけのものは，一切含めない．たとえば，九九を言えても，極めて簡単な文章題で，立式できないようなら，かけざんが習得できているとはみなさない．

- 1学年程度の遅れ：通常学級での指導で対応可能
- 2学年程度の遅れ：通常学級での指導＋何らかの個別指導（たとえば，通級指導教室など）
- 3学年以上の遅れ：特殊学級，養護学校の利用を考える

c 中学校以降

aのIQによる基準は利用せず，「読み・書き・算」における学力面での判断を重視する．迷うようなら，K-ABCを用いても良い．

- 小学4年生の「読み・書き・算」が完全に保証されている：OK
- 小学4年生の「読み・書き・算」があやしい：特殊学級，養護学校の利用を考える．

・小学4年生の「読み・書き・算」からほど遠い：養護学校の利用を考える．

d 行動異常が多い場合

　自閉症・アスペルガー症候群で，通常学級での適応が困難な場合には，すみやかに特殊学級の利用を考える．

　AD/HDなどで，非行が目立つ場合には，警察・児童相談所と相談をし，すみやかに，しかるべき措置を取ることを学校にも勧めておく．

　上記の就学指導指針は，かなり厳しいと思う読者もいることだろう．しかし，適正な就学をせずに過ごした場合に，学習が身に付かないだけではなく，<u>不適切な行動習慣が身に付く</u>ことを覚悟しなければならない．

　ここでいう，<u>不適切な行動習慣</u>とは，「さぼる・にげる・かくれる」習慣である．ある養護学校（高等部）の先生から，高等部の時期に養護学校に来ることが予測される子には，「さぼる・にげる・かくれる」習慣がつかないように，特に気をつけて欲しいという話を聞いた．

　適正な就学指導がなされていない子どもは，当然ながら，授業がわからない．したがって，授業は「さぼる」しか手がないものだと覚えてしまうのだという．「さぼる」ようになると，周囲の「できる子」たちが，授業を「さぼる」子のお世話をしてくれることもでてくる．教師も保護者も，助け合える良い学級だと考え，うるわしい場面だと考えるらしい．

　ところが，養護学校の高等部の先生に言わせれば，「さぼる子」が，課題から「にげる」ことを覚えたこと以外の，何者でもない．この状態がつづくと，わからない課題があると，「できる子」にやってもらう（＝かくれる）習慣がついてしまう．「さぼる・にげる・かくれる」習慣が身に付くと，その後の養護学校での就労指導（職場実習など）で，ちょっとの困難さでも，「さぼる・にげる・かくれる」ので，就労に結びつかなくなってしまうのだという．

　「さぼる・にげる・かくれる」習慣は，第1章の冒頭に示したような，就労に関する厳しい予後と良く関連していると思われる．軽度発達障害の臨床に関わる医師として，襟を正して拝聴する必要がある．

E　学級担任・学校と保護者との対立があったときには…

　保護者が担任と仲違いしてしまうのは，お互いに，いくつかの要因がある．どちらかが一方的に悪いということは，ほとんどないようだ．

保護者側要因としては，

> ① 子どもの実態を把握できていない（親の欲目）．
> ② 学級運営に関連した配慮を，保護者が理解できない．
> ③ 学校運営（システム）に関連した配慮を，保護者が理解できない．

学級担任・学校側要因としては，

> ① 学級担任が，指導者としての基本的な能力不足（授業力・学級運営能力の不足）により，指導できない．
> ② 学級担任・学校に，軽度発達障害についての理解がない．
> ③ 相談機関や医療機関が，実行できない不適切な助言を行い，保護者がその実行を迫る．

などが挙げられよう．

　子どもの実態を把握できていない例としては，すでに第2章で筆者自身の例（→ 78 ページ：コラム・親は子どもを意外にわかっていない～筆者の場合～参照）を挙げたので省略する．

　学級運営・学校運営に関連した配慮を，保護者が理解できないことは意外に多い．なぜなら，保護者は，学級運営・学校運営を行った経験がないからである．

▶ 症例 4　高機能自閉症（7 歳，女児）◀

　3 歳 6 か月健診で言葉の遅れを指摘された．ある相談機関で，「広汎性発達障害」であると診断をされた．保護者によれば，現在やるべきことは

特にないと言われたという．小学校就学にあたって，通常学級での教育を勧められ，その後は何かあれば通所するようにいわれたという．

　小学2年の時に，周囲の子どもたちからの配慮が欲しいという保護者の希望により，学級担任が，周囲の子どもたちに病気の告知をした．患児の行動異常が病気のためだという内容であった．具体的には，患児が掃除をしない，給食当番をしないなどの行動異常が，病気のためであることを伝えてほしいのだと保護者が希望したらしい．熱心な担任は，本人がいない時間を作り，1時間（ひとコマ）かけて，クラスの子どもたちに，詳しく説明した．ところが，子どもたちは，「遊ぶことなら，いくらでもやれるのに，なぜ掃除や給食当番をやれないのか？」という素朴な疑問を担任に発した．それに対して，担任は病気だからとしか，言いようがなかったようだ．

　ある子どもたちは，患児を排斥するかたちで行動することが定着してしまった．また，ある子どもたちは，「患児が病気である」といって，いじめたらしい．患児はまだ病識もなく，病気の告知もされていないので，「私は病気じゃない」とさわぎ，窓ガラスをわるなどの興奮状態を起こしやすくなる状況に陥ってしまった．

　学級担任の障害への理解が不十分であるがために，周囲の指導がうまくいかなかったと，保護者は考えた．つまり，担任が悪いがために，患児がいっそう不安定になってしまったと考え，保護者は担任への不満を持つようになった．一方，担任は，保護者の希望通りに行動し，協力したにも関わらず，保護者が何もかも自分のせいにするので，あの保護者は自分勝手で困ると考えるようになってしまった．

　症例4では，いくつかの誤りが複合している．表4に，保護者と学校との関係上の誤りのみを列記する．

　表4のように，保護者と担任教師との間に起こった「ひとつ」の問題には，必ず，いくつかの問題点が介在している．そして，問題が顕在化してしまうのは，それらのいくつかのポイントでの誤りがあるからだ．すなわち，誤解していることには，気がついていない．

　ところが，保護者の側も，担任教師の側も，それらの誤ったポイントのすべてを認識できていない．ここに，保護者と担任教師との間に軋轢が発

表4 症例4:保護者と学校との関係上の誤り

① 保護者の希望は,周囲の子どもたちから,患児が誤解されないことであった.
② 決して,周囲の子どもたちへの病気の告知を目的にしていたわけではなかったのに,保護者は,病気の告知の形で,周囲の子どもたちへの理解を求めたことを選択した.
③ 教師も病気の告知の形で,周囲の子どもたちへの理解を求めると良いと考えた.
④ 教師側は,小学2年生の児童が理解できる形で,病気について伝えることができなかった.
⑤ 患児の病識がないにも関わらず,保護者も,教師も,周囲に病気の理解を求めようとしたことで,新たな問題を発生させてしまった.
⑥ 新たな問題の発生は,①から⑤に加えて,障害理解の乏しさから発生しているが,保護者は結果だけを問題とし,協力し合うべき教師と反目する結果を生むきっかけを作ってしまった(すなわち,自分の過ちには気がついていない).
⑦ 保護者の誤った反目に,反応してしまい,保護者を誤解してしまった.

表5 症例4:保護者と教師の判断と問題点

問題点	誰が誤った判断をしたか?	誤った判断だと気がついたか
①	保護者	いいえ
②	保護者	いいえ
③	教師	いいえ
④	教師	いいえ
⑤	保護者・教師	いいえ
⑥	保護者	いいえ
⑦	教師	いいえ

生する仕組みがある.

先の症例であれば,**表5**のようになっている.①〜⑦のどこかで,誤りに気がつけば,保護者と教師とは信頼関係を失わずに済んだかもしれないし,子どもも新たな問題を背負わずに済んだかもしれない.

生活習慣が関連する事柄だと軽度発達障害の子どもでは,**図1**のような関係ができやすい.

読者はすでにおわかりと思うが,保護者の側も,教師の側も間違っている.大まかにいうと,保護者は,自分の子どもの状況を認識していない点で誤りがある.一方,教師の側は,子どもの軽度発達障害を見逃している

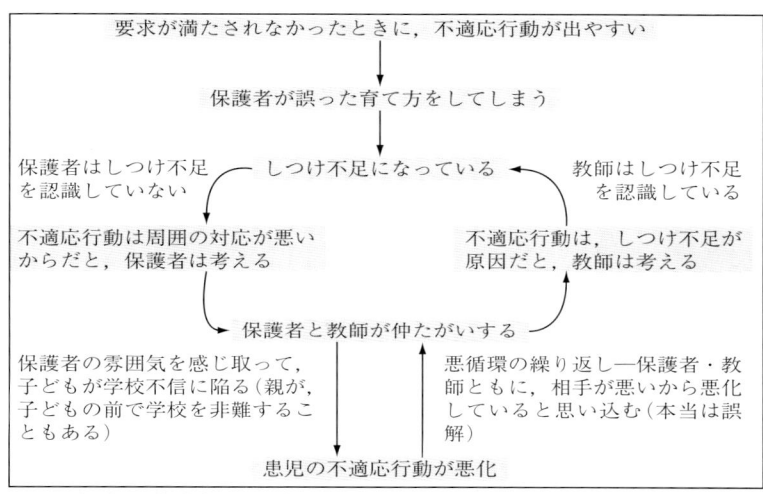

```
要求が満たされなかったときに，不適応行動が出やすい
                    ↓
         保護者が誤った育て方をしてしまう
                    ↓
保護者はしつけ不足 ← しつけ不足になっている → 教師はしつけ不足
を認識していない                              を認識している

不適応行動は周囲の対応が悪い      不適応行動は，しつけ不足が
からだと，保護者は考える          原因だと，教師は考える
                    ↘         ↙
              保護者と教師が仲たがいする

保護者の雰囲気を感じ取って，    悪循環の繰り返し—保護者・教
子どもが学校不信に陥る（親が，  師ともに，相手が悪いから悪化
子どもの前で学校を非難するこ    していると思い込む（本当は誤
ともある）                      解）
                    ↑
            患児の不適応行動が悪化
```

図1 軽度発達障害の子どもと周囲の人間関係

点で，誤りがある．

このように，意見が対立している保護者と学校をみたとき，どちらが誤っていると考えることは，ほとんど意味がない．対立しているということは，<u>両方に何らかの誤りがある</u>と考えた方がよい．

> 「保護者が子どもに何をしてあげられるか？」
> 「教育が子どもに何をしてあげられるか？」
> 「医療が子どもに何をしてあげられるか？」

役割分担こそ，何より大切であることを，常に考えよう．一人で抱えこんで，失敗しないように．

◆ 教師向けの参考書 ◆

　AD/HD・LDについては，自著を読んでいただくことも多い．

『TOSS特別支援教育の指導ML相談小事典』
横山浩之(著)，竹田博之(企画協力)，明治図書，2003

　TOSS特別支援教育メーリングリストに寄せられた現場教師の悩みに，私が答えた記録を，小学校教師である竹田博之氏がまとめなおした．医師の言葉を教師がまとめなおしたので，教師にとってわかりやすい．「教卓の上に机をのせる．教師に近づき，顔につばをかける．教師の顔をなぐる，手をかむ，ける．」といった行動をとるAD/HD，ODD，LD合併事例を立て直していった担任教師へのアドバイスが圧巻．

『ADHD/LD指導の基礎基本－知って欲しい・出来て欲しい50の原則』
横山浩之(著)，明治図書，2004

　AD/HD・LDがある子どもたちへの指導を，いかに通常学級で行うか，様々な疑問に応えた教師向けの本．私の講演を，大森修氏(新潟)，吉田高志氏(福井)のグループがテープ起こしを行い，私家版として頒布した本が好評で，明治図書の編集部に出版を勧められたもの．

(自立と社会参加を目指す自閉症教育シリーズ)
『自閉症の理解とその支援』
『自閉症の子どもが地域で自立する生活づくり』
『自閉症の子どもが職場で自立する生活づくり』
上岡一世(著)，明治図書，2004

　いずれも，自閉症児・者の自立に何が必要なのかを具体例で示した好著．

『教室の障害児』(5号・2004年3月号)，(8号・2005年1月号)明治図書
向山洋一(創刊)の雑誌，明治図書

　向山洋一氏が創刊し，私が編集を援助している特別支援教育のための教育雑誌．2005年現在は季刊．バックナンバーあり．

　第5号は，軽度発達障害の子どもを担任する教師が，最初につまづかないためのポイント集．保護者に購入してもらい，3月のうちに担任にわたしておき，新担任に児童に会う前に読んでもらうことで，無用なトラブルが激減した．

　第8号は，申し送りのミニ特集が役に立った．次の担任への不安をいだく保護者に購入してもらい，担任に渡してもらった．

第6章 症 例 集

　実際に来院する症例は，これまでとりあげてきたような，単純な，わかりやすい形とは限らない．

　軽度発達障害の子どもたちは，加齢による発達によってさえも，症状や臨床像が変化する．ましてや，周囲の環境（家庭，保育・教育など）によって著しい変化が起こる．それゆえに，理解不足による治療的介入の誤りが生じやすく，二次的な情緒・行動的問題が生じやすい特徴を持つ．

　以下に，症例を挙げる．なお，プライバシー上の配慮から，具体的な出来事については，似たような経過を辿った症例から，お借りした部分がある．ご容赦いただきたい．

▶ **症例1　軽度精神遅滞，うつ状態，不登校（9歳，女児）** ◀ ──── ◀
● **主訴**：不登校，チック，不眠．
● **家族歴**：特記事項なし．両親と本児の3人家族．父親はサラリーマンで，母親は専業主婦．

❶ 現 病 歴

　乳児健診で明らかな異常を指摘されたことはないが，幼稚園の先生からは，言葉遣いが幼いことを指摘されていた．ひらがな・カタカナの読み書きは，周囲より1年ほど遅れた記憶が保護者にはある．それでも，就学ぎりぎりになって，ひらがなが読めるようになった覚えがあるという．

　通常学級に在学しているが，小学1年生の夏休み明けから，学校に行くのをいやがりだした．このときには，保護者がわがままだと考えて，保護者が学校に送り届けることにした．この時点で，学級担任からは，学力については，なんとかやっている旨のみを告げられているという．

　小学2年生の冬休み明けから，チックが出現した．なかなか収まらないため，近くの小児科にてカウンセリングを受けたが，改善しなかった．チッ

クは，カウンセリング中断後数か月の経過で自然に改善した．このころになると，学業的には，家庭学習の習慣もなくなり，家では全く勉強しなくなったという．

小学3年生のゴールデンウィーク明けから，再度，学校に行くのをいやがるようになりはじめ，6月から登校できなくなった．カウンセリングを受け，秋ごろから登校できるようになった．勉強内容については，全くついていけなくなった．

小学3年生の冬休み明けから，再度，チックが始まった．夜遅くまで眠れない．それにもかかわらず，朝早く起きてしまう．食欲もない．部屋に閉じこもり，一日中ぼーっとしているといった状況で，再度，不登校に陥った．カウンセリングを半年以上続け，最近，登校刺激をするように言われたが，はかばかしくないため，両親がセカンドオピニオンを求めて，当科を受診した．

❷ 初回診察時所見

理学的所見・神経学的には異常がないが，無表情で，ぼーっとしているように見える．本人の一番の悩みは眠れないこと．朝起きても，ぼーっとして，ビデオを見るのも，何をするのもかったるい毎日が続いているようにみえるという．

周囲に迷惑をかけるような行動は，今までに特にない．むしろ，周囲の子どもたちから，面倒をみてもらうことが多かったという．周囲から面倒を見てもらうのは，幼稚園時代からだという．

❸ 仮診断：軽度精神遅滞の疑い，うつ病，不登校

主訴は，不登校，チック，不眠であるが，経過から考えて，発達障害に基盤があることは明確であると考えた．なぜなら，低学年のうちから，学力不振が明確であり，周囲とのトラブルがなく，周囲から面倒を見てもらっているほどなので，軽度の精神遅滞が一番疑われる．

精神遅滞の子どもは，適切な環境にさえ置かれていれば，あまり問題なく社会生活を送ることができる．本症例は，すでに社会不適応を起こしており，環境が適切でないことが示唆される．さらに，各種の身体症状がでていることから，心身症を疑わねばならないが，「うつ病」についての知識があれば，この子どもの身体症状の訴えがうつ病として典型的であることがわかる．

治療者として一番最初にやるべきことは,「うつ」の評価である．CDI(小児うつ病尺度)をとったところ,35点とかなりの高得点を示した．間違いなく,「うつ病」が存在しているらしいことがわかり,これに対する治療が必要である．

　　　処方)　フルボキサミン50 mg　　　(分1,夕)

　保護者には,現在の症状のうち,「朝早く起きてしまう．食欲もない．部屋に閉じこもり,一日中ぼーっとしているといった状況」は,うつ病によることを説明した．薬は効果が出るのに3週間程度かかるので,それまでは効果がなくても飲み続けなければならないことを話しておく．以前と異なり,「うつ病」の薬は,副作用が少ないこと(SSRI)をお話しすることも忘れてはならない．

　そして,そのうつ病の背景には,発達上の問題を抱えており,それが不登校の原因になっているかもしれないが,本当のところは,検査してみないとわからないと伝えた．登校刺激は,ここしばらくは厳禁であり,担任に来てもらうのも,連絡を取ってもらうのも,来月まで禁止と伝えた．なぜなら,「うつ」があるからだ．

　その上で,1か月後の外来までに,保護者には,『冨田和巳：不登校克服マニュアル．法政出版,1997』を購入して,精読してくるようにお願いした．この本には,不登校が原因別に書いてある．たとえば,不登校の原因として,精神発達遅滞を挙げ,「問題となるのは,軽度から境界域の精神の子どもです．」と記載している．

　このように,保護者にすぐに「あなたのお子さんは,精神遅滞の疑いが強いですよ．」と伝えるのではなく,保護者の訴えである「不登校」に対応しようとするなかで,発達障害の問題が明確であることを伝えていく作戦である．

　この指導を最初に行うことで,「不登校」の本なので,保護者も必死で読もうとする動機付けも確保できるのである．

❹ 1か月後の外来

　症状は和らぎ始めており,保護者がほっとして,登校させようとし始めていた．原因を突き止めないと,また不登校になることをお話しし,先の本を読んだかどうかを尋ねた．まだ十分に読めていないようなので,読み終わるまでは,先に進まない(不登校に関する治療が,一切進めない)旨を

お話しした．想像するに，本は読んだが，まだ，発達障害のことを受け入れられないのであろう．子どもの状態が良くなるにはもう少しかかるので，当方としては焦る必要はない．

❺ 初診から 2 か月後の外来

次の外来では，子どもは，家庭内では，ほぼ通常通りの生活に戻れていた．しかし，戸外に出ることは，まだ少なかった．保護者が，自分の判断で，学校の先生に家庭訪問してもらったとのこと．その後，子どもの状態が悪くなり，家で暴れたらしい．時期的にも，保護者が発達障害のことを受容し始めていると思われたので，「お子さんの状態が安定しつつあるので，そろそろ検査もできるでしょう」として，知能検査の日取りを決定して，この日の外来はおしまい．知能検査の結果を話すときには，学級担任をはじめとした方々に来院してもらっても良いと話した．

❻ 診断の確定

両親の目の前で田中ビネー式知能検査を行った．IQ＝ 62 であった．軽度精神遅滞の診断は確定した．母親は，検査の様子をみて，この程度の出来で当然という表情であったが，父親の落胆は見て取れた．私は，本人を外に出して（外で休息して良いと），次のように話した．

「知能検査結果からは，軽度の精神遅滞という診断がつきます．年齢の6 割ぐらいの発達段階にあります．『不登校克服マニュアル』にもありましたよね．この子は，周囲と同じことをやりたいのです．だけれども，能力的にできない．しかし，これぐらい発達している子だと，自分が出来ないけれど，周囲は楽々とやっているのがわかるんです．学校に行きたくなくなるのは，当然ですよね．」

母親は，能力的に通常学級で無理だというのは，うすうす感じていたらしい．特殊学級について，私に色々質問を始めた．母親の質問は，実に具体的であった．「特殊学級に移るにあたって，この子が特殊学級をいやがって不登校になりそうになったらどうするのか？」「特殊学級の担任には，どのような配慮をお願いすればよいのか？」などである．

そのひとつひとつに答えながら，次回は，担任の先生にもきていただいて，この子にとって一番良い状況を作ってあげましょうねと話して，外来を終えた．父親は落胆したままであったが，母親は晴れ晴れとしていた．後は，具体的な手だての問題になっていくだろうと予測された．

❼ 教育との連携の開始

両親，担任を交えた話し合いが持たれた．私は，担任に，「うつ」のことや知能検査の結果のこと，そして今後の対応として，学校が患児のために使える人的資源などについて，問い合わせた．

担任によれば，すでに学校内の就学指導委員会で，この子の問題は話し合われており，特殊学級（知的障害）が適切ではないかとの意見が出ているが，不登校状態のためそこから先には進んでいなかったとのことであった．ちなみに，その学校の知的障害学級には，中程度の精神遅滞の子どもが2人おり，患児は一番の年長になるという．

田中ビネー式知能検査の結果から，軽度精神遅滞であり，知的障害学級での指導は，校内状況から考えても確かに適切である旨を伝えた．ご両親からも，子どもにとって，それが不登校からの脱却の道になるのなら，その方向で進んで欲しい旨の申し入れがあった．

私は，再度担任に「うつ」について説明をし，医師の側からの許可がない限り，患児に会ったり，連絡を取らないことをお願いした．現時点では，まだうつ状態からの脱出が十分でないからだ．

ご両親の障害への受容が済んだと考えられたので，保護者が休みの日を利用して，外に遊びに出ることをお勧めした．ただし，学校に行っているはずの時間は，「娯楽」的な過ごし方をさけることを条件とした．具体的には，図書館，科学館，植物園などを訪れることである．また，早寝早起きの励行と家事手伝い（昼食の準備，後片づけ，お掃除，お洗濯など）を，毎日させることもお願いした．

これらの家事手伝いを通して，軽度精神遅滞児によく見られる「実行能力不足」の解消と，生活のリズムをつけることをねらいとした．

❽ 不登校からの脱却にむけて

初診から6か月たったころ（学校側との面談から，およそ2か月後），保護者は，早寝早起きの励行と家事手伝いの課題を少しずつこなすことができるようになった．患児の表情も明るくなった．久しぶりにとったCDIスコアも，17点と正常範囲に入った．

いよいよ，学校への復帰のプロセスを開始できる．学校にお願いして，特殊学級の校外学習の日時を教えてもらい，偶然を装って，校外学習先での出会いを作った．校外学習の2週間程度前に，担任と特殊学級担任とに

家庭訪問をお願いして，本人と面識を作ってきてもらった．もちろん，このときには，保護者への連絡(たとえば，集金など)を理由に，顔を見に来たという程度の家庭訪問でよい．本人に，特殊学級担任の顔を覚えてもらうことが，最大の目的である家庭訪問であるからである．

校外での偶然(？)の出会いは，数十分の接触に終わった．保護者は，子どもが久々に学校のメンバーに会い，かなり緊張していた様子をみて，落胆していた．しかし，私としては，数十分の接触が持てたので十分に成功していることを伝え，同じことを3回やるようにお願いした．

数週間おきに，校外学習で特殊学級のメンバーと出会い，子どもたち同士の交流が始まった．患児は，クラスのクリスマス会においでよと，ダウン症候群の下級生から誘われた．保護者にとっては意外なことに，(私にとっては当然なことに)患児の返事は「yes」であった．楽しそうに，特殊学級の友達のために，自宅でケーキを焼く子を見て，母親は涙したと聞いた．実行能力を高めるための「家事のお手伝い」が，ここで役に立ったのである．

冬休み後，患児は，イベントごとに特殊学級に通うようになった．ダウン症の子どもに，お姉さんぶりすぎて，いさかいが起こることもあったようだが，だんだん登校の回数も増えた．

❾ 不登校からの脱却後

翌年度から，患児は6年1組の名札(交流学級先の名札)をつけながら，特殊学級への登校を始めた．連休明けには，いわゆる5月病にかかり，不定愁訴(腹痛や頭痛)を訴えたが，これに対しては，患児の話を私が聞き，神経症に関係した漢方薬(→143ページ：D・漢方薬参照)を使うことで対応した．5月は，およそ6割程度の出席率であったが，6月に入り，欠席はほぼ消失した．

交流学級には，行事ごとに参加していたが，夏休み明けごろから，特殊学級で過ごすことを好むようになった．本人にとって，特殊学級が居心地がよいことを，やっと理解したからだろう．

夏休み明けに，抗うつ病薬の減量を試みたが，行事の前後を中心に不定愁訴による欠席が目立つようになり，保護者の希望もあり，減量を中止した．

❿ 障害を本人が受容

外来で，中学校への進学への不安を，患児が私に訴えるようになった．

中学校では，中間試験や期末テストがあり，自分はひどい点数を取るに違いないから，このまま小学校にいたいと．私は，患児が自分の状況を認知できたと判断し，中学校では「メルヘン（特殊学級）」に通うことを提案した．患児は，自分から返事せずに，母がどう答えるかをじっとみつめていた．母親は，にっこりしながら「自分のことは自分で決めなさい」と患児に語った．患児からの返事はなかったが，表情は，あきらかにほっとした様子であった．

次の外来では，患児がメルヘン学級の先輩の家を訪ね，特殊学級への進学を決めたことと，母親から報告を受けた．本人はほっとした様子で学校に通っているという．

⓫ 障害を父親が受容するまで

保護者も学校もほっとしたのであるが，今度は，母親への暴力行為が始まった．ちょっとしたことでいらだち，激昂して，母親を殴るといった行動に出る．ほぼ毎日である．母に対する暴力はあるが，父親にはない．また，学校では，特に変わった様子もない．

学校での様子は変わりがないということなので，家庭内の問題を第一に考えた．母親は，子どもの暴力行為の理由に，思い当たる節がないという．父親は，現場を見ていないそうで，自分は関係ないと思っている様子で，あまり深刻さがない．一方，母親は，非常に深刻そうな表情をしている．

最初に考えたのは，この問題に対するご両親の二人の態度が違いすぎることである．次に考えたのは，子ども自身のストレス負荷の増大により，母親をはけ口にした暴力行為があるのかもしれないということだ．

私のご両親へのアドバイスは次の通り．試されているのは，夫婦関係であること．家族の核たる夫婦の連携が良いかどうかを，子どもに試されているのだと説明した．

母親は，子どもの暴力行為について，子どもと父親がいる前で話しても，父親が本気にしないことを話し始めた．父親は，必死で弁解と母親の行動への非難を始めた．

私は，双方を遮った．「このことです」と．「どちらに責任があるかを，お父さんやお母さんが話していても，子どもの問題は良くなりません．大切なのは，原因を探ることではありません．事実だけをみつめましょう．子どもを良くするには，何が必要なのか，考えてみましょう．たとえば，

今のお父さんとお母さんの話を，子どもに聞かれたら，子どもはどう行動すると思いますか？当然，お父さんを懐柔すれば，お母さんに何をやっても大丈夫と思いますよね．試されているのは，夫婦の絆だと思ってください．夫婦が一枚岩のごとく行動できなければ，子どもは，おふたりを試し続けるでしょう．

　次の外来では，母親のみの来院であった．母親への暴力は消失したとのこと．夫婦でよく話し合った末に，父親の予定を母親が熟知しておき，暴

※ 注　　釈
　後に，母親から聞いた話では，父親は中学校への進学の際に，特殊学級から普通学級に戻ることを期待していた．この話題で，夫婦で口論することも多く，本人が特殊学級への入級を決めたときにも，父親が本人に，「おまえにはがっかりした」と話したという．

力行為があり，父親の予定が大丈夫なときには，父親の携帯に電話をかけて，帰宅してもらうことにしたという．帰宅後は，娘を一喝（短い時間に叱り終えるという意味）してもらうという約束になっている．この父親の「緊急」帰宅は，最初の1週間は3回あったが，次の1週間では1回であり，その後の2週間はない．学校では相変わらず，調子が良いという．

　母親は，これまで，いかに父親が非協力的であったかを，色々私に話してくれたが，私はうなずくのみで「今回，やっと協力してもらえて良かったですね．」の一言で，外来を終えた．

　中学校進学後，本人は非常に調子がよい．特殊学級では，仲の良い先輩がおり，楽しい学校生活を送ることができた．同じ高等養護学校を目指し，見事に合格した．この間に，ご両親からは，様々な相談があったが，保護者に対するポジティブシンキングのすすめ(トラブルを，社会発達を促すチャンスと，とらえなおす)を中心とした対応で乗り切った．

　ご両親からの，色々な悩み相談は，軽度発達障害に特有の問題ではなく，思春期の娘とどう関わるかという，子育て一般の問題なので，ここでは割愛する．

　高等養護学校を卒業し，就業した時点で，経過観察終了とした．

▶ **症例2　AD/HD（多動性―衝動性優勢型）（4歳，男児）** ◀━━━◀
● **主訴**：多動，言語発達の遅れ，薬物療法の希望．
● **家族歴**：両親と本児，兄の4人家族．父親は自営業で，母親は専業主婦．

❶ 現病歴

　1歳6か月健診で，運動発達の経過は正常範囲内であったが，言語発達が遅れている（ママの一語のみ）ことを指摘され，某医を受診した．某医より自閉症と診断され，経過観察されていた．保育園生活では，言葉などのコミュニケーションの問題ではなく，多動が一番の問題とされていた．保育士が常にひとりはりついていないと，高いところから飛び降りる，保育園から飛び出してしまうなどの症状があった．知人より，薬物治療をすすめられ，当科受診した．幸いにして，不慮の事故の既往はなかった．

❷ 初回診察時所見

　理学的異常所見を認めない．神経学的には，微細運動障害を認める．片足立ちは，開眼で，数秒がやっと．手の回内・回外動作を繰り返させる（きらきらお星さま）をさせると，バイバイになってしまう．

　明らかに多動で，ひとところにとどまっていることがない．診察室に入ってきた時点で，「こんにちは」と声をかけたが，患児からの返答はなし．「お名前は？」の問い掛けにも，返事がなかった．診察室のベットに飛び乗り，飛び降りる遊びをくりかえした．ひとつのものに目が注視されている時間は5～10秒程度で，すぐにほかのことに興味がいってしまう．おもちゃを手にとっては，回りに投げ捨てる行動がみられた．近より，抱き上げて，ぶらんぶらんさせるなどしながら，遊んであげたところ，そういった身体を使った遊びを好み，主治医にも初回からよくなついた．なついた後には，「お名前は？」などの問い掛けにも，患児から返答が得られた．

　遠城寺式では，運動：移動運動　4歳3か月，手の運動　3歳6か月，社会性：基本的習慣　3歳9か月，対人関係　3歳6か月，言語：発語　2歳6か月，言語理解　2歳9か月であった（4歳0か月時）．

　自閉症と診断した前医での指摘によれば，こだわり行動として，スーパーなどに買い物にいくと，必ずウーロン茶を手にとり，買い物かごに入れるまで気が済まないことがあげられていた．母親から詳しく聞き取ったところ，ウーロン茶の銘柄・外形などには関心がなく，より大きいものを喜び，

ほかの甘いジュース（オレンジジュース，コカコーラなど）を買い与えるならウーロン茶は不要で，むしろさらに喜ぶとのことであった．

　母親としては，目が合わないと感じたことはあまりないが，とにかく落ち着きがなくて困る．若干の言葉の後れがあったが，意思疎通で，ジェスチャーでのやりとりで不都合を感じたことはないとのこと．しかし，家族以外の人とのやりとりは，必ずしも良好ではないようだと母親も感じている．母親の意見としては，初めて会った人には，本人が，警戒して目を合わせないように思えるとのこと．

　以上の初診時の観察・聞き取りから，AD/HDの多動性―衝動性優勢型の疑いをかけた．患児と話をするときには，視線を患児の高さに合わせて，目をあわせてから話をすることを，保育士にお願いするよう，指導した．また，AD/HDの参考書を読むことを保護者にお願いした．

❸ **診断**：AD/HD（多動性―衝動性優勢型）の疑い（初診時の時点では疑診，タイプは不明で，学習障害の有無も不明）

❹ **その後の経過**

　目を合わせてから話をすることを試みてから，保育園での多動はやや減少したが，高いところから飛び降りるなどの行動は相変わらずみられ，園からの飛び出し事故で，車にはねられそうになった．

　保護者に対して，AD/HDの親指導を行い，「ほめる」ことが患児を育むことを，繰り返し繰り返し指導した．それと同時に，保育士との協力を得て，少しずつ社会のルールを教え込むことに配慮をお願いした．

　田中ビネー式のIQ検査を試みた．本人の興味が集中している間に4歳代および5歳代の問題を解かせてみたところ，おおむね半分が正答であった．

　初診から6か月後に再検査をしたが，残念ながら落ち着きがないために解答できず，興味の集中程度は同程度であると判断した．保育園での様子も改善が見られず，多動性―衝動性のため設定保育に参加できないことが，まれならずあった．このため，薬物療法の適応があると考え，小学校入学1年前から，メチルフェニデート（リタリン®）の朝1回投与を開始した．

　メチルフェニデート投与開始後，3か月で，適切な投与量設定が終了し，田中ビネー式IQ検査を完全に施行し得た．IQ＝98で，正常範囲内である．

　小学校入学時には，WISC-IIIにて，VIQ＝101，PIQ＝104，FIQ＝103で

表 1　症例 2：小学校 1 年生のときの通信票

> 　計算練習はとても熱心で，真面目に練習しています．この熱心さが，ひらがなやカタカナの練習にも発揮できるようになれたらと思います．クラスのなかでは，いつもはりきりやさんです．まわりのお友達といっしょに，がんばっていけるように指導していきたいと思います．

あり，普通学級に入学した．小学校入学当時は，午後になると，授業中の立ち歩きが目立ち，昼前（3 時間目の休み時間：午前 11 時半ごろ）の追加を要した．投与量はおおよそ 0.8 mg/kg/day であった．

衝動性によると思われる友人とのけんかなどのトラブルも多く，学級担任に依頼して，学校での SST 絵カードによる指導を行っていただいた．また，生活習慣の維持・獲得に向けた親への指導を行った．

表 1 に，小学校 1 年生のときの通信票，通信欄を示す．

小学校 3 年時に，再度多動が目立ったが，体重増加に合わせたメチルフェニデートの増量（0.6 → 0.8 mg/kg/day）により，改善された．小学 4 年生ごろから，多動性—衝動性による友人とのトラブルは，目立たなくなった．小学 5 年生の現在，学業成績は中の上で，メチルフェニデート投与量は体重増加に伴い，0.5 mg/kg/day 程度になっている．

小学校低学年のころは，長期休みであっても，メチルフェニデートの休薬は困難であった．多動性—衝動性による不慮の事故の危険を両親が感じたからである．小学 5 年生の現在では，休薬可能であるが，学習時には勉強の効率がよいことを本人が理解しており，夏休み中も適宜利用している．『Kathleen G. Nadeau, Ellen B. Dixon（原著），水野薫，内山登紀夫，吉田友子（監訳）：きみもきっとうまくいく—子どものための AD/HD ワークブック．東京書籍，2001』を，この夏休みに読んでもらい，障害の受容と理解を得て，本人のセルフエスティームも良好である．

しつけにくさはあったが，適切な親指導・学校の協力のおかげで，併存障害もなく，経過している．今後，時期を見て，メチルフェニデート投与を中止していく予定である．

▶ 症例3　AD/HD（注意欠陥優勢型）（6歳，女児）◀

● **主訴**：ひらがなの読み書きができない，人の話を聞いていない．
● **家族歴**：特記すべきことなし．両親と本児，兄の4人家族．父親は大学の研究者，母親は専業主婦．

❶ 現病歴

　乳児健診，1歳6か月・3歳児健診で異常を指摘されたことはない．しかしながら，兄に比べると，やや幼いという印象はずっとあったという．

　幼稚園に入ったが，ことばが舌足らずで，周囲にわかりにくい印象を与えたという．幼稚園では，保育士が全体に向かって話したことを患児が聞いていないため，毎日忘れ物をしていた．このことに気がついた母親が保育士に相談したが，周囲の子どもたちともなかよくあそべるので，あまり問題がないと思っていたという．母親は，毎日，患児の友人に電話をかけ，何を準備すべきなのか聞いていたという．

　周囲の子どもたちが話したことを，患児が覚えていないことが，よくあるため，ばかにされることがあった．6歳を過ぎても，文字に興味がなく，両親がいくら教えても，ひらがな，カタカナの読み書きを覚えられない．文字を書かせると，鏡像文字を書くばかりであった．間違っていることを教えても，どこが間違っているのかわからず，正しい文字を書き続けることができない．また，ひらがなを読むことについても，その場限りで，翌日になると忘れている．

　幼稚園では，ばかにされることこそないが，周囲が手紙のやりとりをしているので，つまらなそうにしているという．忘れ物をしないように，保護者が配慮することは，相変わらず続いていた．保育士によると，友達とのやりとりは良好であったが，時には，周囲の保護者から，あの子は知恵遅れの子なの…という声が上がることがあったという．

❷ 初診時所見

　理学的には異常なし．神経学的には，微細運動障害を認める．開眼での片足立ちは安定してできるが，閉眼ではできない．

　かなり緊張しているが，聞かれたことには，必死で答えようとしていることがよくわかる．よくしつけられたお子さんで，見た目には，お利口さんにみえる．一対一で相手をしていると，問題がないように見える．

　言語性LDを疑いWISC-III知能検査を施行したが，結果は，VIQ＝113，

PIQ＝118，FIQ＝117で，下位項目のバランスも良好で，異常なし．

実際に字を教えてみると，確かに，誤った箇所に目がいっても気がつかない．AD/HDの注意欠陥の症状項目について，保護者に問診すると，1項目「（学業や宿題のような）精神的努力の持続を要する課題に従事することをしばしば避ける，嫌う，またはいやいや行う．」を除き，すべて当てはまるという．多動性—衝動性の項目は，1項目のみ「しばしば，しゃべりすぎる」が該当するとのことであった．

❸ **診断**：AD/HD（注意欠陥優勢型）

❹ **その後の経過**

注意欠陥型のAD/HDの場合に，多動性—衝動性優勢型に比べると，あまり効果がない可能性があることをお話しした上で，参考書をお読みいただき，ご両親に薬物療法の可否をご決断いただいた．

保護者の意見は少しでも可能性があるなら試してみたいというお考えであり，メチルフェニデート（リタリン®）5 mg/day朝1回で，開始した．

保護者によると，効果は明瞭で，1対1でひらがなの「書き」の練習をさせたところ，効果は抜群であったとのこと．1か月後には，ひらがな・カタカナすべてをマスターできた．2か月後には，近くの図書館に入りびたり，本の虫と言われるようになった．周囲からも「○○ちゃんは，大器晩成型だったのねぇ」と噂が立つほどであったという．

小学校1年生に入り，初めての外来（4月末）では，疲れ果てた様子で来院した．夜は眠れないくせに，早起きで，うつらうつらしているという．CDIは，27点とカットオフを超えており，反応性うつ状態の早期の症状と考え，フルボキサミン（デプロメール®）50 mg夕方1回投与を開始した．それとともに，5月のゴールデンウィークでは，①生活のリズムを壊さないこと（早寝早起きのリズム，1日数十分の勉強のリズムを崩さないこと），②過度の遊びを避け，心身の疲れを取ることをお願いした．

担任と連携をとったところ，午前中の2時間目ぐらいから，話を聞いていられなくなるとのことで，メチルフェニデートの増量を行った．結局，朝10 mg昼5 mg（3時間目の休み時間：11時半ごろ）で，十分な結果を得ることができた．投与量は，0.85 mg/kg/dayであった．この時期，病識はないが薬効はわかるため，周囲の子で自分のような子に「この薬を飲むと勉強ができるようになるよ」と勧めて，問題になったことがあった．

表2　症例3：小学校1年生のときの通信票

> いつもにこにこと楽しそうにしていますが，自分から行動することは少ないようです．友達と一緒に何かをすることは喜んで取り組みますが，自分一人でやらなければいけないときには，とまどいがみられました．一つ一つの話や指示を自分のこととして受け止めることが困難なようです．友達の前での簡単な話の発表は，とても上手にできました．

表3　症例3：小学校3年生のときのK-ABC検査結果

継次処理尺度	139 ± 10	継次処理＞同時処理（p<0.01）
同時処理尺度	124 ± 9	継次処理＞習得度（p<0.01）
認知処理過程尺度	123 ± 8	同時処理＞習得度（p<0.05）
習得度尺度	108 ± 6	認知処理＞習得度（p<0.01）
非言語性尺度	115 ± 8	

　AD/HDの児童への服薬指導として，医師の側が気をつけるべきことと考え，このことへの指導を，ほかの子どもにも行うようにしている．

　表2に，小学校1年生のときの通信票，通信欄を示す．

　もともとIQの高い子ではあるが，自分の考えたことと実行能力との乖離は否めず，集団の中でしきろうとして失敗することも多く認められた．しかし，次第に，自分のペースで付き合っていける友人を選ぶことを覚え，友だちとのトラブルは少なくなっていった．

　小学校3年生ごろから，午後になると，自分の世界に入って話を聞いていない（day dreamingと思われる）ようにみえ，家族が驚くほどであったが，薬剤の増量で（昼5 mg → 10 mg）で問題は解決した．このときの投与量は，0.6 mg/kg/dayから0.8 mg/kg/dayへの増量であった．

　小学3年生の時のK-ABCのデータは**表3**の通り．残念ながら，本人の潜在能力と学力との間に，明らかな有意差が認められる．この点を学校側に相談したが，学力的に明かな遅れがみられているわけではないので，学校側では特に対策を取らなかった．保護者によれば,学校側に相談したが，学校側も対策をとりたいが，どうして良いかわからなかったようにみえたという．

　一方，主治医としては，同時性の訓練が必要と判断して，毎日，小学生用の百人一首（5色百人一首 http://www.toss.gr.jp/ より購入可能）を，1組（20枚）行ってもらった．当初，読み札を読み終わるまで，手を出してはならないというハンディを競技相手（兄）に与えても，患児は一枚もとれなかっ

たが，半年の練習で，ハンディがいらない程度まで改善した．

現在，小学6年生で，体重増加もみられているが，薬物の増量はしておらず，投与量は0.5 mg/kg/dayとなっている．

小学3年ぐらいまでは，メチルフェニデートの休薬で，注意欠陥の症状があまりにも目立ち，日常生活に差し支えるほどであった．保護者が，将来，薬物を中止していけるのかどうかの不安がつのるほどであった．しかし，現在では，休日は，本人が勉強に差し支えるときには，自分で服薬する約束になっている．夏休みは，メチルフェニデートを服用しない日も増えている．一方，フルボキサミンについては，本人によると，服薬しないと次の日から体調が優れない（やる気が出ない）そうで，非常に薬剤コンプライアンスが良い．

学校の成績は，小学3年までは中の下であったが，4年頃から中の上と程度を維持できている．得意な教科は，本人によれば，理科と図工である．今後，中学生の時期に薬物療法を中止していく予定である．

▶ 症例4：AD/HD（混合型），ODD（4歳10か月，男児）◀

● **主訴**：落ち着きがない，がまんがきかない，いうことをきかない，周囲に危害を与えてしまう．

● **家族歴**：父親は自営業で，母親は専業主婦．母方の祖父母，母，本人，妹（2歳）の4人家族．母も子ども時代，同じように落ち着きがないといわれていた．妹も落ち着きがないことで有名．

❶ 現病歴

小さいときから落ち着きがなく，怪我が絶えなかったという．1歳3か月ごろ，はいはいをして，ひとりで階段を上り，2階の階段から転げ落ちてしまい，鎖骨骨折の既往がある．

3歳2か月で保育園に入園．朝の会などの設定保育には参加せず，走り回って好きなことをして遊びまわっていた．自由保育の時間になると，クラスメートが遊んでいる道具を取り返して，勝手に遊び始めるために，けんかが絶えない．けんかをはじめると，すぐに手が出てしまうという．保育園からの脱走もしばしば．

遊び道具の取り合いに始まるけんかは，家庭内でも同じで，2歳年下の

妹を本気で殴ってしまう，遊んでいられない．保育士によれば，このような状態の子どもをみて，母親は，ずっと子どもを叱りっぱなしになっており，保育園でも，母親が子どもに平手打ちすることもしばしばであったという．

こだわり行動と思われる行動異常は，就眠儀式以外なし．

保育園の所長が，1年がかりで保護者を説得し，医療機関への受診にこきつけた．

❷ 初診時所見

保育園担任に付き添われて，母親と来院．看護師によれば，待合室で，妹と大げんか．母親はそれをみても放置し,保育園担任が面倒をみていた．

診察室には，神妙に入室したが，診察室内のおもちゃを探し出してのいたずらが始まり，またも妹を殴ってしまい，妹が泣いてしまった．その様子をみても，母親は憮然としている．母親によれば，自分は困っていないが，保育園担任が困っているふうなので，来院したという説明のみ．

保育園担任からは，文書で，保育園での様子を教えていただいていた．しかし，そのことには触れず，私は「確かに，妹さんをここで泣かせてしまうぐらいですから，お母さんも育児が大変でしょうねぇ．」と話した．「家では，別に問題はない．保育園が，うちの子をしっかりみてくれないだけです．」母は，相変わらず憮然としていたが，その点は無視して，患児と妹との関わり合いのことのみ，聞かせてもらった．やはり，家庭内でも，ここと同様のけんかに，母自身もまいっているように思える．おおよそ10分ほど，母親から，患児と妹とのけんかの様子を教えてもらい，それを要約しながら，とにかく聞く姿勢に徹した．

だんだん母親自身の愚痴が混じるようになったので，患児と妹とのけんかの様子を，こちらからも繰り返した．最後に，『司馬理英子:のび太・ジャイアン症候群．主婦の友社，1997』を読むように伝えて，初回の外来を終えた．

❸ 2回目の外来

このときも，保育園担任に付き添われて，母親が来院．保育園担任の努力で,いやいやながらも何とか本を読んできたらしい．本を読んでどうだったかと聞くと，「確かにわが子に似ているが，この程度の子は，どこにでもいる．何が問題なのか？」と言う．

「これほどの子は，そうそういませんよ．K先生，いかが？」と，私が保育士に聞いた．「かつて，これほどひどい子を，一人経験しました．」と保育士．「そうでしょ．これぐらいの子は，ときどきいますよね．」と母親．「その子は，今，家庭内暴力で，警察沙汰になっています」と保育士．

私からは次のように話した．「今から治療的な介入をして，早く治してしまった方が，お母さんも楽だと思いますよ．何より困っているのは，本人ですから．現在も，保育園で，周囲に何をやっているのか，知っているでしょ．保育園の先生たちも，親身になって，わざわざ病院に着いてきてくれているのです．本で読んだように，この子自身に問題があって，それで，お母さんも苦労しているのです．この子は幸せです．保育園の先生たちが病気のことを知らなければ，この子だって，病院にたどりつけません．」

「治療的な介入をするかどうかは，おかあさんやおとうさんが決めることです．私はいくらでも手伝います．おとうさんと相談していらっしゃい．」

❹ 3回目の外来

母親と父親が予約せずに来院．保育園で，周囲の子どもを不注意に押し，怪我をさせてしまったという．このことがきっかけとなり，怪我をした子どもの保護者のみならず，周囲の複数の保護者から，毎日苦情があり，困り果ててしまったとのこと．

治療をしてほしいとのことであったが，私は，条件を付けた．「今回の話を聞いていると，困っているのは，あなた方であるように聞こえる．そのために治療をしてくれというのなら，それはお断りしたい．」

「あなたがたの子どもが困っているので，子どものために治療したいというのなら，それはお手伝いできる．そのためには，あなたがたも保育園の先生方と協力し合わなければなりません．それができますか？」

父親・母親とも，私の話に困ったような表情をみせ，顔を見合わせた．やがて母親のほうが，意を決したように「お願いします」というと，自分から話しはじめた．

母親は，家での子どもの様子を話し始めた．これまで，「家では何でもない」と話していたが，実態は，何もかも自分の好き勝手をやっており，それを何とかしようとすると，かんしゃくをおこしてしまう．妹とのけんかは，エスカレートするばかりで，いざとなれば，手を出す（はたく）しか手がない．子どもがうるさいと，父親は母子に暴力をふるうとのこと．話

し終えて，母はほっとしたような表情をみせたが，父はいっそう憮然としていた．

❺ 薬物療法の開始とその展開

処方1）ハロペリドール（セレネース®）0.3 mg
　　　　ビペリデン（アキネトン®）0.3 mg　　　（分1，夕のみ）

からはじめた．およそ1か月間で，眠気がないことを確認してから，

処方2）ハロペリドール 0.6 mg
　　　　ビペリデン 0.6 mg　　　（分2）

に，増量した．

※ 注　釈

　このような症例で，AD/HD であるからといって，メチルフェニデートを投与すれば，事足れりにはならない．第一に，メチルフェニデートでは効果が期待できる時間が4時間しかないことが挙げられる．第二に，メチルフェニデートは，全般的な認知力が上がるために，周囲が患児をどう評価しているかを，良く認知できるようになることにより，セルフエスティームが一時的にせよ低下するために，行動異常が激化することも少なくないこともその理由である．

　衝動的な行動はやや減少し，家庭内では，かなり安定した生活が送れるようになった．道路への飛び出しは消失し，安全面での心配がなくなった．しかし，保育園内では，相変わらず，友だちとのけんかが絶えない．保育士には，これから社会生活を送る子どもと同じように扱うことをお願いした．すなわち，年少さん（3歳児）の入園時と同じように扱うことである．

　その後1か月してから（薬物療法開始後2か月たってから），ハロペリドールに加えて，メチルフェニデートを使用し始めた．

処方3）メチルフェニデート 2.5 mg　　　（分1，朝のみ）

　メチルフェニデートの効果により，周囲の子どもたちとのけんかは減少したが，家庭内では，逆に，妹へのいじめがみられるようになった．このような逆説的な現象は，「ほめる」ことがうまくいっていないときによく起こる．薬物療法は，あくまで緊急避難であり，薬物療法による鎮静効果がある間に，良い行動を教え込めなかったときには，このようなことがよくある．

　本来であれば，メチルフェニデートの増量を行い，作用時間内である保育園内での行動を良くしたいところだが，家庭内での行動が安定しない状況でそれを行うと，メチルフェニデートによる注意欠陥に対する作用が，

逆に悪知恵を増強するだけの効果になりかねないので，薬物療法を増強せずに，家庭内での心理療法(→87ページ：4・「ほめる」ことが「しつけ」の基本であることを，親に理解させる参照)を徹底してもらうことにした．保育士にも，同様のお願いをした．

家庭内で「ほめる」ことが，うまくいくようになるのに，およそ3か月を要したが，その後にメチルフェニデートの増量を行った．7.5 mg(朝1回)となって，午前中の行動は(好ましい方向に)激変したが，逆に薬効が切れる間際のリバウンドがみられるようになったので，お昼に朝の半量を投与することにした．

小学1年生となる数か月前の田中ビネー式知能検査では，IQ＝115であり，通常学級への進学となった．小学校には，担任の保育士が連携をとった．小学校の特殊学級主任が，保育園を見学し，対策を練ることとなった．

協議の結果，小学校1年生のときには，社会のルールを教え込む(＝しつけなおしを行う)ことに重点をおく方針でいくことになり，彼が体力的に勝つことがないように，男性教諭を担任にあてる，などの対策をとることになった．

❻ 小学校での激変

保育園では，友人とのけんかこそ減ったが，設定保育などには，従わないことも多かった．ところが，小学校入学後は，担任教師に従う習慣が，しっかり身に付いた．

担任によれば，入学当初の1週間ほどは，「返事をしない」などの担任を試す行動が目立ったという．しかし，「褒める形でチェックをする」方針でいたところ，ゴールデンウィーク明けには，安定した行動をとるようになったという．いい加減なことをすれば，「居残り」で個別指導されることも行ったという(横山浩之：**AD/HD，LD指導の基礎基本**．p.27-28, 146-150, 明治図書, 2004)．

行動が安定してからは，それまでを知る周囲にとっては，驚きの連続であった．たとえば，クラスメートの女の子が，3年生にいじめられていたときには，ひるむことなく助けにいき，戦いを挑んだ(母親によれば，好きな子がいじめられていたらしい)．

このようなときに，担任は，けんかをしたことは悪いが，いじめを許さない態度には，一定の評価を与えてくれた．クラスメートから頼られた経

験は彼を確実に変えていった．

　小学1年生の2学期の運動会では，あまりの立派な態度に，かつての保育園担任が，泣き出してしまったほどである．クラス代表としての役目を立派に果たしたからだ．幸いなことに，学習面での問題はなかった．

　小学2年生になって，ハロペリドールを漸減・中止したが，行動上の変化はなかった．クラス委員をつとめたとのことである（良い意味でのガキ大将になれたということか）．

　小学3年生になって，お昼過ぎになると，若干，多動性―衝動性がみられた．時に，予期せぬ立ち歩きが見られることがあったので，メチルフェニデートを増量した．増量により，従来通りの安定した行動が得られた．

　今後，小学校高学年のときに，症状や薬物の効果を自覚できるようになったころに，告知を予定している．

　父親は，自分自身が，幼少時に患児と同じような子であったという．中学校に入り，万引きなどの非行にはしり，暴走族などとも交友があり，ずいぶん悪いこともしたという．この子（患児）には，そういう思いも，行動もさせたくない．この子が，保育士や教師の努力で変わっていくのをみて，自分も協力したいという気持ちに変わったという．

さいごに

　この子たちを変えていったのは，あくまで保護者や，保育士・教師の努力と熱意である．少なくとも私ではない．私はきっかけを与えたに過ぎない．私は，このような努力と熱意を持つ保護者や，保育士・教師を支援できる医師であり続けたい．輝ける子どもの未来のために．

索引

A 病名別索引

AD/HD（注意欠陥優勢型）── 8（症例 3），78 〜 80（コラム），88（表 6）
AD/HD（注意欠陥優勢型）・うつ病 ── 238（症例 3）
AD/HD（多動性―衝動性優勢型）── 47（症例 7），76（症例 1），235（症例 2）
AD/HD（多動性―衝動性優勢型）・ODD ── 64（症例 10），96（表 7-a，7-b），130（症例 8）
AD/HD（多動性―衝動性優勢型）・うつ ── 142（症例 12）
AD/HD（混合型）── 134（症例 9）
AD/HD（混合型）・うつ病 ── 50（症例 8）
AD/HD（混合型）・うつ病・ODD ── 57（症例 9）
AD/HD（混合型）・言語性 LD ── 145（症例 13），162（症例 2），214（症例 2）
AD/HD（混合型）・言語性 LD・ODD ── 215（症例 3）
AD/HD（混合型）・ODD ── 8（症例 2），241（症例 4）
反応性愛着障害・ODD・CD ── 6（症例 1）
言語性 LD ── 34（症例 6），203 〜 204（M・学習障害をとらえなおす），212（症例 1）
精神遅滞 ── 10（1・IQ ＝ 70 の子どもを想像してみよう），13（症例 4）
精神遅滞・うつ病 ── 227（症例 1）
自閉症 ── 25（症例 5），109（症例 4），134（症例 10），156（症例 1），172（症例 3），181（症例 4），186（症例 5），222（症例 4）
自閉症・うつ病 ── 138（症例 11），186（症例 5）
社会不安障害，概日リズム障害型睡眠障害 ── 119（症例 7）

B 知能検査別索引

津守稲毛式 ── 11（b・小学校 1 年生のころ）
田中ビネー式 ── 156 〜 158（症例 1・自閉症），192（概説）
WISC-III ── 14（症例 4・軽度精神遅滞），26 〜 27（症例 5・自閉症），34 〜 35（症例 6・言語性 LD），54 〜 55（症例 8・AD/HD，うつ），138（症例 11・自閉症，うつ），156 〜 158（症例 1・自閉症），187（症例 5・自閉症），191（概説）
ITPA 言語学習能力診断検査 ── 34 〜 38（症例 6・言語性 LD），38 〜 41（コラム・ITPA 言語学習能力診断検査），164 〜 165（症例 2・AD/HD，言語性 LD），192（概説），

203～204(M・学習障害をとらえなおす)
K-ABC ── 191(概説), 240(症例3・AD/HD, うつ)

C　薬剤別索引

カルバマゼピン ── 106, 119, 137
クエチアピン ── 135
加味逍遥散 ── 145(症例13)
ジアゼパム ── 113, 119
シプロヘプタジン ── 113, 113(症例5), 116(症例6)
タンドスピロン ── 141, 142(症例12)
トリアゾラム ── 106, 119
ニトラゼパム ── 113
バルプロ酸 ── 106, 112(症例4), 119, 137, 139(症例11)
ハロペリドール ── 48(症例7), 103(症例2), 106, 119, 128, 131(症例8), 132, 158(症例1), 244(症例4)
フルボキサミン ── 52(症例8), 123(症例7), 139(症例11), 140, 142(症例12), 172(症例3), 188(症例5), 229(症例1), 239(症例3)
ペロスピロン ── 106, 113, 119, 135
ベンゾジアゼピン ── 106, 113, 119
ミルナシプラン ── 143
メチルフェニデート ── 49(症例7), 52(症例8), 79(コラム), 101, 103(症例2), 125, 130(症例8), 134(症例9), 142(症例12), 236(症例2), 239(症例3), 244(症例4)
メラトニン ── 106, 109(症例3), 119, 123(症例7)
リスペリドン ── 113, 116(症例6), 132, 134(症例9), 135(症例10), 158(症例1)
六君子湯 ── 145(症例13)
ロフラゼプ酸エチル ── 119

◆ お 断 り ◆

　本書に記された症例は，いずれも実在の症例をもとに書かれているが，プライバシー保護のために，様々な改変が加えられている．たとえば，各種のエピソードを，類似した症例から重ね合わせる，時期を変える，場所を変えるなど．また，読者のわかりやすさのために，一部の症状を隠蔽した症例もある．
　いずれにせよ，症例が特定されない（実在しない）ように配慮してあることを読者にご了解いただきたい．なお，資料の掲載などにより，関係者には，症例がわかってしまう症例については，掲載にあたり，事前に，保護者の許可をいただいた．なお，著者の場合（→ 78～80 ページ，87～89 ページ）については改変がない．

著者紹介

　私は，学習障害がある子どもを初めて診たときに，この子どもにどう教えるかを探ることが「治療」だと，勘違いをした．教育の問題だと思わなかった「勘違い」が，医師でありながら，教育書を著わす変わり種を生んだとも言える．

『TOSS 特別支援教育の指導 ML 相談小事典』（横山浩之・著／竹田博之・企画協力，明治図書，2003）

『ADHD／LD 指導の基礎基本－知って欲しい・出来て欲しい 50 の原則』（横山浩之・著，明治図書，2004）

　以上の 2 冊が，変わり種からできた著作である．それどころか，この変わり種は，大森修氏をはじめとした教師の方々のご協力を得て，医学的な知識を応用した作文ワークを監修した．これらの作文ワークは，いずれも好評で，発売後，わずか半年で，第 4 版，第 5 版と重版されている．

　医学と教育の連携で生まれた

『グレーゾーンの子どもに対応した作文ワーク【初級編，中級編，上級編 1・2】』（横山浩之・監修／大森修・編，明治図書，2004）

> 　ある優秀な国語教師が指導している，言語発達遅滞がある子どもは，この作文ワークを実施するようになってから，急速に視写能力が伸びた．従前の進歩と比較して，視写数が数倍にのびた．書くことをいやがらなくなった．
> 　「おじいさん・おばあさんへの手紙コンクール」に，学校での進歩の喜びを記した手紙を書き，応募した．応募そのものが学習であったという．全県下の小学生の中で，たった一人だけ，言語発達障害がある子どもの手紙が，コンクールで「特別賞」を受賞した．立派な賞状とガラス製の楯を，終業式のあと，全校児童の前で校長より受けとった．

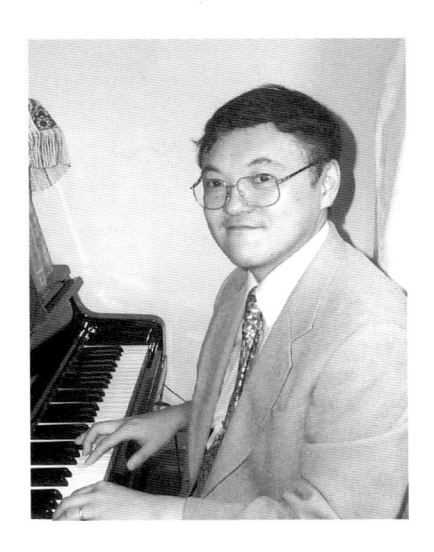

本書も，勘違いの産物にほかならない．勘違いが，ただの勘違いで終わるのか，新しい道になるのか．この本で問われているのは，著者の私自身だ．

◆ **略　　歴** ◆

昭和62年3月　東北大学医学系研究科卒業
平成6年3月　東北大学大学院医学系研究科卒業，医学博士．

平成8年　　ヨーロッパヒスタミン学会優秀賞
平成10年　　日本小児神経学会優秀論文長嶋賞を受賞
平成10年10月　東北大学医学部付属病院小児科 にて，知的発達支援外来を主宰

現職は，東北大学病院小児科　院内講師
〒980-8574 仙台市青葉区星陵町1－1
TEL：022-717-7744（外来）7287（医局）
FAX：022-717-7290
email: yokoyama@human.gr.jp

Special Thanks

麻由子へ
　身をもって，軽度発達障害とは何かを教えてくれた．
　きみがいなかったら，ぼくは，AD/HD について，これほどわかることはなかった．

美里へ
　ふつうの子どもが，いかに高い能力をもっているかを教えてくれた．
　きみがいなかったら，わたしたちは，麻由子を，これほどに育てられなかった．

園子へ
　あたりまえの大切さ，本当の優しさをいつも教えてくれた．
　あなたがいなかったら，いまのぼくはない．

いつも，ありがとう．

　　　　　　　　　　　　　　　　　　　　　　　　　　　　　浩之

- 本書の複製権・翻訳権・上映権・譲渡権・公衆送信権（送信可能化権を含む）は株式会社診断と治療社が保有します．
- **JCLS** ＜㈱日本著作出版権管理システム委託出版物＞
本書の無断複写は著作権法上での例外を除き禁じられています．複写される場合は，その都度事前に㈱日本著作出版権管理システム（電話 03-3817-5670, FAX 03-3815-8199）の許諾を得てください．

AD/HD, LD, 高機能自閉症　軽度発達障害の臨床
〜レッテル貼りで終わらせない，よき成長のための診療・子育てからはじめる支援〜　　　ISBN4-7878-1388-9

2005年4月1日	初版第1刷発行
2005年5月2日	初版第2刷発行

定　　価　（本体 4,600 円＋税）

著　者	横山浩之
発行者	藤実彰一
発行所	株式会社　診断と治療社
	〒100-0014 東京都千代田区永田町 2-14-2 山王グランドビル 4 階
	TEL　03-3580-2770（営業）　03-3580-2750（編集）
	FAX　03-3580-2776
	E-mail：hen@shindan.co.jp（編集）
	eigyobu@shindan.co.jp（注文）
	URL：http://www.shindan.co.jp/
	振替　00170-9-30203
印刷・製本	新富印刷株式会社
用　紙	柏原紙商事株式会社

Ⓒ 2005，Hiroyuki YOKOYAMA　　　　　　　　　　　　　　　　　［検印省略］
Published by SHINDAN-TO-CHIRYOSHA CO., Ltd., Printed in Japan.
乱丁・落丁の場合はお取り替えいたします．

ADHDとして生きる
おりこうでない私の半生

石川真理子 著

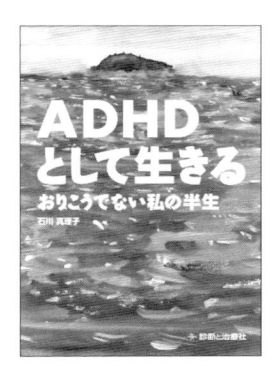

「どうしてできないんだろう‥‥」
「ADHDと知っていたら深く傷つくことはなかったかもしれない‥‥」

大人になってからADHDと診断された作者が傷ついて混乱した過去を振り返る．ADHDでありながらもライターとして活躍する著者と学童期を迎えたADHDの息子の生活や学習の工夫も語る．

■A5判　272頁
定価2,625円（本体2,500円）税5%
ISBN4-7878-1439-7

目　次

第1部　おりこうでない私の半生
- 第1章　幼年時代──私と家族、そしてガラスの城／あらゆる物が動き出す／父はガラスの城の同居人／幼稚園へ／鏡の中の私
- 第2章　小学校で──初めてのADHD的事件／生きていくのが怖い／コンプレックスの始まり／悪夢／自殺願望／ピアノレッスン／楽しかったころの学校生活／翳り始めた少女時代／私はボイコット主犯格／小さな恋のメロディー／なりすますための鎧／"だれか"になる
- 第3章　思春期の憂鬱──エイトマンのモモンガポシェット／私の部屋／ある教師と不良グループ／ダサイ中学生から脱出したい／両親との不和／睡眠障害／下降線を辿る成績／ピアノとお別れ／しつけを超えた暴力／誰にも打ち明けられない／中学生活の終演
- 第4章　翻弄──新しい私／道化師の仮面／再会／荒波のような感情／自傷行為／私を好きになれない／ある友だち／父の仲裁／心の自立／別れの予感／登校拒否寸前／すべては心が弱いせい／クリスマス／ひとり旅／人形作家Mさんとの出逢い／大学受験／ふたつめの別れ／推薦入学決定、そして卒業
- 第5章　私は病気なの？──ライク ア ローリングストーン／25歳の出逢い／和生くん／私も自閉症？それとも自閉病的な性質？
- 第6章　受け入れるとき──私を抱きしめる

第2部　ADHDとして生きる
- 第1章　ADHDの症状について──1 多動性〜なぜ、じっとしていられないの？／2 こだわりとくりかえし〜なぜ．そんなに執着するの？／3 不注意で不器用〜簡単なことなのにできないのはなぜ？／4 神経過敏〜まるでハリネズミのよう／5 その他のさまざまな症状
- 第2章　薬物療法について──1 薬物療法についての私の実感／2 薬物療法を始めてからの息子の様子／3 薬物療法について私が考えること
- 第3章　生活の工夫──1 家庭生活をスムーズにするためにやっていること／2 学習遅延にならないためにやっていること
- 第4章　ADHDとして生きる

診断と治療社

〒100-0014　東京都千代田区永田町2-14-2山王グランドビル4F
電話 03(3580)2770　FAX 03(3580)2776
http://www.shindan.co.jp/
E-mail:eigyobu@shindan.co.jp

小児科研修スタディガイド

南医療生活協同組合 総合病院 南生協病院小児科部長　鬼頭正夫　編著

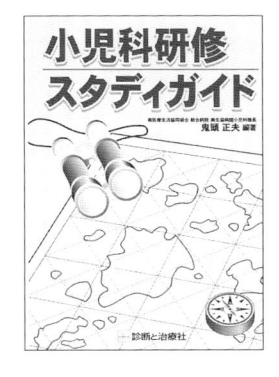

小児科専門以外の研修医，指導医，看護師向けに，内科疾患の大部分を網羅する小児科をベースに当直での一時救急ができるように基本的臨床能力に重点を置いてまとめた一冊．

■A5判　128頁
定価2,940円（本体2,800円）税5%
ISBN4-7878-1419-2

目 次

第1章　小児科研修エッセンス
　A　病棟・外来エッセンス
　B　救急エッセンス
第2章　病棟・外来篇
　A　小児の診察のしかた
　B　主要症状
　C　各　論
第3章　救急篇
　A　これだけは知っておきたい救急処置
　B　総　論
　C　各　論

付　録
　A　解熱剤の使い方と導眠法
　B　DOA（Death On Arrival）
　C　輸　液
　D　抗菌薬
　E　小児科の処方例（内服薬，外用薬，坐薬，吸入薬）
　F　子どもの発達
　G　研修医に参考になる統計
　H　小児科研修目標
　I　小児科研修ポートフォーリオ

診断と治療社

〒100-0014　東京都千代田区永田町2-14-2山王グランドビル4F
電話 03(3580)2770　FAX 03(3580)2776
http://www.shindan.co.jp/
E-mail:eigyobu@shindan.co.jp

すぐに役立つ双子・三つ子の 保健指導BOOK
―これだけは知っておきたい多胎育児のコツと指導のポイント―

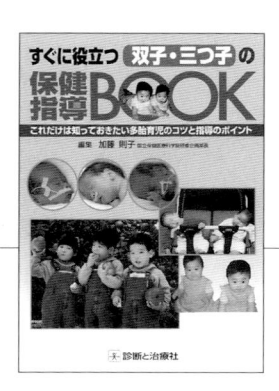

国立保健医療科学院研修企画部長
加藤則子 編

■A5判　200頁
定価3,360円（本体3,200円）税5%
ISBN4-7878-1400-1

多胎育児特有の悩みや困難をサポートするための具体的なアドバイスと情報を整理．成長発達に伴う具体的な支援内容がわかりやすく育児に関わる専門家のための手引き書．

目次
第1章　多胎児についての基礎知識
　A　あなたの地域・病院で，双子・三つ子は何組ぐらい生まれるのか？
　B　卵性診断
　C　成長と発達
第2章　多胎児の妊娠，出産について
〜多胎妊娠のリスクとは何か〜
　A　妊娠
　B　多胎妊娠の分娩
　C　分娩直後，新生児
第3章　親（育児担当者）が知りたい多胎情報
〜どこにいけば見つかる？〜
　A　主に妊娠中における制度やサービス
　B　働く女性の母性健康管理
　C　出生後の制度や利用できるサービス
　D　育児支援
第4章　保健指導の実際
〜具体的な取り組みから〜
　A　妊娠・産褥期の保健指導
　B　多胎児の親の心の悩みへの対応
　C　双子学級の運営について
　D　親の会について
　E　わからないのはあなただけじゃない
　F　虐待への対応〜予防と支援〜
　G　生活面での具体的なアドバイス
　H　障害をもった子と家族の支援
第5章　親からの相談Q&A

診断と治療社
〒100-0014　東京都千代田区永田町2-14-2山王グランドビル4F
電話 03(3580)2770　FAX 03(3580)2776
http://www.shindan.co.jp
E-mail:eigyobu@shindan.co.jp